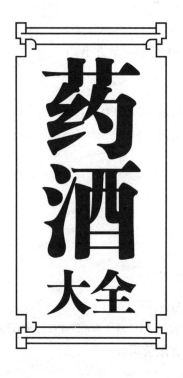

药酒大全

杨建峰◎主编

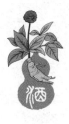

U0352357

江西科学技术出版社

图书在版编目（CIP）数据

药酒大全 / 杨建峰主编. -- 南昌 : 江西科学技术
出版社, 2023.11（2024.3重印）
ISBN 978-7-5390-8790-0

Ⅰ.①药… Ⅱ.①杨… Ⅲ.①药酒—验方 Ⅳ.
①R289.5

中国国家版本馆CIP数据核字(2023)第211573号
国际互联网（Internet）地址：http：//www.jxkjcbs.com
选题序号：ZK2023226

药酒大全
YAOJIU DAQUAN

杨建峰　主编

出版 发行	江西科学技术出版社
社址	南昌市蓼洲街2号附1号
	邮编：330009　　电话：（0791）86623491　86639342（传真）
印刷	三河市众誉天成印务有限公司
经销	各地新华书店
开本	720mm×930mm　　1/16
字数	480千字
印张	24
版次	2023年11月第1版
印次	2024年3月第2次印刷
书号	ISBN 978-7-5390-8790-0
定价	48.00元

赣版权登字 – 03-2023-221

前言

　　酒，素有"百药之长"之称，可以通血脉、养脾气、厚肠胃、祛寒气、润皮肤、行药势。而将强身健体的中药与酒融于一体的药酒，不仅配制方便、药性稳定，而且能够防病祛病、延年益寿。

　　我国几乎所有的方剂书籍、本草书籍以及综合中医学书籍里，都有药酒记载，甚至有药酒专篇。例如：唐代孙思邈的《千金要方》、宋代大型官修医学书籍《太平圣惠方》、元代忽思慧的《饮膳正要》、明代李时珍的《本草纲目》等，其中介绍的许多种药酒至今仍被人们作为养生保健品饮用，如人参酒、鹿茸酒、五加皮酒、虎骨酒、国公酒、十全大补酒、龟龄集酒、首乌酒等享有盛名的药酒。此外，近年来研制开发药酒新产品成为热点，新型药酒产品不断涌现，如琼浆补液（人参、鹿茸、灵芝、冬虫夏草、怀牛膝、雀脑等）、参杞酒（人参、党参、枸杞、熟地黄、当归、山药、山茱萸等）、杞圆酒（枸杞、桂圆肉等）、木瓜酒（木瓜、牛膝、当归、狗脊、桑枝等）、蛤蚧大补酒（蛤蚧、鹿茸、黄芪、党参、锁阳等）、鹿寿酒（鹿寿草、黄精、五加皮等），以及龟鳖酒、苁蓉酒、清宫大补酒、当归童鸡酒、鹿龟酒等，由此可见药酒的独特魅力。

　　本书根据现代人不同的健康需求以及防治常见病症的需要，参考多部经典药典，并与现代临床实践相结合，精选多种药酒良方。全书分为概论编、保健编和治疗编。概论编主要从药酒常识谈起，如药材的选取和加工、制备药酒的常用药物、药酒制作过程、药酒储存方法等。保健编和治疗编为养生药酒配方精粹。本书中所选酒方均在民间广为流传，效果有验。每个酒方均包括配方、制法、用法和功效，有的还附有禁忌说明。这些药酒方取材方便，做法简单，适合家庭保健养生。

但是需要提醒读者的是，好的药酒确实可以防病治病、强身健体，但药酒饮用也必须对症、适量饮用，否则有可能会适得其反，损害身体健康，甚至危及生命。如针对风湿和类风湿性关节炎，适合选用桑寄生为主要原料；若是脾虚，应该使用当归；若是精神衰弱，用五味子比较合适；肾保健采用人参和鹿茸比较好。药酒药材用量也要注意，参茸如果使用过多，可能会出现胸腹胀闷、食欲减退、发热烦躁、流鼻血等症状。另外，还应在医生的指导下饮用药酒，不能随便饮用偏方药酒。所以，无论是用来治疗还是健身，选用的药酒都应与自身需要及具体情况相符合。

相信本书对人们科学制作、饮用药酒和健康养生定会大有裨益。最后，由于时间和编者水平有限，书中疏漏之处在所难免。书中所提到的一些药酒配方和制作方法只是作为大家养生保健的一种参考，具体应用时一定要在医生的指导下进行。希望各位读者朋友对本书多提宝贵意见，以使其精益求精，更好地服务于大家。

目录

·治疗编·

概论编

中华传统养生智慧

第一章　药酒常用药材与酒

第一节　药材的选取和加工

一、药材的选取

选取药材时，应按照药酒的配方而定，且一定要选用上等道地中药材，切忌使用假冒伪劣药材；对于市场上出售的中药材，要先认准后再购买。自行采集的鲜药、生药，往往还需要先行按药方的要求进行炮制加工。对于来源于民间验方中的中药，首先要弄清其品名、规格，要防止同物异名而造成用药错误。对于有毒副作用的中药材应进行严格的分类和鉴别，并按药材的性质差异进行不同程度、不同方法的炮制，以减轻药材的毒性，从而提高药材的疗效。

二、药材的加工

药材的加工炮制也要十分讲究，孙思邈早在《千金要方》中就提出：凡合药酒，皆薄切药。薄切就是加工

的一项要求。有的则应粉碎成粗颗粒，有些矿物及介类药材需粉碎成细粉，应煮的药材需切成薄片。适当地粉碎药材，可扩大药材与酒液的接触面，有利于增加扩散、溶解。但药材不宜粉碎过细，过细容易使大量细胞破坏，使细胞内的不溶物质、黏液质进入酒液中，不但不利于扩散、溶解，还会使药酒混浊。此外，对于有些药物，还应根据需要进行适当的炮制，既可减少某些药物的毒副作用，保证用药安全，又可增强或改变其药用效果，如：附子生用有毒，经用辅料甘草和黑豆煎煮加工后，可去除其毒性；生首乌有生津润燥、滑肠通便等作用，但经黑豆汁蒸煮后，却有补肝肾、益精血、乌须发的功能。各种不同药酒所取的药材不同，又有各自不同的加工要求，如：以丁公藤制作药酒，在

制作过程中有些药厂用加热蒸制的方法，这不仅有利于药汁和有效成分的提取，而且对丁公藤还有祛除毒性的作用。因为丁公藤在初蒸时有一股腥臭气散发出来，这就是毒性的外泄，经蒸 1 小时后，逐渐转变为芳香，使毒性除尽，由此制成药酒使用，更为安全有效。《神农本草经》中说道："药性有……宜酒渍者……亦有不可入汤酒者，并随药性，不得违越。"说明有些药物不宜入酒，此观点后世很少提及，还当作进一步研究。中国医学科学院肿瘤研究所对 16 种药酒中致突变物质做了初步检测，其中 12 种药酒不含有致突变物质，但有 4 种药酒含有致突变物质，虽然这些致突变物质不是二甲基亚硝胺以及二乙基亚硝胺，但也应引起重视。致突变物质大多可能来自药材储存中受到的污染，或制备工艺流程中混进了致突变物质（包括原料酒中的致突变物质），但也不排除某些药材本身不适于作为药酒成分。

第二节　制备药酒的常用药物

1. 鹿茸

鹿茸属名贵中药材，主要产于我国东北及新疆、青海等地，为雄性梅花鹿或马鹿头上尚未骨化而带茸毛的幼角。鹿茸味甘、咸，性温，入肝、肾经。主要化学成分有雌酮、雌二醇、胆固醇、卵磷脂、脑磷脂、神经磷脂、糖脂以及多达 15 种以上的氨基酸，还含有多糖和多种微量元素，如钙、磷、镁等。鹿茸为血肉有情之品，既能温补肾阳，又能补益精血，温而不燥，具有壮元阳、补精血、益精髓、强筋骨等功效，主要用于治疗虚劳羸弱、精神倦怠、乏力眩晕、耳聋目暗、腰膝酸软、阳痿滑精、子宫虚冷、崩漏带下、男子不育、女子不孕等多种病症。鹿茸在入药时，一般不入煎剂，宜研末吞服，或用酒浸，或入丸散剂。如：用鹿茸 6 克、山药 10 克，以绢布包裹，共浸于 500 毫升白酒中，浸泡 10 日后每次服 1 小盅，每日 2 次，可治疗肾阳虚引起的腰膝冷痛、阳痿、畏寒、小便频数、头昏等。需注意的是，因鹿茸性温，所以盗汗、五心烦热、口燥咽干、目赤、牙龈肿痛、大便干燥等阴虚火旺者，以及咳嗽痰黄而黏、口渴胸闷之肺络有热的实证热证者忌用。对患肝炎、肝功能不正常，或肝阳上亢的高血压患者也不宜服用。

2. 人参

人参为五加科多年生草本植物人参的根。人参是补益类中药的代表药，其人工培植者称"园参"，野生的称"野山参"。因以我国吉林省出产的质量最好，故又称"吉林参"；产于朝鲜的称"朝鲜参"，又叫"别直参"。采集后，经洗净、晒干者称"生晒参"；经沸水浸烫后，再浸糖汁中，取出晒干，称"糖参"；经蒸制后烘干，称"红参"。野山参为山中野生者，生长期长，补气功效强，货源少，价格贵，非病情严重者一般不用。生晒参（白参）为人工栽培，生长期较短，功同野生者，但效力较弱。红参为白参经蒸制而成，性甘温，温补作用较白参强，用于气虚和寒性体弱者。人参味甘，微苦，性微温，归心、肺、脾经，其主要功效为大补元气、补益肺脾、生津止渴、安神益智。主治各种虚症，尤其是用于治疗元气虚衰、体虚欲脱、肺脾不足、自汗气短、乏力倦怠、食欲不振、失眠多梦、惊悸健忘等症。人参含有30多种人参皂苷、人参多糖、人参黄酮苷、人参活素、生物碱以及多种氨基酸、维生素等。现代药理研究表明，人参对神经系统、内分泌系统、心血管系统、血液及造血系统等均有调节作用，能够增强免疫功能、延缓衰老、抗肿瘤、抗心律失常、升高白细胞、兴奋性功能等。人参在临床上可以生用（切片含嚼）、炖服，或研粉吞服，也常用来浸泡药酒。单用1味人参浸制的，称独参酒，亦可配伍其他药物，如配伍当归、熟地黄，以益气养阴补血；配伍附子、肉桂，可益气回阳；配伍黄芪、山药，则健脾补肺之力更胜。使用人参时应注意，实证、热证，或正气不虚者，不宜服用人参。服人参时，不宜喝茶、吃萝卜，以免影响药效。

3. 党参

党参又名有潞党参、上党参，为桔梗科植物党参的根。党参现多为栽培，性味甘平，入肺、脾经。其成分大部分是糖类，其中有果糖、菊糖、多糖等，还有微量生物碱、糖类、挥发油、树脂等。中医认为，党参具有补气健脾、益气生津等功效，主治脾胃虚弱、食少便溏、四肢乏力、肺虚喘咳、气短盗汗、气血两亏等症。临床上，党参常作为人参的代用品，但党参作用较人参弱，若治疗元气大虚的虚脱、休克等应用人参。用党参代替人参时，用量要加倍。

4.西洋参

西洋参又称花旗参，为五加科多年生草本植物西洋参的根。主要产于美国和加拿大，近年来我国也移种，移种于我国的叫种洋参。西洋参味甘苦，性偏凉，入肺、胃经。主要成分有人参皂苷、有机酸、糖类、树脂、挥发油、氨基酸、微量元素等。西洋参的功效主要是益气生津、养阴清热，主要用于治疗阴虚火旺、烦热口渴、劳嗽痰血、倦怠失眠、口干舌燥、肠热便血等病症。现代药理研究发现，西洋参有兴奋生命中枢和镇静大脑的作用，同时有抗休克、抗缺氧、抗应激以及抗心律失常、增加心肌血流量、

降低冠脉阻力、减少心肌耗氧等作用。与人参相比较，两者都含有人参皂苷，都有益气生津的功效，均可用于治疗气虚体弱的病症。但人参性温，补气生津作用较强，是大补元气的要药，久病体虚、老年虚弱、妇女失血、脾肺气虚者均可使用。一般来说，如为气虚兼有津液不足时，多选用生晒参；如属气虚而兼有肢冷畏寒、阳虚症状时，多选用红参。而西洋参性寒，养阴清热作用胜于人参，如属气阴两虚、阴液不足者，更宜选用西洋参。选用西洋参时，对体质虚寒而阳气偏虚者，腹部冷痛喜热恶寒、遇冷则腹泻者，以及痰多口腻、脘腹胀满、舌苔较厚者，均属于禁忌范围。西洋参的常用服法有研末吞服、水煎或隔水炖服、入丸散中与其他药物配用，以及泡酒等。

5.灵芝

灵芝亦称灵芝草、神芝、仙草、瑞草等，为多孔菌科真菌灵芝、紫芝等的子实体。味甘，性微温，入肺、心、肾经，有补益肺肾、止咳喘、安神、健脾、助消化等功效。灵芝的成

分主要有糖类、有机酸、甘露醇、麦角甾醇、树脂、蛋白质等。现代药理研究表明，灵芝可以调节自主神经功能和提高机体免疫能力，不但有抗氧化、延缓衰老、抗炎、抗肿瘤、抗放射的作用，而且有保肝、降血糖、降低胆固醇、升高白细胞等功效，常用于治疗慢性支气管炎、支气管哮喘、神经衰弱、冠心病、肝炎、高脂血症等。灵芝的服用方法主要有酒浸、水煮和研末吞服等。浸酒时，可将灵芝切成小块，取50克，放入白酒（或米酒）中浸泡，7日后可以饮用。每次1小杯，日服2次。可用于治疗神经衰弱、失眠等。

6. 冬虫夏草

冬虫夏草别名虫草、冬虫草、中华虫草，为冬虫夏草菌的子座及其宿主绿蝙蝠蛾幼虫的尸体，即带菌座的干燥虫体。主要产于四川、青海、云南、甘肃、贵州、西藏等地，属名贵药材。冬虫夏草味甘性温，入肺、肾经。其化学成分有蛋白质、脂肪、虫草酸、虫草素、维生素B等。现代药理研究表明，冬虫夏草对人体免疫功能有增强或减弱的双向调节作用，主要功效为补肾益肺、补虚损、止咳喘。此外，尚有镇静安眠的作用。冬虫夏草常用于治疗肾虚所致的阳痿、遗精、腰膝酸痛等，肺气不足或肺肾两虚引起的咳喘气短、咳痰带血，以及各种劳损所致的虚症、病后体虚等。对于外感初期有发热恶寒、身体疼痛等表证者，不宜用。冬虫夏草的服法有水煎、炖食、泡酒，或研粉入丸散剂等。

7. 黄芪

黄芪又称绵芪，为豆科植物黄芪的根，主要产于我国内蒙古、山西、甘肃、黑龙江、河北等地。药用时分生用和炙用。黄芪味甘，性微温，归脾、肺经。其主要化学成分有糖类、氨基酸、亚油酸、亚麻酸、苦味素、胆碱、甜菜碱、叶酸等。黄芪是重要的补气药，补益作用广泛，全身之气都能补。现代药理研究表明，黄芪还有提高机体免疫功能和强心、降压、保肝、抑菌等作用。黄芪的主要功效有：健脾补中，用于脾胃气虚所致的消化不良、腹泻腹胀、乏力倦怠等症；补益肺气，用于肺气虚弱所致的气短、声音低微、呼吸微弱、喘息等；益气固表，用于气虚引起的自汗或汗多、容易感冒等症；补气消肿，用于因气虚而水湿停留引起的水肿；补气养血，用于气血虚弱所致的贫血；补气通络，用于半身不遂、肢体疼痛等；补气升提，用于气虚下陷所致的脱肛、子宫下垂、胃下垂等。黄芪与人参、党参相比，人参补气作用强，且能生津安神；党参专补肺脾而益气；黄芪补气作用不及人参，但能升阳固表利水。黄芪用法也很多，既可入煎药汤剂，又可煨汤食疗，同时能入丸散剂和浸酒等。由于黄芪性偏温，故对高热、大渴、便秘、湿热内蕴等实热证者属忌用；阴虚火旺者宜慎用。黄芪因炮制方法不同，分生用和炙用。生黄芪走表，治表虚自汗、容易感冒、气虚浮肿等；炙黄芪健脾补肺、补益气血。

8. 白术

白术又称桴蓟、于术、片术、苍术等，为菊科植物白术的根茎。主产于我国浙江、安徽。味苦、甘，性温，入脾、胃经。含有具免疫活性的甘露聚糖 AM-3 及天门冬氨基酸、丝氨酸、谷氨酸、丙氨酸等多种氨基酸。现代药理研究表明，白术具有保肝、利胆、抗氧化、抗肿瘤、降血糖、抗菌等作用。中医认为，白术有健脾益气、燥湿利水、止汗、安胎等功能。主治脾气虚弱、神疲乏力、食少腹胀、大便溏薄；水饮内停、小便不利、水肿、痰饮眩晕；湿痹肢体酸痛；气虚自汗；胎动不安。需注意，白术由于性温，因此阴虚内热、津液亏耗者慎服。

9. 海马

海马为海生动物科，氏海马、刺海马、大海马、斑海马以及日本海马的干燥全体。主要产于我国广东、广西、福建、台湾等地，另外在辽宁、山东以及马来半岛等地亦有出产。海马味甘、咸，性温，入肝、肾经。功效为壮阳活血。补肾阳用于治疗阳痿、遗尿、肾虚哮喘等；活血用于治疗难产、瘿瘤痞块、疔疮肿毒等。治疗肺肾两虚所致的动则气喘、咳嗽、少气等症，多与人参、五味子配伍。用于肾阳虚所致的阳痿，常与肉苁蓉、淫羊藿等同用。本品多用于浸酒，如用海马30克，以米酒500毫升浸泡10日，可治肾阳虚亏，又可活血而治跌打损伤，也可研末吞服或煎服。需注意，孕妇与外感发热、阴虚火旺者忌服。

10. 海狗肾

海狗肾为雄性海狗的外生殖器。药用其阴茎及睾丸。本药产于我国辽宁，以及加拿大及夏威夷群岛。海狗肾味咸，性热，入肾、肝经。现代药理研究证明，本品含有雄性激素、蛋白质、脂肪等，能兴奋性神经，主要功效是补肾壮阳、益肾固精，用于治疗肾虚所致的阳痿，或举而不坚，坚而不久，以及滑精、精冷、腰膝冷痛或酸软等症。海狗肾使用时要烤炙，方法是将海狗肾用酒浸1日，取出用纸裹好，以微火炙香，锉捣后服用。也可将其浸于酒中煮熟后，再烹膳食用。也常用以浸酒，如：用海狗肾1具，人参15克，山药30克。先将海狗肾酒浸后，切片，以1000毫升米酒浸10日后可饮服。每服1汤匙，每日2次。此酒治疗肾虚所致的阳痿、体倦乏力、精神不振等症。需注意，对

目赤咽干、咳嗽少痰、咯血、便秘、阳强易举、阴虚火旺者忌用。

11. 熟地黄

熟地黄是地黄的根经过加工蒸制而成，外形色黑、油润，质地柔软黏腻，以质重柔软肥大者为佳，河南怀庆地区所产者为最好。熟地味甘，性微温，入肝、肾、心经，是补血滋阴的代表药。它的主要化学成分有环烯醚萜苷类（如梓醇）、多糖类、维生素A、多种氨基酸、地黄素以及脂肪酸、生物碱等。其除了具有补血滋阴的作用外，还可以很好地强心、利尿、降血糖以及增强免疫功能等。主要用于治疗阴虚血少、腰膝痿软、劳嗽骨蒸、遗精崩漏、月经不调、消渴、小便频数、耳聋目昏等病症。使用时，可以入煎剂，也可以酒浸，或入丸散剂。酒浸时，多与首乌、枸杞子、黄精等配伍，如：用熟地黄100克、沉香2克、枸杞子50克，用米酒1000毫升浸泡10日，每次饮用2～3汤匙，每日2次，可治疗精血不足引起的脱发、健忘、不孕、腰膝酸软等症。需注意，由于熟地黄比较滋腻，故对于消化不

良、食欲不振、腹泻以及胸腹胀满、舌苔厚腻的痰湿内盛者不宜服用。

另外，熟地黄与生地黄同出一源，为同一品种、不同加工的两种药物。生地黄性偏寒，主要用来清热凉血、养阴生津；熟地黄性偏温，主要用以补血滋阴、填精补髓。两者在具体应用时应加以区别。

12. 龟板

龟板，为龟科动物乌龟的腹甲壳，主产于我国江苏、浙江、安徽、湖北、湖南等地。其味咸、甘，性微寒，入肝、肾、心经。龟板含天门冬氨酸、苏氨酸、丝氨酸等18种氨基酸。另含铬、锰、铜、锌、磷、镁、铁、钾、钙、铝、钠、锶等10多种无机元素及骨胶原角蛋白等。中医认为，龟板有滋阴潜阳、补肾健骨、补心安神、固经止血的功能。主治阴虚火旺，骨蒸潮热、盗汗遗精；阴虚阳亢，头晕目眩、虚风内动、手足蠕动；肾阴不足，筋骨不健、腰膝痿弱、小儿囟门不合；心神失养，惊悸失眠、健忘；热伤冲任，月经过多、崩中漏中等。由于性寒，脾胃虚寒者及孕妇禁服。

13. 鳖甲

鳖甲也称上甲，为鳖科动物中华鳖及山瑞鳖的背甲。主产于我国广东、海南、广西、贵州、云南等地。味咸，性微寒，入肝、肾二经。含骨胶原、碳酸钙、磷酸钙、中华鳖多糖，并含天门冬氨酸、苏氨酸等17种氨基酸及钙、钠、铝、钾、锰、铜、锌、磷、镁等10多种微量元素。中医认为，鳖甲有滋阴清热、潜阳熄风、软坚散结的功效，并有补血和抗肿瘤作用。临床上用于治疗阴虚发热、劳热骨蒸、热病伤阴、虚风内动、小儿惊痫、肝脾肿大、闭经等。《品汇精要》中有"合酒服疗石淋"的说法。需注意的是，鳖甲由于性寒，因此脾胃虚寒、食少便溏者及孕妇禁服。

14. 当归

当归是伞形植物当归的根，主产于甘肃岷县，陕西、四川、云南等地也有栽培。当归味甘、辛，性温，归心、肝、脾经，主要成分有亚叶酸、烟酸、挥发油、β-谷甾醇、维生素 B_{12}、铁、铜、锌等，主要功能为补血和血、调经止痛、润燥滑肠。现代药理研究还表明，当归有调节子宫收缩、保肝、镇静、抗维生素 B_{12} 缺乏等作用，临床上用于治疗月经不调、经闭腹痛、癥瘕结聚、崩漏、血虚头痛、眩晕、痿痹、肠燥便秘、跌打损伤等病症。当归应用时可以煎服，也可以熬膏、入丸散剂，或用酒浸饮服。酒浸时，可以单独泡酒，也可以与其他药物配伍。湿盛中满、大便溏泻者，以及孕妇不宜使用。此外，如果用作润燥滑肠使用时，应用生当归；用作调经补血通络使用时，宜用炒当归。

15. 蕲蛇

蕲蛇又称白花蛇，产于广东、广西地区。蕲蛇味甘、咸，性温，有毒，归肝经，有祛风、活络、定惊的功效。临床上用于治疗风湿痹痛、筋脉拘挛、口眼歪斜、肢体麻木、半身不遂、皮肤瘙痒、麻风、顽癣、破伤风、小儿惊风等病症。蕲蛇善于走窜，"内走脏腑，外达皮肤，无处不到"，故祛风通络的作用较强。古人说它能"透骨搜风"，临床上多应用于治疗较重的风病。自古就有用蕲蛇浸酒的方法，如蕲蛇酒、三蛇酒等。蕲蛇酒以蕲蛇为主药，加羌活、防风、天麻、当归、五加皮等，制成酒剂。本品有毒，使用时宜除去内脏及头尾，再切段浸泡。

16. 川芎

川芎为伞形科植物川芎的根茎，是四川的特产药材，主产于四川省都江堰市等地。其味辛，性温，归肝、胆、心包经。主要含有生物碱、酚类、有机酸类、挥发油类以及有机酸酯类、香草醛、β-谷甾醇和维生素 A 等化学成分。现代药理研究表明，川芎有明显的抗血小板凝聚的作用，能够抑制血栓形成，并能扩张冠状动脉，增加冠脉血流。此外，还对中枢神经起抑制作用。主要功能为活血行气、祛风止痛。用于治疗月经不调、痛经、闭经、难产、产后瘀阻、胸胁痛、跌打损伤、头痛、风湿痹痛等。川芎辛香行散，温通血脉，既能活血祛瘀以调经，又能行气开郁而止痛，前人称之为"血中之气药"，具有通达气血的功能。与当归配伍，有增强活血散瘀、行气止痛功效的作用。以此为基础，常用于治疗血瘀气滞的病症。如用以调经，可配合赤芍、茺蔚子、香附等药；治产后瘀阻，常与益母草、桃仁同用；对肝郁气滞所致血行失畅的胁痛，可与柴胡、香附等药合用；对肢体麻木或伤痛，可与赤芍、红花等配伍。川芎秉性升散，能上行头目，祛风止痛，是治疗头痛的要药。治外感风寒头痛，常配白芷、防风、细辛等；治外感风热头痛，可配菊花、石膏、僵蚕；治风湿头痛，可配羌活、藁本、防风等；治血瘀头痛，可与赤芍、红花、丹参、白芷等同用；治血虚头痛，可与当归、地黄、白芍等同用。此外，还用于治疗风湿痹阻、肢节疼痛之症，可与羌活、独活、桑枝等配伍。近年来，临床常用本品治疗冠心病、心绞痛及缺血性脑血管病。本药可煎汤、研末、入丸散剂、浸酒等使用。对阴虚火旺者、孕妇、月经过多及出血性疾病者忌用。

17. 蛤蚧

蛤蚧为脊椎动物壁虎科，动物蛤蚧去内脏的干燥体。产于我国广西、广东、贵州、云南等地。其味咸，性平，入肺、肾经，有补肺气、助肾阳、定喘咳、益精血等功效，主治虚劳、肺痿、喘咳、咯血、消渴、阳痿等病症。蛤蚧的主要成分为蛋白质、脂肪、动物淀粉以及微量元素。现代药理研究表明，本品有抗应激和增强免疫功能的作用，还能增加白细胞的移动力。蛤蚧是治疗虚喘劳嗽的要药，用于治疗肺肾两虚、肾不纳气所致的虚喘久咳，常与人参、杏仁、贝母等配伍，如人参蛤蚧散。用于治疗肾阳不足、精血亏虚的阳痿，则既可单独浸酒，又可与人参、鹿茸、淫羊藿等合用。需要注意的是，风寒或实热喘咳者均忌服。

18. 枸杞子

枸杞子为茄科植物宁夏枸杞的成熟果实。枸杞子味甘，性平，入肝、肾经，含有丰富的维生素（如维生素 B_1、维生素 B_2、维生素 C）、胡萝卜素、烟酸、亚油酸、β-谷甾醇以及钙、磷、铁等微量元素。其作用是补肝肾、明目、降血糖，有保肝作用，久服可强筋健骨、益寿延年。临床多用于治疗肝肾精血不足引起的头晕眼花、耳鸣、遗精、腰膝酸软以及两目昏花、视力减退、迎风流泪等，也用于治疗慢性肝炎、糖尿病等。选购枸杞子时，应注意品质优劣，市场上常见伪品。产于宁夏、甘肃、青海、河北等地的枸杞子品质较为正宗，以粒大肉厚、子小、色红、质柔润、糖分多、味甜者为佳。枸杞子的常见用法有水煮、酒浸、煮粥食疗、熬膏，以及入丸散剂等。酒浸时，可以单独浸酒，也可以配熟地黄、人参、灵芝等同浸，一般7日即可饮用。需注意，对脾胃虚弱所致的消化不良、便溏泄泻者宜慎用。

19. 桑寄生

桑寄生为桑寄生科常绿小灌木槲寄生的枝茎。桑寄生味苦、甘，性平，入肝、肾经，具有祛风湿、补肝肾、强筋骨、安胎等功效。可以治疗风湿痹痛、腰膝酸痛、胎漏下血、胎动不安等病症。本药长于补肝肾，强筋骨，对于肝肾虚亏、腰膝酸痛者尤为适宜。桑寄生含有广寄生苷、槲皮素、芦丁等化学成分。药理研究发现，其有扩张心脏血管、增加冠状动脉血流及利尿等作用。治风湿痹痛，多与杜仲、牛膝、独活等合用；治胎动不安，可配阿胶、艾叶、杜仲等。

20. 独活

独活为伞形科植物毛当归、重齿毛当归、香大活等多种植物的根。其性温，味辛、苦，入肝、肾、膀胱经。主要化学成分有当归素、当归醇、佛手柑内酯、伞形花内酯、东莨菪素、当归酸、巴豆酸、棕榈酸、亚麻酸、植物甾醇、花椒毒素、挥发油等。其作用为祛风胜湿、散寒止痛，主要用于治疗风寒湿痹、腰膝酸痛、手脚拘挛疼痛、头痛牙痛，以及风寒感冒等病症。还用于治疗白癜风、银屑病等病。本药善于祛风除湿，蠲痹止痛，其性下行，对腰以下之关节经络痹痛尤为适宜，对风寒湿邪阻痹肌肉关节，不论新久，均可应用。需注意，独活可煎汤服，也可浸酒服。常与防风、杜仲、桑寄生等配伍使用。因其性温，有化燥伤阴之弊，所以阴虚血燥者应慎用；虚风内动者忌用。

21. 赤芍

赤芍为芍药科植物，芍药、川芍药、草芍药、毛叶草芍药、美丽芍药、窄叶芍药和块根芍药的根，味苦，性微寒，入肝经。主要含有单萜类成分，如芍药苷、芍药内酯苷等。现代药理研究表明，其有抗血栓形成、抗血小板聚集、降血糖和抗动脉硬化、抗肿瘤和保肝等作用，因此多用于治疗冠心病、肺心病、急性黄疸型肝炎、紫癜、肿瘤等。主要功能为清热凉血、祛瘀止痛。常用来治疗温毒发斑、目赤肿痛、吐血衄血、肝郁胁痛、闭经痛经、症瘕腹痛、跌打损伤、痈肿疮疡等症。赤芍和白芍原植物相同，而白芍取自栽培，赤芍取自野生；加工方法也不相同，功能亦有区别：白芍以养血敛阴柔肝为主，赤芍以泻热凉血、化瘀止痛为主。

22. 丹参

丹参为唇形科多年生草本植物丹参的根。丹参味苦，性微寒，归心、肝经。丹参是目前应用最广泛的活血药物之一，其对冠状动脉的扩张作用已经得到肯定。此外，丹参还能明显降低血液黏度；抑制血小板功能及血栓形成；增加肝脏血流，改善微循环；抗炎、抗菌等。它的药理作用是活血祛瘀、凉血消痈、养血安神。主要用于治疗月经不调、血瘀经闭、产后瘀阻、心腹疼痛、症瘕积聚、跌打损伤、疮痈肿痛、心悸怔忡、失眠不寐等病症。凡有血瘀闭阻表现时，都可以使用丹参。但丹参通行血脉、活血化瘀，而性偏凉，常用来治疗血热瘀滞者。如为血瘀而有寒象者，可配合温里祛寒的药物同用。丹参治疗月经不调，可与红花、桃仁、益母草等配合；治疗心痛、脘腹疼痛，可与檀香、砂仁等配伍；治疗症瘕积聚，可加三棱、莪术、鳖甲等。本药可煎服、入丸散剂，也可酒浸。用时应注意，对有出血倾向者、孕妇等禁用。

23. 何首乌

何首乌为蓼科多年生缠绕草本植物何首乌的块根。何首乌是常用的滋补强壮药物，我国大部分地区都有出产。自古以来就有常服何首乌可以乌须黑发、轻身延年的说法。何首乌采集后，经洗净、切片、晾干呈黄白色者为生首乌；经黑豆煮汁拌蒸，晒干后呈黑褐色者为制首乌。生首乌有一定毒性，故临床都用制首乌。何首乌味苦、甘、涩，性微温，入肝、肾经，含有卵磷脂、蒽醌类化合物、大黄苷、淀粉、粗脂肪及钙、铁、锌、锰、铜、锶、镍等微量元素。主要作用为补益精血、滋补肝肾、固肾乌发、润肠通便、解毒截疟等。现代药理研究证实，何首乌有降血脂、降血压、镇静安神、抗心肌缺血、抗菌、保肝、抗衰老等作用。临床上常用于治疗肝肾亏虚、须发早白、血虚头晕、腰膝酸软、筋骨酸痛、遗精、崩漏带下、久痢、久疟、慢性肝炎、痈肿、瘰疬、痔疮、肠燥便秘等病症。何首乌使用时，可以水煎服，也可以熬膏、入丸散剂、酒浸或外用。酒浸时，常与熟地黄、枸杞、牛膝等配伍使用。本品生用有润肠通便作用，故大便溏泻者不宜用；制品补力较强，故痰湿重者不宜用。

24. 桑葚

桑葚是桑树成熟的果实，可入药，民间也常作为食品。桑葚味甘，性凉，入肝、肾经。果实中含有芦丁、胡萝卜素、维生素 A、B 族维生素、维生素 C、蛋白质、糖、脂类、亚油酸、苹果酸、醇类、鞣质等成分，功能上既补肝肾之阴，又补血，同时可以生津润肠。临床上主要用于治疗肝、肾阴虚、阴虚血亏、头昏视糊、耳鸣、失眠、须发早白、消渴、便秘等病症。作药使用时，可以与何首乌、女贞子、枸杞子、山药等配伍煎汤服用；也可以熬膏，如加蜂蜜制成桑葚膏，每服 1~2 汤匙，每日 2 次，可治头晕、早白头、视力减退等；亦常用来制成酒制，如将桑葚捣汁，略煮沸后与米、曲共酿酒，每服 1 小杯，每日 2 次，有补益肝肾、清头明目的作用。市场上也有桑葚酒出售。

25. 山药

山药为薯蓣科植物薯蓣的块根，有野生和栽培两种。以产于河南新乡（怀庆）地区的为最好，故称怀山药。山药不但是一味中药，鲜山药还常作为家庭餐桌上的蔬菜食用。其品味甘，性平，入肺、肾、脾经。含淀粉、糖蛋白、黏液质、胆碱、自由氨基酸、多酚氧化酶、维生素 C 等。主要功效为益气养阴、补益脾肺肾、固精止带。主治脾气虚弱、食少便溏、泄泻久痢、肺虚咳嗽、肾虚遗精、尿频、带下、消渴等症。山药平补气阴，且兼涩性，所以凡脾虚食少、体倦便溏、小儿消化不良之泄泻，以及妇女带下等均可用山药，常与人参（或党参）、白术、茯苓等同用，如参苓白术散。还常用于肺肾虚弱症，治肺虚咳喘，或肺肾两虚之久咳久喘，可与麦冬、五味子等配伍；治肾虚不固之遗精、尿频等，与山萸肉等合用，如六味地黄丸。山药有降血糖的作用，可与黄芪、生地、葛根、知母、天花粉等为伍。山药用于食疗，可以煲汤、煮粥；用于治疗，可以煎汤、研末、酒浸。如以山药、山萸肉、五味子、灵芝各15克，浸于1000毫升米酒中，10日后即可饮服。每次2～3汤匙，每日2次。长期服用，有益肝肾、补心脾的作用，用于体虚、神经衰弱失眠、肝脾肾亏虚者。对湿盛中满或有积滞者应忌用本品。一般来说，山药不热不燥，补而不滞，主要用于补益脾胃，是一味培补脾胃、性质平和的常用药，对于脾胃的阳虚、阴虚都可应用。居家可以作为药膳食疗用。

26. 淫羊藿

淫羊藿是小檗科植物淫羊藿、箭叶淫羊藿、巫山淫羊藿、朝鲜淫羊藿、柔毛淫羊藿等的茎叶。主产于陕西、山西、安徽、河南、广西。淫羊藿味辛、甘，性温，入肾、肝二经。淫羊藿含淫羊藿黄酮苷、淫羊藿黄酮次苷，并含钾、钙等无机元素。主要功能为补肾壮阳、强筋健骨、祛风除湿。主治阳痿遗精、虚冷不育、尿频失禁、肾虚喘咳、腰膝酸痛、风湿痹痛、半身不遂、四肢不仁等。现代药理研究表明，淫羊藿生品使小鼠睾丸、肛提肌重量明显降低，提示不仅无促性功能作用，且有抑制作用。而炮制品使小鼠血浆睾酮含量明显提高，睾丸和肛提肌增重，提示炮制品有促性功能作用。此外，淫羊藿有抗衰老及抗病毒（Ⅱ型单纯疱疹）作用。现代临床用于治疗神经衰弱、慢性气管炎、高血压、冠心病、白细胞减少症等。需注意，本品对阴虚而相火易动者禁服。

27. 威灵仙

威灵仙为毛茛科植物威灵仙的根。其性温，味辛、咸，入膀胱经，有祛风湿、通经络、止痹痛、散癖积的功效，临床上主要用于治疗痛风、顽痹、腰膝酸痛、症瘕积聚、跌打损伤等病症。本药辛温，走窜力较强，通行十二经，善于散寒止痛通络，所以凡风湿、寒湿客于筋骨肌肉关节而致肢体关节酸痛、屈伸不利、手足麻痹者均可应用。常与独活、桑寄生等配伍。威灵仙含有白头翁素、白头翁内酯、甾醇、糖类、皂苷、酚类、氨基酸等，现代药理报道其有增强食管平滑肌蠕动、降压、抗菌、镇痛等作用。此外，民间用威灵仙单味浓煎（亦可加醋少许），缓慢咽服，治疗鱼刺、鱼骨鲠卡喉咙，十分有效。本药煎服、酒浸均可。

28. 鸡血藤

鸡血藤为豆科木质藤本密花豆、香花崖豆藤或常绿油麻藤等的茎藤。产于我国南方，以广西、福建、江西、云南、四川等地为多。因其植物的韧皮部有红褐色或黑棕色树脂状分泌物，故而得名。本药味苦、微甘，性温，主要功效为行血补血、舒筋活络。用于治疗月经不调、闭经、关节酸痛、手足麻木、风湿痹痛等。鸡血藤苦甘性温，既能活血，又能补血，且有舒筋活络之功。对上述诸证，无论血瘀、血虚，或血虚兼有瘀滞者，皆为适用。使用时，煎汤服或浸酒。

29. 红花

红花为菊科植物红花的筒状花冠，产于河南、湖北、四川、云南、浙江等地，均为人工栽培。夏季开花，当花色由黄转鲜红采摘。其味辛，性温，入心、肝经。主要含有红花苷、新红花苷、红花醌苷、红花黄色素等，尚有棕榈酸、硬脂酸、花生酸、油酸、亚油酸、亚麻酸等。现代药理作用有改善心肌和脑的微循环、兴奋子宫、增加子宫的自律性收缩、抗炎等作用。此外，红花有较强而持久的镇痛和降血脂作用。具辛散温通之性，能活血祛瘀、通调经脉。主要用于治疗妇女经闭、痛经、恶露不尽、症瘕痞块、跌打损伤、斑疹色暗、疮疡肿痛等。临床上常与桃仁、当归、川芎、赤芍等配伍应用。据报道，红花可用于治疗缺血性脑血管病、冠心病、十二指肠球部溃疡、静脉炎、神经皮炎、产后腹痛、扁平疣等病症。本品使用时可煎服、研末、浸酒等，但孕妇忌用，有溃疡病、出血性疾病者慎用。

30. 杜仲

杜仲为杜仲科植物杜仲的树皮，以产于四川、云南、贵州等地者为好。其性温味甘，入肝、肾经。杜仲含有杜仲胶、果胶、绿原酸、有机酸、维生素C、鞣质及微量生物碱等化学成分。现代药理研究发现，其有降压、促进性腺发育、安胎、利尿、降血胆固醇、镇痛镇静等作用，主要用于治疗腰膝酸痛、足膝痿弱、小便余沥不尽、胎漏欲坠、阴下湿痒等。本药是补肝肾、强筋骨的要药，老人久服，强身耐老。用时煎服或酒浸均可，如用杜仲50克，切碎，以米酒500毫升，浸泡，每日饮用2～3次，每次2～3汤匙，可治疗久坐或劳累则发作、卧则痛减的肝肾不足引起的腰背酸痛。

31. 木瓜

木瓜为蔷薇科植物木瓜的成熟果实，主产于安徽、四川、浙江、湖北等地，其中以安徽宣城出产者质量较佳，故处方常写"宣木瓜"。木瓜味酸，性温，归肝、脾经，其化学成分有皂苷、黄酮类、鞣质、维生素C以及苹果酸、枸橼酸等有机酸。现代药理研究还认为，木瓜有保护肝脏、降酶、改善肝功能和抗菌等作用。木瓜有较好的舒筋活络作用，而且能化湿浊，是治疗风湿痹痛的常用药，对筋脉拘挛者尤为要药。临床多与牛膝、白芍、桑枝等配伍应用。需注意，本药味酸，胃酸多者不宜用。

32. 白芍

白芍为芍药科植物芍药（栽培品）及毛果芍药的根，主产于安徽亳州、浙江杭州和山东菏泽。其味苦、酸，性微寒，归肝、脾经。含芍药苷、芍药苷元酮、β-谷甾醇、胡萝卜苷等。现代药理研究表明，白芍有明显的解痉、镇痛、抗菌、抗炎、抗溃疡、保肝、解毒、抗诱变和抗肿瘤的作用。中医认为，白芍有养血和营、缓急止痛、敛阴平肝等功效。主治月经不调、行经腹痛、崩漏、自汗、盗汗、胁肋脘腹疼痛、四肢挛痛、头痛、眩晕等。《本草纲目》曰："同人参补气，同当归补血，以酒炒补阴，同甘草止腹痛，同黄连止泻痢，同防风发痘疹，同姜、枣温经散湿。""今人多生用，惟避中寒者以酒炒，入女人血药以醋炒耳。"

平肝阳宜生用，养肝柔肝宜炒用。现代临床用芍药甘草汤治疗腓肠肌痉挛、不安腿综合征、三叉神经痛、习惯性病变等病症。

33. 黄精

黄精为百合科植物黄精、多花黄精和滇黄精的根茎，主产于河北、内蒙古、陕西等地。味甘，性平，归脾、肺、肾经。含甾体皂苷，另含黄精多糖A、B、C，又含黄精低聚糖A、B、C。现代药理研究表明，黄精有抗病原微生物的作用，体外试验原液（不同浓度）可抑制伤寒杆菌、金黄色葡萄球菌、耐酸菌、石膏样毛癣菌、柯氏型表皮癣菌及多种致菌性真菌菌株。有降血脂、增强冠状动脉血流量作用。动物实验能提高小鼠缺氧能力，有延缓衰老的作用。中医认为其可养阴润肺，补脾益气，滋肾填精。主治阴虚劳嗽、肺燥咳嗽；脾虚乏力、食少口干、消渴；肾亏腰膝酸软、阳痿遗精、耳鸣目暗、须发早白、体虚羸弱、风癞癣疾。现代临床报道，其对治疗白细胞减少、药物中毒性耳聋、浅度近视眼、手足癣（外用）均有较好疗效。

34. 五味子

五味子分为北五味子和南五味子，药用其成熟果实。北五味子主产于黑龙江、吉林、辽宁、内蒙古、河北、山西等省；南五味子主产于我国西南地区和长江以南地区。两者外形相似，但南五味子果实较北五味子小，外皮棕红色，干枯、肉薄，味较淡。临床应用以北五味子为佳。本品味酸、甘，性温，入肺、肾、肝经，富含柠檬酸、苹果酸、泛酸、糖类、挥发油、五味子素、维生素A、维生素C、树脂等化学成分，有敛肺滋肾、生津敛汗、涩精止泻、宁心安神等功效。主治久咳虚喘、梦遗滑精、遗尿、尿频、久泻不止、自汗、盗汗、伤津口渴、短气脉虚、内热消渴、心悸失眠等病症。本品酸涩，性温润，上能敛肺气，下可滋肾阴，故用于肺虚久咳及肺肾不足之喘咳。也可用于肺寒咳嗽，但需配伍辛温宣散之品，如细辛、干姜等。酸能生津，又能敛汗，用于口渴多汗之证，如生脉饮中即有五味子。本品还有保护肝脏的作用，常用于治疗病毒性肝炎。五味子浸酒常服对神经衰弱者有一定效果。如以北五味子100克浸泡于1000毫升米酒中，10日后即可服用。每次1小杯，每日1次，可用于治疗心悸、失眠、神经衰弱等。需注意，本品酸涩收敛，故外有表邪或内有热积滞者不宜服用。

35. 覆盆子

覆盆子为蔷薇科植物掌叶覆盆子的果实，主产于浙江、福建、四川、陕西、安徽等地。其味甘、酸，性微温，归肝、肾经。现代药理表明，其有抑菌作用和雌激素样作用。中医认为有补肝益肾、固精缩尿、明目等功能。主治阳痿早泄、遗精滑精、宫冷不孕、带下清稀、尿频遗溺、目视昏暗、须发早白等症。

36. 牡丹皮

牡丹皮为芍药科植物牡丹的根皮，主产于安徽、四川、湖南、湖北、陕西、山东、甘肃、贵州等地。其味苦、辛，性微寒，归心、肝、肾经。含芍药苷、牡丹酚、牡丹酚原苷、没食子酸等。现代药理研究表明牡丹皮有催眠、镇静、抗炎抗菌作用，对大鼠应激性溃疡有显著抑制作用。中医认为

有清热凉血、活血散瘀等功效。主治阴虚骨蒸潮热、血滞经闭、痛经、瘕瘕、痈肿疮毒、跌扑伤痛、风湿热痹。现代临床报道，牡丹皮用于治疗高血压病、过敏性鼻炎、湿疹类皮肤病、皮肤瘙痒症等有较好效果。

37. 茯苓

茯苓为多孔菌科真菌茯苓的菌核，主产于云南、安徽、湖北等省，味甘、淡，性平，归心、脾、肺、肾经。含三萜类、多糖、茯苓聚糖、麦角甾醇、辛酸、月桂酸、棕榈酸以及无机元素等。现代药理研究表明，有利尿、抗癌、预防胃溃疡、防治肝损伤、免疫增强等作用。有利水渗湿、健脾和胃、宁心安神等功能，用于小便不利、水肿胀满、痰饮咳逆、呕吐、脾虚食少、泄泻、心悸不安、失眠健忘、遗精白浊等病症。现代临床研究，用于治疗水肿、婴幼儿秋季腹泻、精神分裂症等。

38. 桂圆肉

桂圆肉为无患子科植物龙眼的假种皮，主产于福建、广西、广东、云南。味甘，性温，归心、脾经。干果

内含 79.77% 的可溶性部分，主要为葡萄糖、蔗糖、酸类、腺嘌呤和胆碱，此外还有蛋白质和脂肪，维生素 B_1、B_2、C、D 等。中医认为其有补心脾、益心气、安心神的功能。主治心脾两虚、气血不足所致的惊悸、怔忡、失眠、健忘、血虚萎黄、月经不调、崩漏等。《本经》曰："主五脏邪气，安志，厌食。久服强魂魄，聪明，轻身不老，通神明。"《本草药性大全》曰："养肌肉，美颜色，除健忘，却怔忡。"但素有痰火及湿滞中满者忌食。

39. 巴戟天

巴戟天为茜草科植物巴戟天的根，主产于广东、广西、福建等地。味辛、甘，性微温，归肝、肾经。含蒽醌类成分，还含环烯醚萜、葡萄糖、甘露糖、β-谷甾醇、棕榈酸、维生素 C、十九烷等。根皮含锌、锰、铁、铬等 23 种元素。现代药理研究表明其有强壮作用，有促进体重增加和增强抗疲劳能力的作用。另有升白细胞、抗炎作用，有补肾助阳、强筋壮骨、祛风除湿功能。主治肾虚阳痿、遗精早泄、小腹冷痛、小便不禁、宫冷不孕、风寒湿痹、腰膝酸软、风湿脚气等症。

40. 石菖蒲

石菖蒲是天南星科植物石菖蒲的根茎。味辛、苦，性微温，入心、肝、脾经。有化痰开窍、化湿行气、祛风利痹、消肿止痛的功能。主治热病神昏、痰厥、健忘、耳鸣、耳聋、脘腹胀痛、噤口、风湿痹痛等病症。现代药理研究表明，石菖蒲含挥发油，内有 α-细辛脑、β-细辛脑、γ-细辛脑及榄香脂素、细辛醛、百里香酸、肉豆蔻酸等，有镇静、抗惊厥、增强记忆及解痉、抗心律失常等作用，因此有临床报道用于治疗癫痫大发作、肺性脑病等。需注意，对阴虚阳气、汗多、精滑者当慎用。

41. 牛膝

牛膝是苋科植物牛膝的根，主产于河南，河北、山西、山东、江苏等地也有生产，以河南怀牛膝质量最好。牛膝味苦、酸，性平，入肝、肾二经。牛膝（根）含三萜皂苷，又含多种多糖和生物碱类及香豆精类化合物。主要功能为补肝肾、强筋骨、活血通经、引血（火）下行、利尿通淋。

主治腰膝酸痛、下肢痿软、血滞经闭、痛经、产后血瘀腹痛、癥瘕、胞衣不下、热淋、血淋、跌打损伤、痈肿恶疮、咽喉肿痛等。现代药理研究表明，其有镇痛、抗炎、短暂降压、利胆、促进子宫收缩、抗生育、降血糖、降脂、抗衰老等作用。故临床也用于扩宫引产、治疗麻疹合并喉炎等。需注意，中气下陷、脾虚泄泻、下元不固、梦遗滑精、月经过多患者及孕妇均禁服。

42. 五加皮

五加皮为细柱五加、无梗五加、刺五加的根皮，处方名又称南五加皮，主产于湖北、河南等地。五加皮味辛、苦，性温，入肝、肾、脾经。现代药理研究表明，五加皮含有挥发油、鞣质、棕榈酸、亚麻仁油酸、维生素A、维生素B_1以及胡萝卜甾醇、强心苷、皂苷等，它还有抗炎、镇静、抗疲劳和抗菌等作用。主要作用是祛风湿、强筋骨、利小便，用于治疗风湿痹痛、四肢痉挛、腰膝酸软、小儿行动发育迟缓、水肿等病症。五加皮可煎汤服用，也可浸酒，或入丸散；外用则捣烂外敷。五加皮酒就是用五加皮为主要原料制作成的药酒。选购五加皮作药用时，应注意品种。"五加皮"有南五加皮和北五加皮之区别。南五加皮即上述五加科植物，而北五加皮则为萝藦科植物杠柳的根皮，习惯上又称为香五加。二者功效上有所不同：南五加皮无毒，祛风湿、补肝肾、强筋骨的作用较强；北五加皮则有一定毒性，主要含强心苷，长于强心利尿，主要用于心衰所致的水肿、尿少等，不宜多服久服。

43. 女贞子

女贞子为木犀科植物女贞的果实，主产于浙江、江苏、湖南等地，味甘、苦，性凉，归肝、肾经，含齐墩果酸、熊果酸、β-谷甾醇、槲皮素及鼠李糖、阿拉伯糖、葡萄糖、岩藻糖组成的多糖，以磷脂酰胆碱为主的7种磷脂类化合物等，并含有钾、钙、镁、钠、锌、铁、锰、铜、铬、银等多种微量元素。现代药理研究表明有抗炎、促进免疫功能的作用，对变态反应有抑制作用，另有降低血脂、预防动脉粥样硬化、降低血糖、保肝、抗诱变和抗 HPD（血卟啉衍生物）光氧化作用。女贞子有补益肝肾、清虚热、明目功能。主治头昏目眩、腰膝酸软、遗精、耳鸣、须发早白、骨蒸潮热、目暗不明等病症。《江苏省植物药材志》曰："治颈淋巴结结核，肺结核潮热，水肿腹水等。"《广西中药志》曰："治老人大便虚秘。"《广西本草选编》曰："主治慢性肝炎、神经衰弱、眩晕、月经不调。"《安徽中草药》曰："治白细胞减少症。"《全国中草药汇编》曰："主治慢性苯中毒。"

44. 山茱萸

山茱萸为山茱萸科植物山茱萸的果实，主产于山西、陕西、甘肃、河南一带。其味酸，性微温，归肝、肾经。含鞣质成分，又含糖苷、葡萄糖、果糖、蔗糖、苹果酸及维生素 A、挥发油、苏氨酸、缬氨酸、亮氨酸等 14 种氨基酸。现代药理研究表明其对非特异性免疫功能有增强作用。另外还有抗炎、抗菌、降血糖、抑制血小板聚集、增强心脏泵血、使血压升高等功能。中医认为其有补益肝肾、收敛固脱功能。主治头晕目眩、耳聋耳鸣、腰膝酸软、遗精滑精、小便频数、虚汗不止、妇女崩漏等病症。

45. 益智仁

益智仁为姜科植物益智的果实，主产于海南和广东。果实含挥发油的 0.90%。油还含姜辣醇辛辣成分，还含益智仁酮 A 及 B，又含维生素 B_1、B_2、C、E 以及锰、锌、钾、钠、钙、镁、磷、铁、铜和天冬氨酸、谷氨酸、亮氨酸、精氨酸等氨基酸和油酸、亚油酸等脂肪酸。现代药理研究表明其有强心、抗胃损伤作用，另有抑制前列腺素和升高小鼠外周血液白细胞作用。其味辛，性温，归脾、肾经，有温脾止泻摄涎、暖胃缩尿固精的功能。主治脾胃虚寒、呕吐、泄泻、腹中冷痛、口多唾涎、肾虚遗尿、尿频、遗精、白浊等症。

46. 续断（川断）

续断为川续断科植物川续断的根。其味苦、辛，性微温，归肝、肾经。续断含环烯醚萜糖苷、三萜皂苷、挥发油、常春藤皂苷元、β-谷甾醇、胡萝卜苷、蔗糖及含量较多的微量元素钛。现代药理研究表明，其有抗氧化活性，并有抗炎作用，有抗维生素E缺乏症的作用，对肺炎链球菌有抑制作用。中医认为其有补肝肾、强筋骨、调血脉、止崩漏的功能。主治腰背酸痛、肢节痿痹、跌仆创伤、损筋折骨、胎动漏红、血崩、遗精、带下、痈疽疮肿等病症。

47. 菊花

菊花为菊科植物的头状花序。其味甘、苦，性微寒，归肺、肝经。含挥发油，成分主要为龙脑、樟脑、芹菜素等，以及糖类和氨基酸。现代药理研究表明，菊花有抗菌、增加冠状动脉血流量和提高心肌耗氧量的作用。中医认为其有疏风清热、平肝清目、解毒消肿功能。主治外感风热或风温初起、发热头痛、眩晕、目赤肿痛、疔疮肿毒等病症。现代临床用于治疗高血压、动脉硬化、冠心病等。

48. 菟丝子

菟丝子为旋花科植物菟丝子、南方菟丝子、金灯等的种子，主产于辽宁、吉林、河北、河南、山东、山西、江苏等地。其味甘，性温，归肝、肾、脾经。含槲皮素，南方菟丝子果实含大量生物碱。现代药理研究表明，菟丝子可增加性腺功能，动物实验提示对下丘脑—垂体—性腺（卵巢）轴功能有兴奋作用。对受环磷酰胺抑制的粒系祖细胞（FU-D）的生长有促进作用。其可改善缺血心脏血流动力学，增加心肌营养性血流量和冠状动脉血流量作用。中医认为有补肾益精、养肝明目、固胎止泄的功能。主治腰膝酸痛、遗精、阳痿、早泄、不育、消渴、淋浊、遗尿、目昏耳鸣、胎动不安、流产、泄泻等病症。

49. 麦冬

麦冬为百合科植物麦冬或沿阶草的块根，主产于浙江、四川、广西、云南、贵州、安徽等地。其味甘，微苦，性微寒，归肺、胃、心经。含多种糖苷，又含高异类黄酮成分，另含挥发油，且含钾、钠、钙、镁、铁、铜、钴、锰、铬、铝、镍、钒、锌等无机元素。现代药理研究表明，麦冬有改善心脏血流动力学效应，对实验性心肌缺血有明显的保护作用，能提高小鼠常压及减压下的耐缺氧能力，有降低血糖、清除自由基及延缓衰老作用。此外，对白色葡萄球菌枯草杆菌、大肠杆菌及伤寒杆菌等有抑制作用。中医认为其有滋阴润肺、益胃生津、清心除烦作用。主治肺燥干咳、肺痛、阴虚劳嗽、津伤口渴、消渴、心烦失眠、咽喉疼痛、肠燥便秘、血热吐衄。现代临床表明其对冠心病、小儿夏季热等有较好疗效。

50. 桂枝

桂枝为樟科植物肉桂的嫩枝，主产于广西、广东、福建、云南等地。其味辛、甘，性温，归膀胱、心、肺经。含挥发油，油中主要成分为桂皮醛、苯甲酸苄酯、乙酸肉桂酯、菖蒲烯、香豆精等。现代药理研究表明，桂枝有抗菌、抗病毒、抗炎、镇静、抗惊厥作用，有使心肌营养性血流增加作用。中医认为，其有散寒解表、温通经脉、通阳化气的功能。主治风寒表证、寒湿痹痛、四肢厥冷、经闭痛经、症瘕结块、胸痹、心悸、痰饮、小便不利等。《药雅》曰："得芍药和营，得麻黄则发汗，佐附子而壮阳，佐人参而补虚，得麻黄则发汗。桃仁、大黄，配之破血；阿胶、地黄，配之通脉；胶饴、甘草，藉之调中；术与茯苓，藉之逐湿。"《名医别录》曰："桂枝宜导百药，良有以也。"

第三节　酒的选择

早在唐代，我国第一部官修药典《新修本草》中明确规定："凡作酒醴须曲""诸酒醇醨不同，唯米酒入药"。由此可知，当时的药用酒是采用以曲酿造的米酒。宋至明代，仍是以曲酿造的米酒为药用酒。至清代，渐渐普及用白酒（烧酒）作药用酒。2005年版的《中国药典》则明文规定，酒剂系指药材用白酒浸提制成的澄清液体制剂，并明确指出，生产酒剂所用的白酒，应符合国家关于白酒的质量标准的规定。

国家标准管理局发布的白酒标准中，白酒既包括用谷类原料制成的白酒，也包括用薯干为原料制成的白酒。两种白酒在检测标准上允许有一定的差异。以 60 度白酒为例（高于或低于 60 度者，按 60 度折算）。在甲醇限量上，以谷类制得的白酒应 ≤ 0.04 克 / 100 毫升，而薯类制得的白酒，则允许 ≤ 0.12 克 / 100 毫升。在氰化物方面，谷类白酒应 ≤ 2 毫克 / 升，薯干白酒允许 ≤ 5 毫克 / 升。在杂醇油项上，谷类白酒应 ≤ 0.20 克 / 100 毫升；包括薯类在内的其他白酒则是 ≤ 0.15 克 / 100 毫升。其余在铅、锰的限量上，两种白酒的标准是相同的，均为 ≤ 1 毫克 / 升。因此，两种不同原料制成的白酒，只要符合上述标准，均可用于药酒生产，除了严格遵守规定标准外，还须注意传统的质量标准，如高粱等谷类酿制的酒类，具有无色透明、不混浊、无沉淀物、气香、口味纯正等特点，使制成的药酒香气浓郁悠久。最近，国内有人提出白酒和药酒应增加亚硝胺类成分检测一项，以加强质量控制，特别是生产出口产品单位更应注意。此外，还应当正确把握好原料酒的浓度和用量，一般来说，滋补类药酒所用的原料酒度数浓度低一些，祛风湿类药酒因祛风活血的需要，所用原料酒度数可以高一些。根据各种药酒的性能，把握好酒的浓度十分重要。如酒的浓度过低，一些苦味质及杂质等易溶出，可能会影响到药酒的气味。而且药料吸水多时，体积膨胀，难于去滓，损失较大；如酒的浓度过高，则药料中的少量水分被酒吸收，质变坚实，有效成分反而难以溶出，刺激性亦强，故宜掌握适度。至于因师徒承授不同，各个地区又有自己的风俗习惯，所制药酒都有各自的特色和风味，在此不作一一细述。

第四节 中国名酒简介

1. 白酒

中国白酒是我国人民最喜爱的酒种之一。此外，它还与白兰地、威士忌、伏特加、朗姆酒、金酒并称为世界六大蒸馏酒。我国著名的白酒主要有茅台、五粮液、泸州老窖特曲、汾酒、西凤酒、桂林三花酒、酒鬼酒、水井坊、白沙液酒、古井贡酒、董酒、洋河大曲、沱牌曲酒、剑南春等。

茅台酒以高粱为原料，用小麦制作大曲，在每年的农历九月初九（重阳节）开始投料，经9个月完成一个酿酒周期，再经过3年以上的储存，并精心勾兑后制成。茅台酒酱香味浓厚，其酒味醇厚，口感细腻、幽雅，回味绵长，"空杯留香"。它与法国的柯涅克白兰地、英国的苏格兰威士忌并称为世界三大名酒。茅台酒产于我国贵州省仁怀市茅台镇，1915年，它在巴拿马万国博览会上荣获了金奖，从此驰名中外。

五粮液产自我国四川省。以糯米、大米、小麦、红高粱和玉米5种粮食为原料，用小麦制曲，结合人工培窖、双轮低温发酵、量质摘酒、按质拼坛和分级储存等方式进行酿造。香气浓郁，清冽、甘爽，口感醇甜，绵软，回味无穷。1915年，五粮液在巴拿马万国博览会上获得了金奖，自1963年起，又蝉联了三届我国评酒会的国家名酒称号。

泸州老窖特曲亦来自四川，至今也有数百年的历史。它以高粱为原料，用小麦制作大曲，在陈年老窖中发酵、蒸馏、储存与勾兑后酿成。酒味浓香，饮者回味悠长。1915年，它在巴拿马万国博览会上获得了金奖，从此名扬四海。

"借问酒家何处有，牧童遥指杏花村。"杏花村在我国山西境内，汾酒来源于此。汾酒是我国历史最悠远的四大名酒之一，自古以"色、香、味"三绝著称于世。饮后香甜爽口，柔香幽雅，回味无穷。

西凤酒产自陕西省柳林镇，也是我国八大名酒之一。其风格独特，酸、甜、苦、辣、香五味俱全而各不出头。在我国的第一、二、四、五届评酒会上四次被评选为国家名酒。

桂林三花酒是广西壮族自治区桂林市的特产，在我国第二、三届评酒会上被评选为全国优质酒。桂林三花酒以其酒花著称，酒以酒花细、堆花久者为上品，口味幽雅浓郁。

酒鬼酒、水井坊、白沙液酒、古井贡酒、董酒、洋河大曲、沱牌曲酒、剑南春等也各具特色。

2. 啤酒

中国是世界上最大的啤酒生产国，青岛啤酒等优质啤酒是我国啤酒业的骄傲。青岛啤酒源自山东青岛，畅销海内外。1903年，青岛啤酒厂建成。青岛啤酒以优质麦芽为主要原料，以从石缝中喷涌而出未经污染的崂山泉水作为酿造用水，以优质"青岛大花"作为酒花，以独特的青岛啤酒酵母作为菌种，采用复式二次煮出糖化工艺，最终酿造出风格独特、味美芳香的啤酒，成为我国啤酒行业的佼佼者。

北京特制啤酒出自北京啤酒厂。北京啤酒厂建于1941年，后来发展到拥有年生产10万吨能力的啤酒生产企业。北京特制啤酒在第二、三、四届的全国评酒会上蝉联了三届全国优质酒称号，从20世纪60年代起，被国家选用为"国宴用酒"。北京特制啤酒用国产优质麦芽和新疆酒花酿造，啤酒泡沫洁白、细腻、持久，同时拥有幽雅的酒花香和清新的麦芽香，酒体醇正，口味醇厚。

长城啤酒产自天津市啤酒厂。1979年和1983年，长城啤酒连续两次获得了天津市优质产品的称号；1984年，又荣获了轻工业部颁发的银杯奖。长城啤酒用优质麦芽、洁白大米和芬芳酒花为原料，经煮沸糖化、前发酵、后发酵和过滤等工艺酿造而成。酒呈清亮的金黄色，口味醇正、淡爽，有较强的杀口力，酒花清香突出。

五星黑啤酒是北京五星啤酒厂的名品。1979年，五星黑啤酒在北京市第一届评酒会上被评选为地方优质酒。它以优质黄麦芽为原料，添加焦香麦芽和黑麦芽，应用特殊的酿造工艺酿造而成。五星黑啤酒呈黑褐色的外观，泡沫细腻，起泡力很强，且挂杯持久，和谐地融入了焦香、麦芽香和浓郁的酒花香，口感醇正而馥郁芬芳，苦味适中。

3. 黄酒

黄酒也是我国最古老的酒种之一，以酒味醇和、酒香浓郁著称。黄酒用途广泛，可为家用烹调和治疗疾病及养生保健之用。我国主要的黄酒有绍兴酒、即墨老酒、封缸酒、龙岩沉缸酒等。

绍兴酒是我国浙江省绍兴市的名

产，是我国名酒中非常古老的一个品种。其生产距今已有两千多年。1910年，在南京召开的南洋劝业会上，绍兴酒获得了特等金牌；1915年，在巴拿马万国博览会上，绍兴酒又获得大奖。它以色泽清澈澄黄，香气芬芳馥郁，滋味甘甜、醇厚和越陈越香而闻名，像加饭酒、善酿酒、香雪酒和状元红等都属于绍兴酒的品种。

即墨老酒源自我国山东省即墨，至今已有900多年的历史。即墨老酒以优质黍米为原料，用崂山矿泉水作为酿酒用水，将古老的传统工艺和现代酿造工艺相结合，酿造出色泽红褐清亮、酒味醇厚的美酒。此外，即墨老酒含有丰富的营养成分，可祛风御寒、活血化瘀、健运脾胃和舒经通络等，很有保健作用。

封缸酒是我国江苏省金坛区的名产。1983年，封缸酒被江苏省评为优质食品，1982年向国外销售，逐渐被国际市场认可，常被作为珍贵的礼品。封缸酒采用传统酿造工艺和现代酿酒科技的合理结合方法，酿造出色泽金黄、酒味醇和、酒香馥郁的甜型黄酒，具有一定的舒筋活血、醒脑明目等功效。

龙岩沉缸酒产于福建龙岩酒厂，经过20多道工艺流程，酿造中使酒醅三浮三沉，最终沉入缸底，酒中加入了丰富的营养元素，营养价值非常丰富，具有滋补强身的功效，且馥郁芬芳、质地醇厚、入口甘甜。

4. 葡萄酒

葡萄酒源自葡萄果实，是果酒中历史最悠久、品种最繁多的一个品种，在我国已有2000多年的历史。

山东烟台的张裕葡萄酒公司是我国著名的葡萄酒生产企业，它是远东地区历史最悠久的葡萄酒公司，其生产的红葡萄酒、金奖白兰地、味美思都是我国著名的葡萄酒。张裕红葡萄酒将解百纳玫瑰香葡萄的果香和浓郁的酒香有机结合起来，口感醇厚、酸甜适中、余香悠长，色泽如红宝石般鲜艳、透明。此外，吉林的中国通化葡萄酒、北京的中国红葡萄酒和夜光杯牌特制白兰地、青岛的白葡萄酒和河北的长城干白葡萄酒等都是我国的名优葡萄酒。

张裕金奖白兰地自第一届全国评酒会起，蝉联了三届中国名酒称号。1915年，它在巴拿马万国博览会上得到了金质奖章，以酒香醇和而浓郁、芳香沁人心脾、色泽金黄、回味悠长而闻名于世。

张裕味美思在全国评酒会上蝉联了三届全国名酒称号，1915年，在巴拿马万国博览会上获得金质奖章。它不仅具有醇和的酒香、特有的药香以及馥郁而和谐的香气，还具有养生保健的功效。

中国通化葡萄酒源自吉林省通化市，1937年开始生产，畅销中外。通化葡萄酒采用陈酿和人工制作的酿造方法，酿成的葡萄酒色泽晶莹、红润，果香和酒香双重芳香，酒味醇厚，味道酸甜适中，略有微涩，饮后感觉舒爽惬意。

第二章 药酒制作与储存

第一节 制备药酒前应做的工作

药酒，除专业厂家制作外，在民间也有许多家庭喜欢自己动手配制药酒，并且保持着每年配制自行饮用的习惯。自行配制药酒的优点，除较为经济实惠外，还可以根据个人的体质情况、病症特点来选用药物，更有针对性，疗效更显著；不过，若是对药物的性质、剂量不清楚，又不懂药酒的配制常识，最好在中医师的指导下开方配药，不可自己盲目配制饮用药酒。总之，无论是专业厂家或家庭配制药酒，在制作前，都必须做好以下几点准备工作：

第一，保持制作环境的清洁，严格设施的卫生要求。配制药酒的厂房或个人设施内，都应做到"三无""三适宜"。"三无"即无灰尘，无污染，无沉淀物；"三适宜"即空气、光线、温度都要符合药酒的配制要求。同时，配制药酒的技术人员或家庭个人也要保持室内清洁和双手卫生，而且除配制人员以外，闲杂人等一律不能进入场内，以免引入灰尘，影响正常操作。

第二，应根据自身的生产条件和配置技术而定。每一种药酒，都有各自不同的配方工艺和制作要求，所以并不是每个专业厂家，更不是每个家庭都能配制的，它需要根据自身的生产条件和配置技术而定。比如，家庭自制药酒，首先需要选择适合家庭制作的药酒配方，并不是所有的药酒配方都能适宜家庭制作；例如，有毒副作用的中药材，在制作前需要经过严格的炮制以后才能使用。

第三，准备好基质用酒。目前，用于配制药酒的酒类，除白酒外，还有医用酒精（忌用工业酒精）、黄酒、葡萄酒、米酒和果露酒等多种。在配制药酒的过程中，具体选用哪种性质的酒，应按配方的需要和疾病的性质而定。家庭配制药酒以优质白酒为宜。

第四，正确选取配制药酒的材料。在选取配制药酒的材料时，切忌选用假酒伪药，应选取正宗纯品，以免引起不良后果，并妨碍人体健康或影响治疗效果。配置药酒，通常选用优质的高度白酒（有时选用中低度白酒或其他酒类，按配置需要而定）。不过，由于目前时常出售的白酒中往往会掺杂部分假冒伪劣产品，应当引起人们的注意和重视。因为假酒中的甲醇含量一般过高，导致人们误服中毒的概率也就更大。所以，人们在购买白酒时，要正确认识到假酒的危害。甲醇绝对不是什么甲等好酒，它的分子是由一个甲基与一个羟基化合而成，具有很强的毒性；它的蒸汽可随呼吸道的吸收进入人体，即使是外用皮肤的接触，也可少量吸收；如果经口误服之后，它可以被消化道吸收，并产生中毒反应。甲醇对人体的危害，主要表现在对神经系统的刺激和麻痹；甲醇在人体内先后氧化成甲醛和甲酸，而这两种氧化产物对人体

的毒性更强，个别比甲醇大30倍及6倍。所以，人一旦饮用甲醇含量过高的酒后，就会引起急性中毒反应。一般经 8 ~ 36 个小时，人体即会出现不同级别的中毒症状。其中，若出现头晕、头痛、呕吐等症状的，属于轻度中毒；一旦出现眼珠疼痛、视力模糊、复视、眼睛闪光等视力障碍相关症状的，属于严重性中毒，还可能进一步导致视力的急剧减退以致出现双目失明。因为甲醇对视网膜细胞发生变性，造成视神经萎缩，以致双眼失明。另外，甲醇还具有蓄积性，即使是饮用了少量工业酒精兑制的酒，由于"少量多次"的递增，往往也会造成中毒，目前尚无特效的治疗方法，应及时送往医院进行抢救。因此，在选用白酒配置药酒的过程中，一定要辨清真伪优劣，切忌用假酒劣酒来进行配置。

第五，配置容器和加工器材的准备。在配置药酒前，应准备好所有配置所需的容器和加工器材，以及封容器口等的一切材料，容器大小要按配置量而定。家庭制备药酒的容器以密

封性良好的 5 升左右的玻璃瓶为宜。

第六，应熟悉并掌握配置药酒的常识及制作工艺技术。应掌握药酒的配置常识和制作工艺，如药材的精选、切制、颗粒的大小、加酒的纯度、加酒的量、浸泡时间、浸泡的温度、滤过的方法等，只有采用科学合理的制备药酒方法，才能制作出好的药酒，发挥其治疗或保健作用。

通常，配制药酒所需的浸酒器需满足以下三点：一是容量足够大，方便浸泡药物，防止药液外溢。二是容器有盖，防止水分过分蒸发，更好地溶出有效成分并防止酒精及挥发性的中药蒸发散失。三是成分要稳定，以免与中药的有效成分发生化学反应，影响疗效。

第二节　药材与工具的选取

一、选对做药酒的药材

1. 选用道地药材

道地，也就是地道，即功效地道实在，确切可靠。道地药材是指在特定自然条件、生态环境的地域内所产的药材，因生产较为集中，栽培技术、采收加工也都有一定的讲究，以致与其他地区所产同种药材相较品质佳、疗效好。

古今医家都喜欢使用道地药材，在中医处方笺上，许多药名前标有"川""云""广"等产地，这些药物大多就是道地药材。

各地所处的地理环境十分复杂，水土、气候、日照、生物分布都不完全相同。因此，药物本身的质量，也即其治疗作用有着显著的差异。如产于浙江的贝母，叫浙贝母、大贝母或象贝母，善于清肺祛痰，适用于痰热壅肺之咳嗽；而产于四川的川贝母，善于润肺止咳，治疗肺有燥热之咳嗽、虚劳咳嗽。

2. 选用规范的炮制药材

《神农本草经》序列中写道："药有毒无毒，阴干暴干，采造时月、生熟、土地所出真伪陈新，并各有法。

若有毒宜制，可用相畏相杀，不尔合用也。"中国名医张仲景也认为"药物须烧、炼、炮、炙，生熟有定，或须皮去肉，或去皮须肉，或须根去茎，或须花须实，依方拣采，治削，极令净洁。"

为了适应患者病情和体质等不同需要，对某些药物通过炮制来改变其性能，以达到治疗目的。比如，麻黄生用辛散解表作用较强，蜜炙后辛散解表作用缓和，而止咳平喘作用增强。

某些药材，体积较大，质地坚硬，难以制剂和服用。如鸡血藤、厚朴、藿香、丝瓜络、磁石、虎骨、羚羊角等，这些药材必须经过加工处理后，制成一定规格的饮片，才便于配方和制剂。

3.掌握基本的药材鉴别方法

想要得到疗效好的药酒，首先要有好的药材，故药材的鉴别十分重要。药材的鉴别方法很多，其中最主要、最常用的就是对药材的外观性状进行鉴别。

（1）看外观。第一，看表面。不同种类的药材由于用药部位不同，其外形特征会有所差异。根类药材多为圆柱形或纺锤形，而根茎类药材都有较多的茎痕，皮类药材则多为卷筒状等。第二，看颜色。药材颜色的不同或变化，不仅与它的品种和本身的质量有关，不适当的加工和储藏方法也会直接影响药材的色泽。我们可以通过对药材外表颜色的观察，分辨出药材的品种、产地和质量的好坏。比如，黄连色要黄，丹参色要红，玄参色偏黑等。第三，看断面。无论植物还是动物，都是由一层层的组织结构构造而成的，当药材被切开时，这一层层的构造就会清晰地展现出来，就像古树的年轮一样。很多药材的断面都具有明显的特征。比如，在防己断面上能看见明显的车轮纹理，而黄芪的折断面纹理呈"菊花心"样，杜仲在折断时更有胶状的细丝相连等。

（2）手摸。用手感受药材的软硬、轻重，疏松还是致密，光滑还是黏腻，细致还是粗糙，以此鉴别药材的好坏。不同药材的质感是不一样的，即便是同一种药材，由于加工炮制的方法不同，也会有较大差异。比如，荆三棱坚实体重，而泡三棱则体轻；盐附子质软，而黑附子则质地坚硬。

（3）口尝和鼻闻。药材的气味与其所含成分有关，鼻闻是比较重要的鉴别方法，尤其对于鉴别一些有浓郁气味的药材是很有效的，如薄荷的香、鱼腥草的腥等。口尝法鉴别药材的意义不仅在于味道，还包括"味感"，味分为辛、甘、酸、苦、咸五味，如山楂的酸、黄连的苦等。

（4）水试和火试。有些药材放在水中，或用火烧灼一下会产生特殊的现象。比如，熊胆的粉末放在水中，会先在水面上旋转，然后呈黄线下沉而不会扩散。麝香被烧灼时，会产生浓郁的香气，燃尽后留下白色的灰末。这些特殊现象都与药材内所含的化学成分有密切的关系，是常用的鉴别方法。

4. 不选用毒性大的药材

有毒副作用的中药材需经炮制后才能使用。如果对药性、剂量不甚清楚，又不懂药酒配制常识，则需要请教中医师，切忌盲目配制饮用药酒。

二、在家做药酒的工具

1. 研槽

由铁槽和研盘组成，大小尺寸不同，用来粉碎药材，以便炮制药酒。

2. 石磨

由大理石、花岗岩或者其他坚硬的石材敲凿而成，大小不一，两扇研磨的接触面有排列整齐的磨齿，用于将药材加工成粉、浆，以便炮制药酒。

3. 筛子

一种用芦席或竹片编制的生活用具。由于各种药材组织硬度不一，研磨后药粉的粗细不同，为了将药渣及药粉分离，以满足炮制药酒的需求，则须过筛。

4. 过滤网

由不同网目的金属丝网加工而成，其作用与筛子可谓大相径庭，为满足炮制药酒的需求，将药渣、药粉分离，以便统一药材的组织硬度。

5. 纱布

纱布是一种经纬稀疏的棉织品，属纺织原料布类，特点是稀疏，有明显的网格。密度为每英寸经纬相加 100

根以下，50 根左右居多，也有低于 10 根的。用于过滤残渣，或者包裹药材。

6. 容器

泡药酒不宜用塑料罐。用塑料容器泡药酒，尤其是用高度酒泡药酒，很可能导致容器本身的物质溶解进药酒里。尽量选用透明的玻璃容器或者瓷器。玻璃是无机物，化学性质很稳定，相比塑料不容易在药酒里浸出有害物质。此外，玻璃容器最好选用磨砂口的，这样能良好密封。

第三节　药酒制作过程及注意事项

按照传统中医的习惯，煎煮中药一般选用砂锅，这是有一定科学道理的。一些金属器皿如铁、铜、锡之类，在煎煮药物时很容易发生沉淀，降低溶解度，甚至一些器皿本身和药物及酒还会发生化学反应，从而影响药性的正常发挥。所以在配制药酒时，要选用一些非金属器皿的容器，诸如砂锅、瓦坛、瓷瓮、玻璃器皿等。

而且，凡是用来配制或分装药酒的容器均应清洗干净，然后用开水煮烫消毒，方可盛酒储存。当然，一些药酒的制作有其特殊的要求，那就另当别论了。

一、制作方法的历史根源及发展

药酒的制作方法，古书里早有记载，如《素问》中就有"上古圣人作汤液""邪气时至，服之万全"的论述，这是古人用药酒治病祛邪的较早记载。东汉张仲景的《金匮要略》中收载的红蓝花酒、麻黄醇酒所采取的煮沸方法，与现代的热浸法极为相似。唐代孙思邈的《备急千金要方》则较全面地论述了药酒的制法："凡合酒，皆薄切药，以绢袋盛药内酒中，密封头，春夏四五日，秋冬七八日，皆以味足为度……大诸冬宜服酒，至立春宜停。"《本草纲目》记载有烧酒的制作："用浓酒和糟入甑，蒸汽令上，用器承取露滴，凡酸之酒，皆可烧酒，和曲酿瓮中七日，以甑蒸取，其清如水，味极浓烈盖酒露也。"此法与现在的制作方法形似。根据历代医药文献的记载，古人的药酒与现代的药酒具有不同特点：一是古代药酒多以酿制的药酒为主；二是基质酒多以黄酒为主，黄酒酒性较白酒温和。现代药酒则多以白酒为溶液，所含酒精量多在 50%~60% 的范围内，也有少数药酒使用黄酒为溶液，其酒精含量在 30%~50%，制作方法为浸提法，很少用酿造的。

一般来讲，现代家庭药酒的制作中，对于药酒的基质酒选择，应根据个人身体情况来选。通常认为，浸泡药酒多以 50~60 度的米酒或优质白酒较合适，对于专业药厂的配制也多采用 50%~60% 的白酒。它的依据是：酒精浓度若过低则不利于中药材中有效成分的析出，而酒精浓度过高，则可能使水溶性成分难以溶出，且有可能因酒精浓度太高而服用困难。对于酒量较小的人或病情的原因，也可以采取低度白酒、黄酒、米酒或果酒为溶液，但浸出的时间要适当延长，或复出次数适当增加，以保证药物中有效成分的溶出。

制作药酒时，通常是将药材浸泡在酒中，经过一段时间后，药材中的有效成分溶解在酒中，此时滤出渣后即可饮用。

二、制作药酒的几种常用方法

根据我国古今医学文献资料和家传经验的介绍，配制方法甚多。概括起来，常用的药酒制备方法有以下几种：

1. 冷浸法

冷浸法最为简单，尤其适合家庭配制药酒。采用此法时可先将炮制后的中药材薄片（饮片）或粗碎颗粒，置于密封的容器中（或先以绢袋盛药再纳入容器中），加入适量的白酒（按配方比例加入），浸泡 7~14 日，并经常摇动，待有效成分溶解到酒中以后，即可滤出药液；药渣可压榨，再将浸出液与榨出液合并，静置数日后再过滤即成。或者将白酒分成两份，将药材浸泡两次，操作方法同前，合并两次浸出液和榨出液，静置数日过滤后，即得澄清的药酒。若所制的药酒需要加糖或蜜时，可将白糖用等量的白酒温热溶解、过滤，再将药液和糖液混匀，过滤后即成药酒。也可不将制成的药酒滤过，随饮随泡，直至药味清淡，再加药材进行浸泡饮用。

酒的用量一般为药材的 4 ~ 6 倍。冷浸法用于有效成分易于浸出且药材用量不多的情况，也用于含挥发性成分较多的药材。

2. 热浸法

热浸法是一种古老而有效的制作药酒的方法。通常是将中药材与酒同煮一定时间，然后放冷储存。此法既能加快浸取速度，又能使中药材中的有效成分更容易浸出。但煮酒时一定要注意安全，既要防止酒精燃烧，又要防止酒精挥发。因此，也可采用隔水煮炖的间接加热方法（即水浴法）。此法也适宜于家庭制作药酒，其方法是炖煮法，将中药材与酒先放在小砂锅内或搪瓷罐等容器中，然后放在另一更大的盛水锅中炖煮，时间不宜过长，以免酒精挥发。此时一般可于药面出现泡沫时离火，趁热密封，静置半月后过滤去渣即得。

工业生产时，可将粗碎后的中药材用纱布包好，悬于白酒中，再放入密封的容器内，置水浴上用40℃ ~ 50℃低温浸渍 3 ~ 7 日，也可浸渍两次，合并浸液；放置数日后过滤即得。

此外，还可在实验室或生产车间采用回流法提取，即在浸药的容器上方加上回流冷却器，使浸泡的药材和酒的混合物保持微沸，根据不同的中药材和不同的酒度，再确定回流时间。回流结束后即进行冷却，然后过滤即得。

热浸法用于药料众多、酒量优先或用冷浸法药材有效成分不易浸出的情况。热浸法操作简单，设备简单，对含树脂及大量淀粉的药材尤为适用。

3. 加药酿制法

加药酿制法是古代常用方法，近代较少用。这种方法以米、曲加药，直接发酵成酒。根据处方备好适量的糯米或黄黏米、曲和药材，米以水浸泡，令吸水膨胀，然后再蒸煮成干粥状，再冷却至30℃或略高一些，然后再加入事先已加工好的药材、曲米，拌匀后置于缸内糖化发酵。发酵过程中，必须保持适当温度，如温度升高就搅拌，使温度降下来，并可排出二氧化碳，供给酵母氧气，促进发酵。7~14日后，发酵即可完成，然后经压榨、过滤取澄清酒液，酒液盛入存储器后，应隔水加热至75℃～80℃，用以杀灭酵母及杂菌，保证质量和便于储存。加药酿制法，可制备低度药酒。

4. 煎煮法

将原料碾成粗末后，全部放入砂锅。加水量高出药面10厘米，浸泡1小时，加热煮沸1～2小时，过滤取汁。取滤液，加热浓缩成稠状清膏（比例为：生药5000克，煎成清膏2000克）。待冷却后加入与清膏等量的酒，搅拌均匀，放入坛内，密封7日，过滤即得。本法用酒量少，服用时酒味不重，便于饮用，尤其对不善于饮酒者尤为适宜。古代医家认为，酒能使药力尽快到达病所，徐徐发挥治疗作用，因而对一些急性病变，多半采用此法。煎煮法可视为酒剂的一种速成法。易挥发的芳香类物质受热后会加速挥发，因此芳香类药物不宜使用煎煮法。

5. 渗滤法

渗滤法适用于专业药厂生产。先将中药材弄碎成粗末，加入适量白酒浸润4小时左右，使药材充分膨胀，分次均匀装入底部垫有脱脂棉的渗滤器中，装好后用木棒压紧。装完粉碎成粗颗粒的中药材用纱布覆盖，并压上一层干净的小石子，以免加入白酒后药粉上浮。然后打开渗滤器开关，再慢慢从渗滤器上部加入白酒，在液体从下口流出时关闭上开关，从而使流出的液体倒入渗滤器内，继续加入白酒至高出药粉面数厘米为止，再加盖，静置24～48小时，然后打开下开关，使渗滤液流出。按规定量收集滤液，再加入矫味剂拌匀，充分溶解后密封，放置数日后滤出药液，再添加白酒至规定量，配置工序至此完成。

使用渗滤法时应注意：药材切制加工不可过细；装药粉时，填装压力应均匀，不能过紧或过松；渗滤筒中药粉以装至容积的2／3为宜，不可装满；注入酒液以前，要先打开渗出口的阀栓，以排出气体；还要掌握适当的渗滤速度。一般滤液达到所需量的 3／4 时，便可停止渗滤，取药渣进行压榨，然后将压榨液与渗滤液合并静置，滤出上清液。

目前，有人认为浸渍法和渗滤法都存在药渣吸液的问题，若用压榨法提取效果较差。渗滤法的药渣吸液与浸渍法基本相同，但药物的有效成分在药渣中的停留量随着渗滤操作的时间（速度）和条件的不同而不同。由于渗滤时间长，带来酒精和芳香味的散失，对药酒的质量有影响，所以主张用浸渍—渗滤—洗涤—甩干的方法制备药酒，可以减少有效成分的损失，稳定药酒的质量。具体方法是：取药材粗末，用含醇量较高的白酒（比成品规定含醇量高 10% 左右，用量为处方用药量的 50%~60%）浸泡约 2~3 周，浸液另器保存。药渣用与成品规定含醇量相同的白酒或糖酒液渗滤（用量为处方用量 40%~50%），滤液与前液合并。药渣以一定量的蒸馏水洗涤，洗液与前液合并。药渣置离心机内甩干，甩下来的药液与前液合并，过滤。滤液静置、澄清得成品。

无论用哪种方法制备药酒，其容器必须确保其不与药材和酒起化学反应，一般以陶瓷、玻璃、不锈钢等制品为宜，不宜使用含铅较多的锡合金器具，以免过多的铅融进酒中危害健康，也不宜用铁和铝制品，以免发生化学反应，影响成品的色泽和内在质量。容器应有盖，既可防止酒的挥发，又可保持酒的清洁。

药酒在制备过程中，还可根据各品种的不同特点，加一定量的矫味着色剂，以方便患者服用，缓和药性，提高制剂质量，目前使用的主要是食用糖（包括红糖、白糖、冰糖）和蜂蜜。另外，加入蛋清絮凝剂沉降药酒中的胶体微粒和大分子物质，可减少药酒中沉淀物的出现，从而提高药酒的澄明度。湖北蕲春地区用真菌竹黄（别名：竹花、竹三七）作药酒天然着色剂，色泽鲜艳而无任何不良反应，是一种发展方向。

三、药酒制作注意事项

做药酒的注意事项包括以下几点：

第一，每次炮制的药酒量不宜过多，一般在5000毫升以内为妥，喝完再行炮制，以免浪费药材。若方中剂量过大、过重，可酌情将配方按比例缩小。

第二，选对炮制方法和时间。较有经验者可以尝试使用渗滤法；不会饮酒者或补益类药酒可采用酿制法；一般情况下则可选浸渍法，尤其以冷浸法最为常用。浸泡药酒的时间要根据药材的多少、气温的变化等情况而定，不能一概而论。

第三，不要随意改变药酒处方的成分剂量，配方的不合理会使药酒失去原有功效，饮用无益，严重的还可能引起中毒。自己浸泡药酒，应该在医生或药师的指导下调配处方，并按照一定比例添加白酒。

第四，选用药酒，除熟知各种酒类的功效外，还应根据个人体质来选择。

第五，所用的药材必须干净清洁，不能有发霉、腐烂、异味等变质现象。

第六，炮制药酒的所有器材必须保持干净、完好，并作必要的消毒处理，防止药酒在储存过程中变质。

第七，含有有毒成分的矿物药，如含汞、砷、铬、铅等的矿物药均不应用来浸酒。

第八，炮制用的白酒、黄酒、米酒品质要好，劣质酒可能会含有甲醇、香精等有害物质。

第四节　药酒储存方法及注意事项

如果药酒的储存和保管不当，不仅会影响到药酒的疗效，还可能造成药酒中有效成分的损失，甚至造成药酒的变质或污染而不能服用，因此，药酒的储存与保管就显得尤为重要。

第一，盛装药酒的容器，一定要保证清洁干净，可以在盛装药酒前用开水烫一烫，或用医用酒精进行消毒。

第二，当药酒配制完后，应放入有盖的坛罐、缸等容器或细口、长颈的玻璃瓶内密封，避免与其他物质接触而影响药酒的功效。

第三，储存药酒的位置，应选在阴凉处，温度以 10℃ ~ 25℃ 为宜，且放置位置的温度变化不应过大。同时，药酒不能与煤油、汽油及腥、臭等怪味较大、刺激味较浓和其他有毒物品放置在一起，避免药酒串味，影响服用。同时还需注意防火，不要将药酒与蜡烛、油灯等物品放置一起。

第四，夏季储存药酒时，要避免药酒受阳光的直接照射，因为药酒中有些成分遇到强光会发生分解。若与强烈的阳光直接对照，会造成药酒内有效成分的损失，使药物的功效降低。在冬季时，要避免药酒因受冻而变质，温度不应低于零下 5℃。

第五，当药酒配制完后，应在其盛器上标上标签，写清楚药酒的名称、作用、配制时间、用量等内容，以免日后忘记而造成不易辨认，或与其他药品发生混淆，影响使用，甚至发生误服或错用，造成危险。

第三章 药酒饮用与使用

第一节 药酒适用范围

由于药酒具有"药食同用"的特点，接受的人群广泛，因此药酒的适用范围日益增加。概而言之，其主要适用于以下几点：

第一，能预防疾病。由于药酒中的酒与药材有补益健身之功，而二者混合后更能增强功效，使人体的免疫功能和抗病能力增强，故能防止病邪对人体的侵害，起到预防疾病的作用。

第二，能养生保健，益寿延年。坚持服用适量的保健药酒，能保持人精力旺盛，延长人的寿命，使之达到最高极限。对年老体弱者尤为适用。

第三，能作为病后调养和辅助治疗之品。药酒能促进血液循环，加之酒中的药物成分，能更快地促进病体早日康复。

第四，能美容润肤，使人面色红润，皮肤有光泽。

第五，有一定治疗作用。药酒能治疗的疾病甚多，包括内科、妇科、儿科、外科、骨伤科、皮肤科、眼科和耳鼻喉科，各科中190多种常见病多发病和部分疑难病症均可治疗，无论急性疾病还是慢性疾病均能适用，且疗效显著，受到广大患者的欢迎。

第二节 药酒的合理选用

药酒疗法以中医学理论为基础，辨证施治、辨证施养是药酒疗法的基本原则。合理地选择药酒是正确发挥药酒功效的前提。所谓合理选择药酒，是指在选择药酒时综合考虑机体状况、病程阶段、年龄大小及性别差异等情况，务求酒气相投。因此，合理选用药酒十分重要。

1. 熟悉药酒的种类和性质

选购药酒前必须了解药酒的分类和功效。药酒按其所浸药物作用不同，可分为两大类，一类以治病为主，主要作用为祛风散寒、舒筋通络，如木瓜酒、风湿药酒、五加皮酒和三蛇酒等；另一类是补虚强壮的补酒，主要作用为补气养血、滋阴壮阳、温肾补脾。它们品种很多，但各有偏重，如补益气血的十全大补酒、桑葚酒，滋阴补血的当归酒，温肾助阳的参茸酒、龟龄酒，健脾补胃的十二红药酒，补心安神的猴头酒、五味子酒等。

2. 应注意药酒的适应证

选购药酒时必须明确是治疗还是滋补，无论什么目的，都要请教中医师，按中医辨证选用。选购药酒必须根据个人的体质和时令寒暑不同而异：阳虚体质者，应选服温肾助阳的药酒；阴虚体质者，可选服滋补阴血的药酒；消化不良、脾胃虚弱者，应选服健脾补胃的药酒；常腰酸背痛、筋骨劳累者，应选强筋壮骨、舒筋活血的药酒。

3. 应注意药酒的禁忌证

药酒因含有一定量的酒精，故患慢性肝炎、心脑血管病、高血压和对酒精过敏者，以及孕妇、产妇，都属禁忌；还要分清是外用还是内服，不得误服外用药酒。

具体如何选用药酒，可以参照下文对症选用：

（1）气血双亏者，可选用龙凤酒、山鸡大补酒、益寿补酒、八珍酒、十全大补酒等。

（2）脾气虚弱者，可选用人参酒、当归北芪酒、参桂营养酒、长寿补酒等。

（3）肝肾阴虚者，可选用当归酒、蛤蚧酒、枸杞子酒、桂圆酒等。

（4）肾阳亏损者，可选用羊羔补酒、参茸酒、龟龄集酒、三鞭酒等。

（5）风寒湿痹、中风后遗症等病症，可选用国公酒、冯了性药酒和其他对症药酒。

（6）风湿性、类风湿性关节炎或风湿所致的肌肉酸痛者，可选用风湿药酒、追风药酒、风湿性骨病酒、五加皮酒等。如果风湿症状较轻者，可选用药性温和的木瓜酒、养血愈风酒等；如风湿多年，肢体麻木，半身不遂者，则可选用药性较猛的蟒蛇药酒、三蛇酒、五蛇酒等。

（7）骨肌损伤者，可选用跌打损伤酒、跌打药酒等。

（8）阳痿者，可选用多鞭壮阳酒、助阳酒、青松龄药酒、淫羊藿酒、海狗肾酒等。

（9）神经衰弱者，可选用宁心酒、五味子酒、合欢皮酒等。

（10）月经病者，可选用妇女调经酒、当归酒等。

总之，药酒种类繁多，合理选用药酒要因人因病而异，要选用有针对性适宜的药酒，切不可人用亦用。

第三节　药酒饮用注意事项

酒本身就是药，也可以治病，与药同用，药借酒势，酒助药力，其效尤著。因为药酒既有防病治病之效，又有养生保健、延年益寿之功，因而深受民众欢迎。但常人有云"是药三分毒"，药酒也不例外。如果不宜饮用或饮用不当，也会适得其反。因此，注意药酒的各种禁忌和有节制地饮酒就显得尤为重要。

1.饮量适度

这一点尤为重要。由于药酒中含有一定量的酒精，摄入过量，会损害人体健康。所以必须正确使用，才能充分发挥药酒的功效，避免其危害人体。

服用药酒，要根据本人的耐受力，适量饮用，一般每次饮用 10～30 毫升即可。每日 2 次，早晚各饮 1 次。或根据病情及所用药物的性质和浓度而做适当调整。总之，饮用不宜过多，不能滥饮，要按要求而定。平时习惯饮酒的人服用药酒的量可稍高于一般人，但也要掌握好分寸，不能过度。少饮酒或不习惯饮酒的人服用药酒时则应从小剂量开始，循序渐进，逐步过渡到需要服用的量，也可以用冷开水稀释后服用。

2.饮酒时间

通常应在饭前或睡前服用，一般不佐膳饮用，以便药物更快地被吸收，最大限度地发挥药酒的治疗作用。饭前服，指饭前 1 小时内服用，是为了使药物在空腹时能迅速、充分地由胃肠吸收，发挥效力。睡前服，指在睡前30分钟内服用，这样一来安神催眠，二来可充分发挥药效。同时，药酒最好温热后或常温服用，这样才能更好地发挥药性的温通补益作用，迅速发挥药效，促进血液运行。此外，饮用药酒以秋冬凉爽或寒冷季节为宜，夏日炎炎，不宜饮用药酒等温热火燥之品，应当停饮。春季春阳出生，万物萌发，春气所攻则精神昏倦、宿病发动，故而药酒可停饮或适当减量饮用。

3. 饮酒温度

在这个问题上，一些人主张冷饮，也有一些人主张温饮。主张冷饮的人认为，酒性本热，如果热饮，其热更甚，容易损胃。如果冷饮，则以冷制热，无过热之害。元代医学家朱震亨说："酒，理直冷饮，有三益焉。过于肺入于胃，然后微温，肺先得温中之寒，可以补气；次得寒中之温，可以养胃。冷酒行迟，传化以渐，人不得恣饮也。"但清人徐文弼则提倡温饮，他说酒"最宜温服""热饮伤肺""冷饮伤脾"。比较折中的观点是，酒虽可温饮，但不要热饮。至于冷饮温饮何者适宜，可随个体情况的不同而区别对待。

4. 辨证选酒

根据中医理论，饮酒养生较适宜于年老者、气血运行迟缓者、阳气不振者，以及体内有寒气、有痹阻、有瘀滞者。这是就单纯的酒而言，不是指药酒。药酒随所用药物的不同而具有不同的功能，用补者有补血、滋阴、温阳、益气等的不同，用攻者有化痰、燥湿、理气、行血、消积等的区别，因而不可一概用之。体虚者用补酒，血脉不通者则用行气活血通络的药酒；有寒者用酒宜温，而有热者用酒宜清。有意行药酒养生者最好在医生的指导下选择。

5. 坚持饮用

任何养生方法的实践都要持之以恒，久之乃可受益，饮酒养生亦然。古人认为坚持饮酒才可以使酒气相接。唐代大医学家孙思邈说："凡服药酒，欲得使酒气相接，无得断绝，绝则不得药力。多少皆以和为度，不可令醉及吐，则大损人也。"当然，孙思邈不是指成年累月、坚持终生地饮用，他可能是指在一段时间内要持之以恒。

6. 辅助治疗

用药酒治病，可单用，必要时也可与中药汤剂或其他外治法配合治疗；有时药酒仅作为辅助疗法之用，不可偏执。此外，服用药酒后，不宜再服用白酒，也不宜与白酒同饮。

7. 育龄夫妇忌饮酒过多

适量饮酒使人感觉松弛，消除焦虑，引起性兴奋；过量饮酒进入麻醉期后则抑制性功能。急性酒精中毒会抑制性功能，而慢性酒精中毒也可影响性欲，并伴有内分泌紊乱，在男性方面表现为血中睾酮水平降低，引起性欲减退、精子畸形和阳痿，这是因为酒精严重损害了睾丸的间隙细胞，使其不能正常分泌雄激素和产生精子。如这种受酒精损伤的精子与卵子结合，所发育成形的胎儿出生后智力迟钝，发育不良，愚顽，且容易生病。孕妇饮酒对胎儿影响更大，即使微量的酒精也可直接透过胎盘屏障进入胎儿体内，影响胎儿发育，妊娠饮酒则可导致胎儿酒精综合征的发生，患儿80%以上为小儿畸形，并常有易怒、震颤、听觉过敏和吸吮反应低下等表现。胎儿酒精综合征会导致胎儿在产前产后皆发育不良，严重者可导致流产或死胎。调查表明：孕妇妊娠初期饮酒的危害更大，极易引起胎儿酒精综合征。即使怀孕前1周内适量饮酒也会抑制胎儿的生长，使新生儿体重显著减轻。所以，育龄夫妇不宜多饮酒，只有患了不孕症或不育症的育龄夫妇可以考虑服用对症的药酒进行治疗。

8. 某些疾病忌饮酒过多

（1）肝病患者忌多饮酒。因为肝炎病人的肝功能不健全，解毒能力降低，饮酒会使酒精在肝脏内积聚，使肝细胞受损伤而进一步失去解毒能力，加重病情。慢性肝炎患者继续饮酒会导致慢性酒精中毒和肝硬化，酗酒者中约有10%会出现肝病。女性酗酒，即使饮酒量少于男子，但发生肝硬化的时间却早于男子，危害更大。饮酒者比不饮酒者的肝癌发生率高12倍以上。酒精还是胃蛋白酶的抑制剂，妨碍人体对蛋白质的摄取，影响消化吸收。肝炎病人饮酒可导致营养不良性肝硬化。无症状的乙型肝炎患者可不出现肝炎症状，肝功能检查也正常，但携带乙型肝炎病毒表面抗原。科学家发现，这些人大多有不同程度的肝脏病变。国外科学家曾对296名无症状的澳抗阳性者进行试验，当受试者每天饮入酒精低于60克时，大多数澳抗阳性者出现了肝功能异常，而澳抗阴性健康者在每天饮入酒精量大于80克时仅少数人出现轻微的肝功能异常。当每日饮入酒精量在60~80克时，澳抗阳性者的肝功能会出现明显的损害，而澳抗阴性健康者的肝功能没有出现变化。长期饮酒者一旦出现类似肝炎的症状，如肝区疼痛、上腹部不适、疲乏无力、消化不良、贫血、蜘蛛痣、肝掌、神经炎、睾丸萎缩等，应首先考虑为酒精性肝病。目前，尚无特殊疗法，应彻底戒酒，适当休息，注意饮食，并服用保肝药物。

（2）高血压病人忌多饮酒。研究人员发现，收缩压和舒张压均随着饮酒量的增多而逐步升高，血压越高，其心、脾、肾等重要器官的并发症也愈多，其寿命愈短。大量饮酒者的血压明显高于不饮酒者，如停止饮酒可使血压回降，重新饮酒则血压回升。长期饮用含大量酒精的饮料对高血压及其并发症起着重要作用。饮酒引起的高血压并发症中尤以脑血管疾病最为常见，其死亡率是不常饮酒者的3倍。长期饮酒者实际上处于一种间歇性酒精戒断状态，停止饮酒后伴有血液肾上腺素和去甲肾上腺素等儿茶酚胺类物质的浓度升高，正是这类物质可使血压升高。在对饮酒和不饮酒的高血压患者给予同样治疗后，饮酒者的舒张压不易控制，而不饮酒者的高血压症状容易控制。因此，高血压患者宜戒酒，服用治疗药酒也应适量。

（3）冠心病人忌饮酒过多。大量饮酒会减少脂肪作为热能的消耗，使低密度脂蛋白和甘油三酯的血浓度增加，同时却阻碍了高密度脂蛋白的合成，增加了胆固醇在血管壁上的沉着。体内对极低密度脂蛋白的处理主要依靠脂蛋白脂肪酶的作用，大量饮酒会使酶的活性受到抑制，从而增加动脉粥样硬化的发病率。但每天规律性少量饮酒的冠心病患者的冠状动脉狭窄的程度会有所减轻，血液中高密度脂蛋白的含量升高，冠心病的症状得到缓解。少量饮酒虽能减少动脉粥样硬化的危险，但不能因此而开怀痛饮。因为一次饮白酒150～200毫升，可引起严重的冠状动脉痉挛所致的心绞痛。长期过量饮酒还可使血液中的脂肪物沉积在血管壁上，使管腔变小，造成心肌营养不良，心脏扩大，心肌肥厚，继而促进心率增加，心肌收缩功能减退，从而出现心律失常。在酒精中毒性心脏病晚期还常见进行性心力衰竭，故冠心病患者饮酒的量以少为宜。

（4）中风后遗症患者适宜饮用药酒，促使病人早日康复，但忌饮酒过量。酒精有直接导致心律失常的作用，可引起心律失常或心肌病，以心房颤动最为多见。酒精引起的心房颤动和心肌病可使心脏输出的血量减少，造成附壁血栓形成，引起心源性脑栓塞。酒精还可引起强烈的血管反应，造成血压变化无常。酗酒引起的血管麻痹，使其舒缩功能障碍，导致血压急剧变动，如果血压下降过快，容易造成心脏和脑部供血不足，加上酒后定向力障碍和步态蹒跚，容易晕倒造成颅脑外伤，使得脑血管破裂。酗酒也会使交感神经兴奋，可使新陈代谢增强，心跳加快，血压升高，容易引起血管破裂。酗酒后的急性酒精中毒还可使体内凝血机制激活，促进血小板聚集而使血液黏度增高，血流速度减缓，容易诱发血栓形成。如果饮酒者同时伴有高血压动脉硬化、糖尿病等病症以及吸烟等危险因素存在，则中风发生率将会提高，而且发病时间也比不饮酒者早。因此，节制饮酒可降低中风的危险性。

（5）骨折后少量饮用药酒，有助于骨折的早日愈合，但忌大量饮酒活血。有些人认为，骨折后大量饮白酒或药酒，可以起到活血的作用，有利于康复。其实，这是一种误解，因为骨折后饮酒过多，会损害骨骼组织的新陈代谢，使其丧失生长发育和修复损伤的能力。同时，酒精还可能影响药物对骨骼的修复作用。因而骨折后不能饮酒过多，否则对骨折的愈合是十分不利的。

9. 其他禁忌

（1）服用巴比妥类中枢神经抑制药并大量饮酒，会引起严重的中枢抑制。当饮用了中等量的酒并同时服用镇静剂量的巴比妥类药物时，就会引起明显的中枢抑制，使病人的反应能力低下，判断及分析能力下降，出现明显的镇静和催眠效果，如饮酒量再大，可导致昏迷。

（2）精神安定剂氯丙嗪、异丙嗪、奋乃静、安定、氯氮和抗过敏药物氯苯那敏、赛庚啶、苯海拉明等如与酒同用，对中枢神经亦有协同抑制作用，轻则使人昏昏欲睡，重则使人血压降低，可能发生昏迷，甚至出现呼吸抑制而死亡。

（3）在服用单胺氧化酶抑制剂时，人体内多种酶的活性会受到抑制。此时饮酒会因人体内分解酒精的酶系统受抑制而使血液中的乙醛浓度增加，导致乙醛中毒，从而出现恶心、呕吐、头痛、血压下降等反应。酒精还有诱导增加药物分解酶的作用，可使抗凝血药的作用时间缩短。

（4）酒精对凝血因子有抑制作用，会使末梢血管扩张，故药酒与抗凝血药不宜同时服用。

（5）酒精的药酶诱导作用可使利福平分解加快，对肝脏的毒性增强；还可使苯妥英钠、氨基比林等药物的分解加快，从而降低这些药物的作用。

（6）糖尿病人服药期间宜戒酒。因为少量的酒即可使药酶分泌增多，使降血糖药物胰岛素、优降糖等药物的疗效降低；大量饮酒会抑制肝脏中药酶的分泌，使降糖药的作用增强，导致严重的低血糖反应，甚至昏迷死亡。

（7）心血管疾病患者服药时宜戒酒，以免出现严重的不良反应。服用硝酸甘油的患者，如果大量饮酒会引起肠胃不适，血压下降，甚至会发生昏厥。

（8）高血压患者如果既饮酒又服用胍乙啶、肼屈嗪等降压药或呋塞米、利尿酸、氯噻酮等利尿药，均会引起直立性低血压。服用优降宁时反应更为严重，会出现恶心、呕吐、胸闷、呼吸困难等，甚至会出现高血压危象。

（9）酗酒会增加和诱发多种药物的毒副作用，酗酒者会发生酒精性肝炎，如再服用氨甲蝶呤会干扰胆碱合成，加重肝损伤，使谷丙转氨酶升高，引起肝昏迷和呼吸抑制。

（10）酒精和阿司匹林都能抑制胃黏膜分泌，增加上皮细胞脱落，并破坏胃黏膜对酸的屏障作用，阻断维生素 K 在肝脏的作用，阻止凝血酶原在肝脏中的形成，引起出血性胃炎，促使胃出血加剧或导致胃穿孔等严重后果。

（11）酒与磺胺类药物同用会增强酒精的精神毒性。而灰黄霉素与酒同用则易出现情绪异常及神经症状。酒与地高辛等洋地黄制剂同用，可因酒精降低血钾浓度的作用，使机体对洋地黄药物的敏感性增强而导致中毒。

总之，饮用药酒，要切记药酒禁忌和注意事项，适用则用，不宜用则禁。同时，用量要按要求饮用或遵医嘱，切忌过饮滥饮。

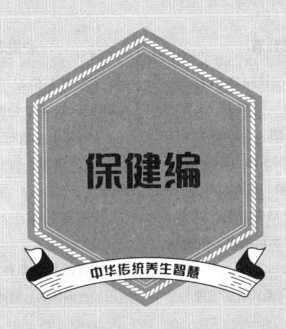

保健编

中华传统养生智慧

第一章　补益气血常用药酒

归圆仙酒

【配方】当归、桂圆各 50 克，白酒 300 毫升。

【制法】将桂圆、当归置于容器中，加入白酒，密封浸泡 7 日即成。

【用法】不拘时，徐徐饮之。

【功效】养血活血、益气健脾、驻颜除斑。适用于病后血虚、面黄肌瘦等症。

【附记】引自《费氏食养三神》。

夷夏芝酒

【配方】当归 720 克，米酒或高粱酒 3000 毫升。

【制法】将当归切碎，置于大口瓶中，加入米酒或高粱酒，浸泡密封 3 个月即成。

【用法】每日晚饭前及睡前各饮 1~2 小杯。

【功效】强健补血、镇静，久服益寿，对女性尤佳。

杞圆酒

【配方】枸杞子 375 克，蔗糖、桂圆肉各 500 克，白酒 2500 毫升。

【制法】将枸杞子、蔗糖、桂圆肉共捣为粗末，与白酒共浸泡 1 周即成。

【用法】每日 2 次，每次饮服 15 ~ 30 毫升。

【功效】滋养补血、明目定神。适用于血虚体弱、精神萎靡等症。

养生酒

【配方】当归身（酒洗）、甘菊花各 30 克，桂圆肉 240 克，枸杞子 120 克，白酒浆 3500 克，滴烧酒 1500 毫升。

【制法】将上药盛入绢袋内，悬于坛中，加入酒封固，窖藏 1 个月即成。

【用法】每日 1~2 次，每饮 1~2 小盅。

【功效】养血益精、养肝明目。适用于血虚精亏、面色不华、头晕目眩、视物昏花、睡眠不安、心悸、健忘等症。

【附记】古人称该酒可"润肌肤，驻颜色"。注意本药中的白酒浆系指初酿，其色未变之酒；滴烧酒系蒸馏酒，白酒亦可。

九仙酒

【配方】枸杞子24克，当归身、川芎、白芍药、熟地黄、人参、白术、白茯苓各30克，大枣10枚，生姜60克，炙甘草30克，白酒2500毫升。

【制法】将上药研碎，置于容器中，加入白酒，密封浸泡14日即可。冬季制备时，可采用热浸法，将浸酒容器封固，隔水加热半小时，取出静置数日后使用。

【用法】每日2~3次，每次饮服15~30毫升，或适量饮之。

【功效】大补气血、保健强身。适用于气血不足引起的诸虚劳损症。

【附记】引自《百病中医药酒疗法》。

红枣鸡蛋米酒

【配方】鸡蛋1枚，红枣5枚，米酒100毫升。

【制法】先用米酒煮红枣（去核），熟后，打入鸡蛋冲蛋花，稍煮。

【用法】早晚空腹服食，常服有效。

【功效】补气活血、强体壮力。适用于体虚心慌、气少乏力。对小儿发育期、妇女经期、产后、病人康复期，均有治疗和调养作用。

延龄不老酒

【配方】生羊肾1具，沙苑子、仙茅、桂圆肉、淫羊藿（用铜刀去边毛，羊油拌炒）、薏苡仁各120克，白酒10升。

【制法】将仙茅用糯米汁泡去赤汁，再与诸药和酒同装于大口瓶内，密封3~7日后即成。

【用法】随量饮之，勿令醉吐。

【功效】添精补髓、乌须黑发、壮腰健肾、补气养血、种子延龄。

【禁忌】阴虚内热或阳热素盛者

忌服。

参桂酒

【配方】党参 320 克，蔗糖 3200 克，桂圆肉 640 克，白酒 32 升。

【制法】将上药浸入白酒即成。

【用法】每日 2 次，每次饮服 15~30 毫升。

【功效】补中益气、养血安神。适用于气血不足、四肢乏力、失眠健忘等症。

滋阴百补药酒

【配方】熟地黄、生地黄、制首乌、枸杞子、沙苑子、鹿角胶各 90 克，当归、胡桃肉、桂圆肉各 75 克，肉苁蓉、白芍药、人参、牛膝、白术、玉竹、龟板胶、白菊花、五加皮各 60 克，黄芪、锁阳、杜仲、地骨皮、丹皮、知母各 45 克，黄檗、肉桂各 30 克，酒适量。

【制法】将上药锉碎，装入绢袋，加入热酒，坛口密封，浸泡 15 日即成。

【用法】早晚适量热饮。

【功效】适用于阴虚阳弱、气血不足、筋骨痿弱者，可改善由此引起的劳热（自觉午后发热）、形瘦、食少、腰酸腿软等症。

龙参玉灵酒

【配方】桂圆肉 100 克，西洋参 50 克，白砂糖 200 克，白酒 1000 毫升。

【制法】将上药一同浸入酒中，密封浸泡 1 个月即成。

【用法】每日 1 次，每次饮服 10~30 毫升，临睡前服用。

【功效】益气补血。适用于老年体虚、心悸气短喘患、失眠多梦、疲乏无力、自汗盗汗等症。

【禁忌】本方中西洋参不能用人参、党参等代替。

【附记】引自《随息居饮食谱》。

五味子酒

【配方】五味子 120 克，白酒 1000 毫升。

【制法】将五味子与白酒共置于干净带盖的容器中，密封瓶口，每日振摇 1 次，15 日后即成。

【用法】每日早晚各 1 次，每次饮服 10 毫升。

【功效】益心脾、补气血、安神、敛肺滋肾、涩精安神。适用于神经症，或有健忘、失眠、头晕、心悸、倦怠乏力、烦躁等症。

【禁忌】外感发热者忌服。

【附记】引自《实用药酒方》。

人参三七酒

【配方】人参 6 克，三七 18 克，当归、黄芪各 60 克，白酒 1000 毫升。

【制法】将上药切碎，与白酒一同置于干净带盖的容器内，密封浸泡 15 日以上即成。

【用法】每日早晚各 1 次，每次饮服 15~30 毫升。

【功效】补益气血、养心安神。适用于劳倦过度、久病虚弱，或兼有失眠多梦、不思饮食、倦怠乏力症状者。

【禁忌】孕妇忌服。

猪皮酒

【配方】猪皮 100 克，红糖 250

克，黄酒 250 毫升。

【制法】将去毛干净猪皮切成小块，加入清水适量，用文火（即小火）煨炖至烂透汁液黏稠时，加入红糖、黄酒溶化，拌匀，停火即成。

【用法】适量而服。

【功效】养血滋阴。适用于各种出血症状的疾病。

双参酒

【配方】党参 40 克，人参 10 克，白酒 500 毫升。

【制法】将党参、人参切成小段（或小块），置于容器中，加入白酒，密封，浸泡 7 日后即成。

【用法】每日早晚各空腹饮服 10 ~ 15 毫升，须坚持常服。

【功效】健脾益气。适用于脾胃虚弱、食欲缺乏、伴倦乏力、肺虚气喘、血虚萎黄、津液不足等症。

人参茯苓酒

【配方】人参、生地黄、白茯苓、白术、白芍、当归、红曲面各 30 克，川芎 15 克，桂圆肉 120 克，冰糖 250

克，50 度白酒 2000 毫升。

【制法】将上药研成粗末，以纱布包，置于容器中，加入白酒，密封，每日振摇数次。放置 14 ~ 21 日后，过滤去渣，取其滤汁，加入冰糖 250 克，待溶化后，贮瓶备用。

【用法】每日随量徐徐服下。

【功效】补益气血、健脾养胃。适用于气血亏损、脾胃虚弱、形体消瘦、面色萎黄等症。

枸杞桂圆酒

【配方】枸杞子、桂圆肉、桑葚各 30 克，大枣 30 枚，白酒 1000 毫升。

【制法】将上药捣碎，置于净坛中，加入白酒，加盖密封，置阴凉处。经常摇动数下，浸泡 14 日后视其颜色呈红色，药酒即成。用细纱布过滤，澄清备饮。

【用法】每日早晚各 1 次，每次饮服 15 ~ 20 毫升。

【功效】滋阴补血。适用于阴血亏所致的头晕目眩、心悸气短、四肢乏力、腰膝酸软、贫血、神经衰弱等症。

双桂酒

【配方】桂圆肉 500 克，桂花 120 克，白糖 240 克，白酒 1500 毫升。

【制法】将桂圆肉、桂花及白糖同浸入酒内，酒坛封固，经年为佳，半月取用亦可。

【用法】不拘时，适量饮服。

【功效】益血气、祛痰化瘀、除口臭。适用于体质虚弱、血气亏虚诸症。

乌鸡参归酒

【配方】嫩乌鸡 1 只，党参、当归各 60 克，50 度白酒 1000 毫升。

【制法】将乌鸡煺毛、去肠杂等，再将参、归洗净，切碎，纳入鸡腔内。将鸡放入锅内，加入清水 2000 毫升，煮至减半时，再加入白酒，约煮至减半时，离火，候温，取出鸡，贮药酒即成。

【用法】每日早晚各 1 次，每次饮服 50~100 毫升，兼食鸡肉。

【功效】补虚养身。适用于虚劳体弱、气短乏力、脾肺俱虚、精神倦怠等症。

鸡血藤酒

【配方】鸡血藤胶 250 克（或鸡血藤片 400 克），白酒 1000 毫升。

【制法】将上药置于适当大小的容器中，用白酒浸之，封口，经 7 日即成。

【用法】每日早晚各 1 次，每次空腹饮服 1~2 杯。

【功效】补血活血、舒筋通络。适用于体虚乏力、血虚萎黄等症。

党参茯苓酒

【配方】党参 40 克，茯苓、白术、炙甘草、大枣各 30 克，生姜 15 克，黄酒 1000 毫升。

【制法】将上药洗净，切碎，装入干净纱布袋，置于盛酒容器中，加入黄酒，密封浸泡，每隔 5 日摇晃一次，20 日后除去药袋，即成。

【用法】每日早晚各 1 次，每次空腹温服 20~50 毫升。

【功效】健脾益气。适用于治疗脾胃气虚、气短乏力、食少面黄等症。

峨参酒

【配方】峨参 50 克，五粮液 500 毫升。

【制法】将峨参用凉开水浸软切小片，与五粮液一同置于瓶中，密封，置于阴凉干燥处，经常晃动，1 周后，静置澄清即成。

【用法】每日 3 次，每次饮服 10 毫升，酒饮尽后嚼参。

【功效】健脾补肺、补中益气。适用于体虚无力、饮食减少、咳喘气短、畏寒尿频等症。

红参地黄酒

【配方】红参 10 克，熟地黄 9 克，玉竹、制首乌各 15 克，红花、炙甘草各 3 克，麦冬 6 克，蔗糖 100 克，白酒 500 毫升。

【制法】将上药用上好白酒作为溶剂，置于坛内密封，浸渍 15 日，加入蔗糖，搅拌溶解后，静置即成。

【用法】每日 2 次，每次饮服 15~30 毫升。

【功效】补养气血、乌须黑发、

宁神生津。适用于头晕目眩、耳鸣健忘、心悸不宁、失眠多梦、气短汗出、面色苍白、舌淡、脉细弱者。

【禁忌】高血压患者及孕妇慎饮此药酒。感冒时暂停取饮。

黄精酒

【配方】黄精40克，白酒1000毫升。

【制法】将黄精洗净，切片，晾干，装入干净纱布袋中，封好袋口，放入酒瓶（坛），密封浸泡1个月即成。

【用法】每日1~2次，每次1小盅。

【功效】润心肺、强筋骨、补中益气。适用于病后体虚血少、筋骨软弱，又治风湿疼痛。

人参麦冬酒

【配方】人参18克，麦冬50克，五味子30克，白酒500毫升。

【制法】将人参、麦冬、五味子洗净，麦冬去心，浸入白酒，密封2周许即成。

【用法】每日清晨取其酒1小杯饮下。

【功效】补气敛汗、养阴生津。适用于汗出多、身体乏倦、久咳虚喘、痰少气短、口常渴、脉虚数等症。

白参酒

【配方】白人参30克，茅台酒500毫升。

【制法】将人参切薄片，浸入茅台酒中，密封置于阴凉干燥处，每日晃动1次，1周后饮用。

【用法】每日早晚各饮服10毫升。待酒将尽时再加新酒，直到参味淡薄，取参食之。

【功效】补脾益肺、安神益智、生津固脱。适用于久病气虚、脾肺不足、食欲缺乏、自汗乏力、面色不华、津伤口渴、神经衰弱、失眠多梦、疲倦心悸、阳痿等症。

【禁忌】服用期间不宜喝茶，忌食萝卜、藜芦。

金樱首乌酒

【配方】金樱子300克，制首乌120克，巴戟天、黄芪各90克，党参、杜仲、鹿筋、黄精各60克，枸杞子、菟丝子各30克，蛤蚧1对，三花酒（或白酒）800毫升。

【制法】将上药加工成小块后，与白酒共置于容器中，密封浸泡15日后即成。

【用法】每日早晚各1次，每次饮服20~30毫升。

【功效】补肾固精、益气养血。适用于气血两亏、身体羸弱、头晕目眩、倦怠乏力、遗精、早泄、小便频数而清长，或遗尿等症状者。

鹿茸人参酒

【配方】鹿茸3克，人参5克，杜仲10克，石斛、牛膝各7克，白酒500毫升。

【制法】将鹿茸、人参、杜仲、石斛、牛膝加工粉碎，放入白酒中，密封，每日振摇数次，浸泡半个月后即成。

【用法】每日2次，每次饮服10~15毫升。

【功效】补肾填精益气。适用于体倦乏力、腰腿酸困、精神萎靡等症。

红参海狗肾酒

【配方】红参1支，海狗肾1条，高粱酒适量。

【制法】将海狗肾洗净，切碎，装入布袋，与红参一同入酒中即成。

【用法】每日饮服10毫升。

【功效】养神益气。适用于中老年人元气不足、肾阳虚衰所致的神疲嗜睡。

固本地黄酒

【配方】生地黄、熟地黄、天冬、麦冬、白茯苓、人参各30克，白酒1000毫升。

【制法】将上药捣碎，置于容器中，加入白酒，密封，浸泡3日后，再用文火煮沸，以酒色变黑为度，埋入土中7日以去火毒，取出过滤去渣即成。

【用法】每日3次，每次空腹饮服15~30毫升，或不拘时，随量饮之。

【功效】补益气血。适用于气血两虚等症。

【附记】引自《普济方》。

第二章　延年益寿常用药酒

人参荔枝酒

【配方】人参30克，荔枝肉1000克，白酒5000毫升。

【制法】将人参切成薄片，荔枝去核，装入绢袋内，浸入酒中，封固，3日后即成。

【用法】每日2次，每次饮服20~30毫升。

【功效】补元气、益脾肺、生津液、安心神。适用于体质虚弱、精神不振者，尤其是老年人宜于服用。

茯苓菊花酒

【配方】药用白茯苓、甘菊花、石菖蒲、天冬、生地黄、生黄精各50克，人参、肉桂、牛膝各30克，白酒1500毫升。

【制法】将上药共捣细末，装入白夏布包内，置于净器中，用白酒浸泡之，春夏浸5日，秋冬浸7日，开取去渣装瓶即成。

【用法】每日早晚各1次，每次空腹温饮1小盅。

【功效】补虚损、壮气力、泽肌肤。

人参地黄酒

【配方】人参、生地黄、熟地黄、麦冬各30克，天冬、茯苓各20克，白酒1500毫升。

【制法】将上药研末，置于容器中，添加白酒，每日振摇1~2次，密封浸泡3日，再先文火后武火，煮至酒色变黑，待天冷，埋入土中3日后取出，去渣留液即成。

【用法】适量饮服。

【功效】益气养阴、健脾和胃、养血填精。

【附记】引自《普济方》。

三味杜仲酒

【配方】制杜仲、丹参各60克，川芎30克，白酒2000毫升。

【制法】将制杜仲、丹参、川芎共制为粗末或切薄片，装入布袋，置于容器中，加入白酒，密封，浸泡14日后，过滤去渣，即成。

【用法】每日早晚各1次，每次饮服10~15毫升。

【功效】补肝肾、强筋骨、活血通络。适用于筋骨疼痛、足膝瘦弱、小便余沥、腰膝酸困。

春寿酒

【配方】天冬、麦冬、熟地黄、生地黄、怀山药、莲子（去心）、红枣各30克，黄酒2500毫升。

【制法】将上药捣碎或切薄片，混匀，置于容器中，加入黄酒，密封，隔水加热后，静置7日即成。

【用法】不拘时，适量服用。药渣可制成丸剂服用，每丸重6克，每次2丸，每日2次。

【功效】养阴生津、补肾健脾。适用于阴虚津亏兼有脾弱所致的腰酸、须发早白、神志不宁、食少等症。有利于延缓因阴虚津少所致的早衰、所谓"未老先衰"现象。

草还丹酒

【配方】石菖蒲、补骨脂、熟地黄、远志、地骨皮、牛膝各30克，白酒500毫升。

【制法】将前6味药共研细末或切薄片，置于容器中，加入白酒，密封，浸泡5日后即成。

【用法】每日早午各1次，每次空腹饮服10毫升。

【功效】理气活血、聪耳明目、轻身延年、安神益智。适用于老年人五脏不足、精神恍惚、耳聋耳鸣、少寐多梦、食欲不振等症。

枸杞酒

【配方】枸杞子、生地黄各300克，大麻子500克，白酒5000毫升。

【制法】先将大麻子炒熟，摊去热气，生地黄切片，与枸杞子相混合，装入布袋，置于容器中，加入白酒，密封，浸泡7~14日后即成。

【用法】多少任意饮之，令体中微有酒力，醒醺为妙。

【功效】明目驻颜、轻身不老、

坚筋骨、耐寒暑。适用于虚赢黄瘦不能食者。

复方仙茅酒

【配方】仙茅、淫羊藿、五加皮100克，白酒2000毫升。

【制法】将仙茅、淫羊藿、五加皮切碎，装入布袋，置于容器中，加入白酒，密封，浸泡14日后即成。

【用法】每次温服10~20毫升，每日早晚各服1次。

【功效】温补肝肾、壮阳强身、散寒除痹。适用于老年昏耄、中年健忘、腰膝酸软等症。

桂圆醴

【配方】桂圆肉200克，60度白酒400毫升。

【制法】将桂圆肉放入细口瓶内，加入白酒，密封瓶口，每日振摇1次，半个月后即成。

【用法】每日2次，每次饮服10~20毫升。

【功效】温补心脾、助精神。适用于体质虚弱、失眠、健忘、惊悸等症。

【附记】桂圆肉是传统的补益良药，且味道甜美，能健脾胃、安心神、补气血，其中含有葡萄糖、蔗糖、蛋白质、脂肪等物质，久服使人气血充盈，精神大振，并能益智安神，但性温，内有痰火及湿滞停饮者忌服。

桑葚酒

【配方】桑葚5000克，大米3000克，酒曲适量。

【制法】将桑葚捣汁煮过，米煮半熟沥干，与桑葚汁液拌和，蒸煮后下酒曲适量搅拌和匀，装入瓦坛内，将瓦坛放在周围盛有棉花或稻草的箱子里发酵，根据季节气温不同，直到味甜可口取出食用。

【用法】每次4汤匙（约50毫升），用开水冲服，或置锅中加入清水适量煮食。

【功效】补肝肾、明耳目、抗衰老。适用于肝肾不足之耳鸣耳聋、视物昏花等衰老征象。

【附记】中医认为，耳目失聪往往是肝肾亏损所致。桑葚补肝肾以明耳目，现代研究发现，桑葚中含有糖、鞣酸、苹果酸、维生素 B_1、维生素 B_2、维生素 C 和胡萝卜素、亚油酸等人体必需的营养物质，久服可延缓衰老、延年益寿。

菊花明目酒

【配方】甘菊30克，干地黄、当归各10克，枸杞子20克，白酒500毫升。

【制法】将菊花去蒂，洗净，地黄、当归、枸杞子洗净，切片，一起装入纱布袋内，扎紧袋口。再将白酒、纱布药袋放入酒瓶内，盖好盖，封口，浸泡7日即成。

【用法】每日中午、晚上、睡前饮用50毫升。

【功效】滋阴血、补肝肾、聪耳明目、延缓衰老。适用于阴血不足、肝脉失荣引起的头晕头痛、耳鸣目眩、夜寐不酣、多梦易倦、手足震颤等症。

【附记】本方中枸杞、甘菊滋肝明目；地黄、当归益阴养血，对阴血不足的病人尤为适宜。

蜂蜜酒

【配方】蜂蜜500毫升，红曲50克。

【制法】将蜂蜜加入清水1000毫升，加红曲入内，拌匀，装入净瓶中，用牛皮纸封口，发酵一个半月后过滤去渣，即成。

【用法】不拘时，随量饮服。

【功效】适用于成年人和老年人。长期饮用对身体有益，特别是对患有神经衰弱、失眠、性功能减退、慢性支气管炎、高血压、心脏病等慢性疾病患者，大有裨益。

疗疾延寿酒

【配方】黄精、苍术各100克，天冬74克，松针、枸杞子各150克，白酒2500毫升。

【制法】将上药用白酒密封浸泡半个月后即成。

【用法】每日2次，每次饮服20毫升。

【功效】滋精养血、益气生津。适用于中老年精气亏虚、未老先衰、须发早白者。

生菖蒲酒

【配方】陆地石菖蒲（细切）600

克（另煮），天冬（去心）10克，附子（去皮，生用）3克，麻子仁10克，茵陈、干漆、地黄、远志（去心）各9克，露蜂房3克，柏子仁15克，蛇皮1米，大蓼子6克，酿米1000克。

【制法】将上药切碎，以绢囊盛，先以水2000毫升煮，石菖蒲另煮取600毫升，加酿米1000克，农历七月七日制，冬月酒成，滤糟留酒即成。

【用法】随量饮之。

【功效】延年益寿、耳目聪明、气力倍增。适用于老年人耳聋、眼花等症。

五精酒

【配方】黄精、炒白术各200克，枸杞子、天冬各250克，松叶300克，白酒3000毫升。

【制法】将上药去净杂质灰渣，共捣为粗末，装入干净瓶中，加入白酒，加盖密封，置阴凉干燥处，经常摇动几次，经15日后即可开封，澄清取饮。

【用法】每日早晚各饮服10~20毫升。

【功效】补益精髓、抗衰延年。适用于肾精亏虚所致的形体消瘦、倦怠乏力、面色萎黄、食欲缺乏、心悸失眠、目暗昏花、视物模糊、早衰发白、齿松易脱等。中老年精血亏虚者经常服饮，能抗衰延年益寿。

延寿酒

【配方】黄精、苍术、枸杞子各30克，天冬20克，松叶45克，白酒1500毫升。

【制法】将黄精、苍术、天冬、枸杞子、松叶切碎，置于瓶中，加入白酒，密封浸泡15日后过滤即成。也可用上5味药加入清水泡煮1日，取其水酿酒。

【用法】每日早晚各空腹温饮20毫升。

【功效】滋养肺肾、补精填髓。适用于体倦乏力、饮食减少、头晕目眩、须发早白、四肢麻木、腰膝不利等症。

【禁忌】畏寒肢冷、下利水肿者忌服。

长生固本酒

【配方】山药、熟地黄各40克，人参、枸杞子、生地黄、天冬、麦冬各

30 克，五味子 35 克，白酒 4000 毫升。

【制法】将人参、山药、生地黄、熟地黄切成片，与枸杞子、天冬、麦冬、五味子一同置于大干净瓶中，再加入白酒，加盖密封，置阴凉干燥处，经常摇动，10 日后澄清即成。

【用法】每日早晚各饮服 10 ~ 20 毫升。

【功效】益气养阴、补益脾肾。适用于肾气亏虚所致的神疲气短、形消体瘦、腰膝酸软、须发早白、烦躁干枯不泽、容易脱落、心烦口渴、心悸多梦、头晕眼花。中老年气阴亏虚者常服能固本延年益寿。

还少酒

【配方】山茱萸 50 克，杜仲 45 克，茯苓、肉苁蓉各 40 克，巴戟天 25 克，枸杞子 30 克，白酒 1000 毫升。

【制法】将上药入酒浸，月余后即成。

【用法】每日早晚各饮 1 杯。

【功效】温补脾肾、振奋元阳。适用于身体弱、健忘怔忡、早泄阳痿等症。

硫黄药酒

【配方】硫黄、花椒各 60 克，诃子 72 个，酒 1000 毫升。

【制法】将上药各以生绢夹袋子盛，麻线系口，用酒 1000 毫升，浸 10 日为度。硫黄永不换，诃子 72 日一换，花椒一季一换。

【用法】每晨饮服 1 盅，临睡前再服。

【功效】温肾助阳、温通血脉。三药伍用有固本节流之妙。适用于中老年人精神委顿、腰膝酸痛、形寒喜暖、阳痿精滑、夜尿频多、须发早白、耳聋目暗、面色灰暗不泽等症。

朱砂苁蓉酒

【配方】肉苁蓉 60 克，肉豆蔻、山茱萸各 30 克，朱砂 10 克，白酒 1500 毫升。

【制法】将朱砂细研为末，其余各药粗碎，用细纱布袋装好，扎紧口，置于坛中，加入白酒，再将朱砂末撒入搅匀，加盖密封，置阴凉干燥处，每日摇动数次，经 7 日后即成。

【用法】每日早晚空腹各饮10~15毫升。

【功效】补肾益肝、安神定惊。适用于老年心神不宁者。

【禁忌】感冒及急性腹泻者不宜服。

喇嘛酒

【配方】核桃仁、桂圆肉各20克，枸杞子、何首乌、熟地黄各5克，白术、白芍、茯苓、牡丹皮、砂仁、乌药各3克，白酒250毫升，烧酒500毫升。

【制法】将上药装入纱布袋，扎紧袋口，然后放入装有白酒的瓷瓶内，隔水蒸2小时，待冷，再加入烧酒，密封浸泡7日后即成。

【用法】每日早晚各饮服15~20毫升。

【功效】养肝肾、补气血、强筋骨。适用于肾精血亏损所致的脱发白发，或中风后半身不遂，身体虚弱之风湿筋骨痛、肢体麻木等症。

茯苓酒

【配方】茯苓60克，白酒500毫升。

【制法】将茯苓泡入白酒中封固，浸1周即成。

【用法】每晚临睡前饮服1小杯。

【功效】补虚益寿、强筋壮骨。适用于老年人肌肉沉重、麻木，身体肥胖，痰湿重而脾气不足者。

黄精酒

【配方】黄精、苍术各200克，枸杞子、侧柏叶各250克，天冬150克，糯米酒5000毫升。

【制法】先用水5000毫升煮诸药，煎煮2~3小时去渣，将药液和在酒中，再上锅煮约30分钟后，用纱布过滤，装入器皿密封即成。

【用法】每日早晚各饮1小杯。

【功效】益血养脾，乌头发、胡须，养心气，减烦躁。适用于头发枯白、消化不良、心急烦躁、更年期综合征等症。

首乌延寿酒

【配方】何首乌250克，白酒1500毫升。

【制法】将何首乌捣碎研末，盛入瓷瓶中，加入白酒，加盖密封，置阴凉干燥处。每日摇动2次，14日后静置澄清，即可开封饮用。

【用法】每日2次，每次饮服10～20毫升。

【功效】补肝、益肾、养血。适用于肝肾不足所致的须发早白、血虚头晕、腰膝酸软、筋骨酸痛、妇女带下等症。

【禁忌】忌用铁器浸泡药酒。

熟地牛膝五加酒

【配方】熟地黄200克，怀牛膝、南五加各100克，细曲90克，糯米1250克。

【制法】将细曲研末备用；再将糯米洗净蒸煮，沥半干，倒入净坛内，待冷备用；然后将余药置砂锅中，加入清水煎煮。待冷后倒入坛中，加入细曲搅拌均匀，加盖密封，置保温处。14日后开封，压去糟渣，再用细纱布过滤一遍即成。

【用法】每日2次，每次饮服10～20毫升。

【功效】补虚、养精血、益筋力、乌须发、健身长寿。适用于肝肾不足所致的筋骨软弱、腰腿酸、两足无力、须发早白、容颜无华等症。

【禁忌】服药期间忌食生葱、萝卜、大蒜等。

第三章　健脑益智常用药酒

火麻仁米酒

【配方】火麻仁、黑豆、鸽粪各60克，垂柳枝两把，米酒3000毫升。

【制法】将垂柳枝切成1.5厘米长，放入米酒中，煮至2500毫升时，趁热投入火麻仁（炒）、黑豆（炒）、鸽粪（炒），片刻后，去渣，取其清酒，即成。

【用法】每日1次，每次饮服20～30毫升，空腹温饮。

【功效】化痰开窍。适用于中风偏瘫、手足活动不利等症。

人参猪脂酒

【配方】人参9克，猪脂90克，白酒7000毫升。

【制法】将人参捣末，猪脂放入锅内熬油，待温，置于容器中，加入白酒，放入人参末搅匀，每日振摇1～2次，密封浸泡21日，去渣留液即成。

【用法】适量饮服。

【功效】开心益智、聪耳明目。适用于记忆力减退、面色少华、耳聋眼花、风热疾病等症。

【附记】引自《中国民间百病良方》。

人参牛膝酒

【配方】人参、牛膝、石膏、柏子仁、酸枣仁、黄芪、茯苓、当归、熟地、白芍、陈皮各30克，川芎、鹿茸、半夏、竹茹、枳实、桃仁、红花、知母、远志、菊花、薄荷、柴胡、甘草各20克，冰片15克，50度白酒4000毫升。

【制法】将上药研成粗末或切成小薄片，以纱布包，置于容器中，加入白酒，密封，每日振摇1～2次。放置1个月后，过滤去渣，取其滤汁，再加入冰片15克，搅拌，待其溶化后，贮瓶即成。

【用法】不拘时，频频温服，每次半盏，常令有酒气。

【功效】醒脑安神。适用于头晕头痛、目眩耳鸣、心烦健忘、失眠多梦、心悸不宁等，亦可用于脑震荡后遗症、更年期综合征、神经衰弱、偏头痛、血管神经性头痛，以及各种功能性或器质性心脏病而见记忆力减退、头晕目眩、耳鸣等。

合欢皮酒

【配方】合欢皮 100 克，黄酒 500 毫升。

【制法】将合欢皮加工粗碎，放入黄酒中，密封，每日振摇 1 次，半个月后去渣即成。

【用法】每日 2 次，每次饮服 20 毫升。

【功效】安神健脑、止痛消肿。适用于神经衰弱、失眠头痛、跌打损伤、伤口疼痛等症。

宁心酒

【配方】桂圆肉 120 克，桂花 30 克，白糖 60 克，白酒 1200 毫升。

【制法】将桂圆肉、桂花、白糖置于坛内，加入白酒，密封愈久味愈香。

【用法】每日 2 次，每次饮服 15 毫升。

【功效】安心定神、养悦容颜。适用于神经衰弱、面色憔悴、失眠健忘、心悸等症。

菖蒲酒

【配方】石菖蒲 25 克，白酒 500 毫升。

【制法】将石菖蒲洗净，切成片，用纱布袋包起扎紧口，放入盛有白酒的瓶中，浸泡半个月即成。

【用法】适量饮用。

【功效】祛痰开窍、定志安神、健脾化湿。适用于痰迷中风、癫病、狂病及痰扰心神之惊悸、失眠、健忘等症，还可用于湿困脾胃之纳呆、困倦等症。

【禁忌】阴虚阳亢者忌食。

扶衰五味酒

【配方】丹参、五味子、栀子各

20 克，桂圆肉、党参各 30 克，白酒
1500 毫升。

【制法】将上药加工粉碎，装入
布袋，置于容器中，加入白酒，密封，
浸泡 14 日后过滤去渣即成。

【用法】每日早晚各饮服 10 ~ 20
毫升。

【功效】补气血、滋肺肾、养心
安神。适用于心悸不安、怔忡健忘、
体虚乏力、烦躁失眠等症。

松子酒

【配方】松子仁 600 克，菊花 300
克，白酒 1000 毫升。

【制法】将松子仁捣碎，与菊花
同置于容器中，加入白酒，密封浸泡 7
日后，过滤去渣，即成。

【用法】每日 3 次，每次空腹饮
服 10 毫升。

【功效】益精补脑。适用于虚羸
少气、体弱无力、风痹寒气等症。

宁神固精酒

【配方】桑螵蛸、茯神各 40 克，
麦冬 25 克，莲子 24 克，酸枣仁、远
志、龟甲各 30 克，龙骨 4 克，石菖蒲
40 克，黄连 10 克，白酒 1000 毫升。

【制法】将上药用白酒密封浸泡 2
个月后即成。

【用法】每日睡前饮 1 杯。

【功效】宁神益智、强肾固精。
适用于肝血不足所致的神经衰弱、梦
多纷杂、遗精频繁等症。

第四章　活血祛风止痛常用药酒

当归酒

【配方】当归80克，白酒1000毫升。

【制法】将当归切成小块，与白酒共置于干净带盖的容器中，密封浸泡7日以上即成。

【用法】每日早中晚各1次，每次饮服15~30毫升。

【功效】养血生血、化瘀止痛。适用于血虚或瘀血头痛，症见头痛而晕、神疲乏力、面色苍白、舌淡、脉细，或头痛经久不愈、痛处固定、痛如锥刺、舌紫、脉涩。此外，手臂久痛（痛处不移）、月经不调、痛经等病亦可服用。

【禁忌】大便溏泄者不宜服用。

海马酒

【配方】海马50克，白酒500毫升。

【制法】将海马焙干研末，与白酒共置于干净带盖容器中，密封浸泡2日后可用。

【用法】每日1~2次，每次饮服10~15毫升。

【功效】调气活血、补肾壮阳。适用于腰腿痛、跌打损伤；性欲减退、阳痿、男子不育。

【禁忌】孕妇及阴虚火旺者忌服。

【附记】引自《中国动物药》。

吴茱桃仁酒

【配方】吴茱萸9克，桃仁10克，葱白3根，白酒500毫升。

【制法】将吴茱萸炒焦，取桃仁去皮尖，两味药共研细末，葱白煨熟。用酒将上述药材煮25分钟；过滤去渣，置放2日后取用。

【用法】每日2次，每次温服10~20毫升。

【功效】温通血脉。适用于肝脾不和、胁肋疼痛难忍等症。

【禁忌】阴虚火旺者忌服。

红花酒

【配方】红花 100 克，当归、赤芍、桂皮各 50 克，白酒 1000 毫升。

【制法】将上药干燥捣为粗末，装入白纱袋，与白酒共置于干净带盖的容器中，密封浸泡 10~15 日，开启过滤后即成。

【用法】每日 3~4 次，每次饮服 10~20 毫升，亦可外用涂擦跌打扭伤未破之患处。

【功效】活血祛瘀、温经通络。适用于跌打扭伤、经闭腹痛等症。

【禁忌】孕妇忌服。

【附记】引自《中药制汇编》。

麻根消肿酒

【配方】大麻（根和叶）1500 克，白酒 100 毫升。

【制法】将大麻根和叶洗净切细，捣绞取汁，每次饮服取药汁和白酒各 10 毫升，拌匀即成。

【用法】每服 1 剂，温热饮。

【功效】消肿止痛。适用于跌打损伤、红肿疼痛等症。

枳壳秦艽酒

【配方】炒枳壳、丹参、续断各 15 克，秦艽（去苗）、独活、肉苁蓉各 15 克，松叶 50 克，白酒 1250 毫升。

【制法】将枳壳、秦艽、独活、肉苁蓉、丹参、续断、松叶加工粉碎，装入纱布袋扎好，放入白酒中，密封浸泡 7 日后即成。

【用法】不拘时，每次温饮 10 毫升。

【功效】理气宽中、行滞消胀。适用于治疗吹风瘙痒、皮中如虫行之状等症。

杜仲丹参酒

【配方】杜仲、丹参各 25 克，川芎 16 克，白酒 750 毫升。

【制法】将杜仲（去粗皮）、丹参、川芎加工粉碎，放入白酒中，密封浸泡 5 日后即成。

【用法】随量温饮。

【功效】补肝益肾。适用于肾虚感寒、瘀血阻滞所致的腰痛患者。

参蛇酒

【配方】丹参 50 克，白花蛇（剪碎）10 ~ 25 克，白酒 1250 毫升。

【制法】将丹参、白花蛇放入高度白酒中，密封浸泡 7 日后即成。

【用法】每日临睡前饮服 10 ~ 20 毫升。

【功效】祛风、活络、化瘀。适用于游走性关节疼痛等症。若饮此酒数日后关节疼痛加剧者，则不宜饮用。

没药蛋白酒

【配方】没药 16 克，鸡蛋 3 枚，黄酒 500 毫升。

【制法】将鸡蛋去黄留白，在蛋清中投入没药，再将黄酒加热，二者混合拌匀即成。

【用法】不拘时，随量温饮。

【功效】活血化瘀。适用于摔跌受伤、筋骨疼痛等症。

黑芝麻生姜酒

【配方】黑芝麻（炒）50 克，薏苡仁（炒）25 克，生姜、地黄各 3 克，白酒 1000 毫升。

【制法】将上药加工粉碎，拌匀，装入纱布袋扎好，放入白酒中，密封，春夏季浸泡 5 日，秋冬季浸泡 7 日，即成。

【用法】每日 1 次，每次临睡前空腹温饮 20 毫升。

【功效】祛风除湿。适用于风湿痹痛、脚膝乏力、痉挛急痛等症。

土鳖虫酒

【配方】土鳖虫 7 只，白酒 30 毫升。

【制法】将土鳖虫用瓦片焙干，放入白酒中，浸泡 1 昼夜后去渣即成。

【用法】每日 1 剂，分 3 次饮尽。

【功效】破瘀血、续筋骨。适用于治疗闪腰挫伤等症。

【禁忌】孕妇忌用。

乌蛇浸酒

【配方】活乌梢蛇 1 条，白酒 5000 毫升。

【制法】将活乌梢蛇刷去尘土，放入白酒中，密封浸泡 7 日后即成。

【用法】每日2次，每次温饮5～10毫升。

【功效】祛风活络、止痉。适用于关节红肿、疼痛、屈伸不利，甚至脚肿、头眩、气短，以及产后、病后之贫血等症。

白花蛇酒

【配方】白花蛇1条，白酒500毫升。

【制法】将白花蛇放入白酒中，密封浸泡10日后即成。

【用法】适量饮服。

【功效】祛风湿、起瘫痪、定抽筋、疗惊痫。适用于风湿疥癣、骨节疼痛、半身不遂、口眼歪斜、肌肉麻痹、破伤风、小儿惊风等症。

金钱白花蛇酒

【配方】金钱白花蛇1条，白酒1000毫升。

【制法】将金钱白花蛇躯干剪断，放入白酒中，密封浸泡7日后即成。

【用法】每晚临睡前饮服10～30毫升。

【功效】祛风、活络、通瘀。适用于游走性关节疼痛等症。

【禁忌】血虚风热及结核性关节炎忌用。

黑豆酒

【配方】黑豆125克，黄酒1000毫升。

【制法】将黑豆用文火炒焦，倒入黄酒装入瓶中，密封浸泡7日后去渣即成。

【用法】每日3次，每次饮服30毫升。

【功效】破血祛风、补肾利水、止痛。适用于男子中风口歪、阴毒腹痛及小便尿血；妇人产后一切中风诸病、腰痛、口噤不开等症。

韭菜酒

【配方】韭菜（或韭菜根）30克，黄酒100毫升。

【制法】将韭菜（或韭菜根）洗净切碎，放入黄酒中煮沸即成。

【用法】每日1～2次，每次温热饮服50毫升。

【功效】行气活血。适用于急性闪挫性扭伤所致的心滞血阻、心痛及赤痢等症。

南藤酒

【配方】石楠藤 30 克，白酒 500 毫升。

【制法】将石楠藤洗净切碎，放入白酒中，密封浸泡 10 日后去渣即成。

【用法】每日 2 次，每次饮服 10 毫升。宜冬季饮用。

【功效】祛风湿、通经络、温腰脚、止痛。适用于风寒湿痹、筋骨疼痛、腰痛、手术后疼痛等症。

桑枝酒

【配方】桑枝、糯米、酒曲各适量。

【制法】将连皮桑枝若干洗净切细，加入清水 4000 毫升，煮取 2000 毫升，再用桑枝汁和洗净的糯米 2000 克煮成糯米饭，加上酒曲适量，酿制成酒。

【用法】每日饮服 50 毫升。

【功效】祛风通络。适用于治疗水肿和腹泻。

木瓜竹叶酒

【配方】淡竹叶、木瓜各 30 克，白酒 500 毫升。

【制法】将淡竹叶洗净，每个叶片剪成 2 ~ 3 片，与木瓜一起装入纱布袋扎好，放入白酒中，密封浸泡 3 日即成。

【用法】每日 2 次，每次饮服 20 毫升。

【功效】祛风热、畅心神。适用于风湿热痹、关节热痛、心烦、尿黄赤等症。

松叶酒

【配方】新鲜松叶 50 克，米酒（或糯米、酒曲）500 毫升。

【制法】①将新鲜松叶捣烂，装入纱布袋扎好，连汁放入 500 毫升米酒中，密封浸泡 2 日后，再近火煨一宿即成。②用松叶汁煮糯米饭，加酒曲，酿制成酒即成。

【用法】按前法，饮量较大，初

饮 250 毫升，还可逐步加大，头面汗出即止。按后法，随量而饮即可。

【功效】祛风活血、燥湿止痛。适用于风痹脚气、关节疼痛、中风口眼歪斜等症。

榕树叶酒

【配方】榕树叶 9 ~ 15 克，黄酒 500 毫升。

【制法】将鲜榕树叶洗净，焙干，研末，放入黄酒中，密封，浸泡 3 日后去渣即成。

【用法】每日 2 次，每次饮服 10 毫升。

【功效】活血散瘀、解热利湿。适用于风寒入络、湿热痹阻所致的跌打损伤等症。

爬山虎叶酒

【配方】新鲜爬山虎叶 100 克，活雄螃蟹 2 只，活土鳖虫 4 只，白酒 500 毫升。

【制法】将新鲜爬山虎叶洗净切碎，活雄螃蟹、活土鳖虫放入白酒中，密封浸泡 7 日后即成。

【用法】每日早晚各饮 10 ~ 20 毫升。

【功效】破瘀血、续筋骨、活血祛湿。适用于风寒入络、湿热痹阻所致的风湿性关节炎等症。

【禁忌】孕妇忌服。

五加皮千年健酒

【配方】千年健、五加皮各 15 克，白酒 500 毫升。

【制法】将千年健、五加皮研碎，放入白酒中，密封，每日振摇 1 ~ 2 次，浸泡 7 日后去渣即成。

【用法】每日 2 次，每次饮服 20 毫升。

【功效】祛风湿、健筋骨。适用于风寒入络、湿热痹阻所致的风湿痹痛、筋骨无力等症。

寻骨风酒

【配方】寻骨风 200 克，白酒 750 毫升。

【制法】将寻骨风加工粗碎，放入白酒中，密封，每日振摇 1 次，浸泡 7 日后去渣即成。

【用法】每日 3 次，每次空腹温饮 10 ~ 15 毫升。

【功效】祛风通络。适用于风寒入络、湿热痹阻所致的风湿痹痛、肢体麻木、筋脉拘挛等症。

红花威灵仙酒

【配方】威灵仙 200 克，红花适量，白酒 1000 毫升。

【制法】将威灵仙捣碎，与红花一起放入白酒中，密封浸泡 1 个月后去渣即成。

【用法】每日 2 次，每次饮服 15 毫升。

【功效】祛风湿、通经络、止痹痛。适用于慢性风湿性关节炎等症。

桑寄生酒

【配方】桑寄生 10 克，白酒适量。

【制法】将桑寄生研成细末，以白酒适量调匀，即成。

【用法】每日 1 次。

【功效】祛湿通络。适用于腰腿疼痛、疲倦乏力等症。

乌蛇黄芪酒

【配方】乌蛇肉 90 克，炙黄芪 60 克，当归 40 克，桂枝 30 克，白芍 25 克，白酒 3000 毫升。

【制法】将上药切碎，放入白酒中，密封，隔水蒸煮 1 小时取出，浸泡 7 日后去渣即成。

【用法】每日 3 次，每次饮服 20 毫升。

【功效】补气活血、祛风通络。适用于半身不遂、肌肉消瘦、肢体麻木等症。

独活黑豆酒

【配方】独活 50 克，黑豆 30 克，白酒 250 毫升。

【制法】将独活研碎，放入白酒中，煮至 100 毫升，再将黑豆炒香后，将药酒浇淋于热豆中，密封，稍冷后去渣即成。

【用法】每日 3 次，每次温热饮服 20 毫升。

【功效】祛风胜湿、活血止痛。适用于风寒湿痹、腰膝酸痛、手足拘挛等症。

狗脊当归丹参酒

【配方】狗脊 40 克，丹参 30 克，当归、黄芪各 35 克，防风 25 克，白酒 1500 毫升。

【制法】将上药切碎，置于干净瓶中，加入白酒，加盖密封，置阴凉干燥处，隔日摇动几次，经 10 ~ 15 日即可开封澄清取饮。

【用法】每日早晚各饮 10 ~ 15 毫升，或不拘时随意少量饮服。

【功效】益肝肾、祛风湿、通经络。适用于肝肾气血亏虚、兼夹风湿所致的形怯恶风，四肢、关节游走疼痛，屈伸不利，手足麻木或痉挛作痛，肢体酸胀，容易感受风寒等症。

鹿骨芍药酒

【配方】酥制鹿骨、芍药各 60 克，黄羊角屑 30 克，白酒 1000 毫升。

【制法】将酥制鹿骨、黄羊角屑、芍药装入纱布袋内，扎紧口，放入酒罐内浸泡 10 日即成。

【用法】每日 2 次，每次饮服 10

毫升。

【功效】益肾强骨、祛风止痛。适用于肾气不足、风邪内侵所致的腰臂胫骨痛等症。

山楂龙眼大枣酒

【配方】山楂片、桂圆肉各 250 克，大枣、红糖各 30 克，米酒 1000 毫升。

【制法】将山楂片、桂圆肉、大枣、红糖浸入米酒中，密封储存，每日摇动 1 次，10 日后即成。

【用法】每晚睡前饮服 30 ~ 60 毫升。

【功效】活血化瘀、顺气止痛、安神补脾。适用于老年人腰酸腿痛及因劳累过度引起的全身酸软无力、肌肉关节疼痛、头晕眼花等症。

【禁忌】有实热便秘者忌用。

天麻酒

【配方】天麻 72 克，丹参 48 克，杜仲、淫羊藿各 16 克，制首乌 36 克，黄芪 12 克，白酒 2000 毫升。

【制法】将上药切成小块，与白

酒一起置于容器中，密封，浸泡15日以上即成。

【用法】每日早晚各饮服25～50毫升。

【功效】补益肝肾、祛风活血、清利头目。适用于脑动脉硬化伴供血不足、冠心病、偏头痛、头晕目眩、耳鸣、老年性高血压、高脂血症等症。

活血养心酒

【配方】丹参60克，白酒500～1000毫升。

【制法】将丹参切薄片，装入布袋置于容器中，加入白酒，密封，浸泡15日后去药袋即成。

【用法】每日2次，每次饮服15～20毫升。

【功效】调经顺脉。适用于气血阻滞所致的心绞痛、妇女月经不调、血栓性脉管炎。

元药灵脂酒

【配方】五灵脂（沙炒）、延胡索、没药（炒）各30克，白酒500毫升。

【制法】将前3味药共研细末，待用；或研粗末，置于容器中加入白酒，密封，浸泡14日后过滤去渣即成。

【用法】每日2次。散剂，每次6克，用白酒（温）15～20毫升送服；酒剂，每次15～20毫升。

【功效】活血化瘀、通络止痛。适用于气血阻滞所致的心绞痛。

复方丹参酒

【配方】丹参50克，延胡索25克，韭菜汁15毫升，白酒500毫升。

【制法】将丹参、延胡索切成薄片，置于容器中，加入白酒和韭菜汁，密封，浸泡7日后过滤去渣即成。

【用法】每日2次，每次饮服15～30毫升。

【功效】活血化瘀、理气止痛。适用于心绞痛。

复方丹参三七酒

【配方】丹参50克，三七30克，冰片2克，白酒1000毫升。

【制法】将丹参、三七粉碎成粗粉，装纱布袋，扎口，白酒浸泡。14

日后取出药，压榨取液。将榨取的药液与药酒混合，再加入冰片，搅拌均匀，待其溶解后静置，过滤即成。

【用法】每日 3 次，每次 5 毫升。

【功效】活血化瘀、行气止痛。适用于气滞血瘀、胸中憋闷、心痛气短等症。

灵芝丹参酒

【配方】灵芝 30 克，丹参、三七各 5 克，白酒 500 毫升。

【用法】将灵芝、丹参、三七切碎，置于容器中，加入白酒，密封，每日振摇数次，浸泡 15 日后过滤去渣即成。

【用法】每日 2 次，每次饮服 20 ~ 30 毫升。

【功效】益精神、治虚弱、活血止痛。适用于冠心病、神经衰弱等症。

冠心活络酒

【配方】当归、冬虫夏草各 18 克，人参、红花、川芎、橘络、薤白各 15 克，白糖 150 克，白酒 1000 毫升。

【制法】将上药研成粗末，装入纱布袋扎口，白酒浸泡，15 日后过滤去渣，滤液中溶入白糖备用。

【用法】每日 1 次，每次饮服 10 毫升。

【功效】益气活血、通络宣痹。适用于冠心病（气虚血瘀型），以及心胸隐痛、胸闷气短、动则喘息、心悸心慌。

双参山楂酒

【配方】人参 6 克（或党参 15 克），丹参、山楂各 30 克，白酒 500 毫升。

【用法】将人参（或党参）、丹参、山楂研成粗末，装纱布袋，扎口，白酒浸泡，15 日后过滤，去渣，留液即成。

【用法】每日 2 ~ 3 次，每次饮服 10 ~ 15 毫升。

【功效】益气活血、通脉止痛。适用于冠心病、气虚血瘀型胸痹症。

黑豆鸡白酒

【配方】黑豆 500 克，鸡屎白 200

克，白酒 2000 毫升。

【制法】将白酒置于容器中，再将黑豆、鸡屎白共炒令烟出，乘热投入酒中，密封，浸泡2天，过滤去渣即成。

【用法】徐徐灌服，以效为度。

【功效】活血祛风、温经通窍。适用于中风口噤。

独活寄生酒

【配方】独活、白芍、牛膝、党参、秦艽各30克，防风、桑寄生、川芎各20克，生地黄、杜仲、当归各50克，甘草、肉桂各15克，细辛12克，白酒1500毫升。

【制法】将上药捣碎置净瓶中，以白酒浸之，密封7日后开启，去渣即成。

【用法】每日2次，每次饮服10 ~ 20毫升。

【功效】益肝肾、补气血、祛风湿、止痹痛。适用于肢体疼痛或麻木、腰膝酸痛、阴雨天加重、畏寒喜暖、心悸气短等症。

第五章　养肝滋肾常用药酒

寄生九菊泡酒方

【配方】鲜石菖蒲、鲜木瓜、九月菊各 20 克，桑寄生 30 克，小茴香 10 克，白酒 1500 毫升。

【制法】以上药捣碎，用细纱布袋装好，扎紧口，留一段线。将白酒装入瓶中，将药袋悬于白酒中，封紧口，常摇动几次，经 10 ~ 15 日开封取饮即成。

【用法】每日早晨温饮 15 ~ 20 毫升。

【功效】补肾养肝、清心开窍、散寒祛湿。适用于肝肾精血不足所致的头目眩晕、耳鸣耳聋、下肢酸痛、痿软无力、眼花昏暗、怕冷恶风，以及腓肠肌挛急作痛等症。

独活羌活酒

【配方】羌活、独活、川芎各 30 克，火麻仁 50 克，黑豆 80 克，白酒 1500 毫升。

【制法】将上药捣碎（其中黑豆炒熟），共装入干净瓶中，加入白酒，加盖密封，置阴凉干燥处，常摇动几次，经 10 ~ 15 日开封澄清取饮即成。

【用法】每日早晚各温饮 10 ~ 15 毫升。

【功效】益肝肾、祛风湿、止痉挛。适用于肝肾阴精亏虚所致的肩背、腰膝、关节酸痛，颈项强直不舒，或中风不语，语言不利症。

杜仲木瓜酒

【配方】杜仲 100 克，木瓜 60 克，白酒 1000 毫升。

【制法】将杜仲切碎，装入酒瓶，加入白酒密封，置阴凉干燥处，常摇动几次，经 10 日后开封澄清取饮即成。

【用法】每日早晚各饮服 10 ~ 15 毫升。或不拘时随意饮服，以不醉为度。

【功效】补肝肾、强腰膝。适用于

肝肾精血亏虚、阳气不足所致的腰膝酸痛、下肢痿软、肢体麻木酸胀等症。

菊杞调元酒

【配方】菊花、枸杞子各90克，巴戟天100克，肉苁蓉80克，白酒2500毫升。

【制法】将上药研为粗末，用纱布袋装好，扎紧口置于干净瓶中，加入白酒，加盖密封，放置阴凉干燥处，经常摇动数次，经10日，再加入凉开水1000毫升搅匀，澄清取饮即成。

【用法】每日早晚各温饮10～15毫升。

【功效】补元气、温肝阳、益精血。适用于肝阳不足、元气亏虚所致的形寒怕冷、四肢不温、形体消瘦、眼花目暗、视物模糊、迎风流泪等症。

天麻酒

【配方】天麻80克，白酒1000毫升。

【制法】将天麻切成均匀薄片，装入干净瓶中，加入白酒，加盖密封，置阴凉干燥处，常摇动几次，经

7～10日后开封即成。

【用法】每日早晚各温饮10～15毫升。

【功效】平肝息风、通络止痛。适用于肝风内动所致的肢体麻木、头晕目眩、偏正抽搐样头痛等症。

复方牛膝酒

【配方】牛膝120克，杜仲、生地黄、石斛、丹参各60克，白酒1500毫升。

【制法】将上药捣碎，装入干净瓶中，加入白酒，加盖密封，置阴凉干燥处，常摇动几次，经10～15日即可开封，澄清即成。

【用法】每日早中晚饭前各温饮10～15毫升。

【功效】补肝强骨、活血通络。适用于肝肾阴精亏虚、血行不畅所致的腰膝酸痛、转侧艰难、筋骨疼痛、痿软无力、关节隐痛、屈伸不利等症。

鸡头桑葚酒

【配方】桑葚5000克，鸡头参500克，大米3000克，酒曲适量。

【制法】将桑葚、鲜鸡头参捣汁煮

过，将米煮半熟沥干，与桑葚汁拌和，蒸煮后下酒曲适量搅拌和匀，装入瓷坛内；将瓷坛放在周围盛有棉花或稻草的箱子里发酵，根据季节气温不同，直发酵到味甜可口时，取出食用。

【用法】食用时，每次 4 汤匙，用开水冲服，或置锅中加入清水适量煮食。

【功效】补肝肾、明耳目、抗衰老。适用于肝肾不足所致的耳鸣耳聋、视物昏花等衰老征象。

菊花当归酒

【配方】菊花 2000 克，生地黄 1000 克，当归、枸杞子各 500 克，大米 3000 克，酒曲适量。

【制法】将菊花、当归、生地黄、枸杞子入锅中，加入清水煎汁，用纱布过滤待用；将大米煮半熟沥干，和药汁混匀蒸熟，再拌适量酒曲，装入瓦坛中，四周用棉花或稻草保温发酵，直到味甜即成。

【用法】每日 2 次，每次 3 汤匙，用开水冲服。

【功效】养肝肾、利头目、抗早衰。适用于肝肾不足所致的头痛、头

晕、耳鸣目眩、手足震颤等症。

五精酒

【配方】黄精、白术各 2000 克，天冬 1500 克，松叶 3000 克，枸杞子 2500 克。

【制法】将上药放入锅中，加入清水 1.5 升煮 1 日，去渣。以汁渍曲如家酿法，酒熟取清即成。

【用法】每日早晚各饮服 15 ~ 20 毫升。

【功效】补精髓、养肝脾。适用于素体虚弱多病、精液稀冷、早衰发白、齿摇欲落、面色无华、食少纳呆、胸胁胀闷、腰膝酸软等症。

杞香熟地黄酒

【配方】熟地黄 250 克，沉香 3 克，枸杞子 120 克，白酒 300 毫升。

【制法】将上药置干净容器中，用酒浸泡，封口，10 日后即成。

【用法】每日早晚各饮服 15 ~ 20 毫升。

【功效】益肝生精止痛。适用于睾丸疼痛但不剧烈、眩晕耳鸣、腰痛

酸软、形体消瘦、五心烦热、盗汗、遗精、舌红少苔、脉细数等症。

地黄何首乌酒

【配方】生地黄 400 克，何首乌 500 克，黄米 2500 克，酒曲 100 克。

【制法】将生地黄、何首乌煮取浓汁，黄米洗净煮（蒸）熟，候稍冷，加入药汁和酒曲适量，密封，置保温处，春夏季约需 5 日，秋冬季约需 7 日，开封，中有绿汁，为原汁真精，宜先饮之，其余乃去渣滤汁，即成。

【用法】每日 3 次，每次饮服 10 ~ 20 毫升。

【功效】适用于阴虚骨蒸、烦热口渴、阴津耗伤、须发早白、热性出血症、肝肾精血亏损的遗精、带下、腰膝酸软、肌肤粗糙、体力虚弱、生殖力低下等症。

枸杞女贞酒

【配方】枸杞子、女贞子各 250 克，米酒 1500 毫升。

【制法】将枸杞子、女贞子去除杂质，装碗中，用少许米酒浸透，隔

水蒸 30 分钟，取出摊凉，然后装入酒器，灌装米酒，密封浸泡 10 日即成。

【用法】每日 2~3 次，每次 30~50 毫升。

【功效】补肾益精、养肝明目。适用于身体虚弱、肝肾阴虚、腰酸耳鸣、头昏眼花、须发早白，以及妇人产后失血等症。

枸杞麦冬酒

【配方】枸杞子 50 克，麦冬 30 克，杜仲 15 克，菊花 10 克，白酒 1500 毫升。

【制法】将上药研碎，置于坛内，加入白酒，密封置阴凉处，隔日晃动 2 次，3 周后即成。

【用法】每日早晚各 15 毫升，饭前饮。

【功效】补肾益精、养肝明目。适用于腰背疼痛、阳痿遗精、足膝酸软、头晕目眩、视物模糊等症。

党参茱萸酒

【配方】党参、补骨脂各 50 克，山茱萸、山药各 45 克，茯苓 40 克，

益智仁、川芎各24克，菊花、五味子各20克，大枣50枚，白酒1000毫升。

【制法】将上药研成粗粉，用纱布包缝，浸于酒中，密封月余后即成。

【用法】每日晚间饮1杯。

【功效】养血安神、补肝明目。

枸杞菊花酒

【配方】枸杞子500克，菊花20克，麦冬100克，酒曲250克，糯米7500克。

【制法】将枸杞子、菊花、麦冬捣烂，连汁和酒曲、糯米如常法酿酒。酒熟除去糟，收储即成。

【用法】每日早晚各1次，每次饭前饮1～2小杯。

【功效】补肾益精、养肝明目、止泪。适用于虚劳精衰、阳痿遗精、肾虚消渴、腰背疼痛、足膝酸软、头晕目眩、视物模糊、迎风流泪、肺燥咳嗽等症。

菊花酒

【配方】菊花500克，生地黄、当归、枸杞子各200克，糯米1000克，酒曲适量。

【制法】将上药加入清水5000毫升，煎取浓汁。糯米水浸，沥干，蒸熟候冷，置于容器中，再加入药汁、酒曲（先研末），搅匀密封，置保温处令发酵，7日后酒熟即成。

【用法】每日2次，每次饮服20～30毫升。

【功效】滋阴平肝、养血祛风。适用于眩晕、头风、耳鸣、耳聋、痿痹等症，有消百病之功。

第六章　美容养颜常用药酒

桃花白芷酒

【配方】桃花 250 克，白芷 30 克，白酒 1000 毫升。

【制法】农历三月初三或清明前后，采集东南方向枝条上花苞初放及开放不久的桃花，与白芷同浸于酒中，容器密封，1 个月后即成。

【用法】每日早晚或晚上饮酒 1 ~ 2 盅，同时倒少许酒于掌中，双手对擦。待手发热后，来回擦面部患处，一般使用 30 ~ 60 日后，面部黑斑可消失，面色变红润光泽。

【功效】活血通络、润肤祛斑。适用于面色晦暗、黄褐斑或妊娠产后面黯等症。

【禁忌】孕妇乳母患者只可外用，忌内服。

商陆天冬酒

【配方】商陆（色白者）、天冬各 250 克，米酒 2000 毫升。

【制法】将商陆、天冬加工成粗末，放入瓷坛内，加米酒密封浸泡 5~7 日，启封，滤去药渣，澄清装瓶，即成。

【用法】每日 2 次，每次饮服 10 ~ 20 毫升。

【功效】利水消肿散结、养阴生津、润泽肌肤。适用于瘢痕。

【禁忌】商陆有毒，煎服限量 5 ~ 10 克，不得过量。

槟榔露酒

【配方】槟榔、桂皮各 20 克，青皮、玫瑰花各 10 克，砂仁 5 克，冰糖适量，黄酒 1500 毫升。

【制法】将上药（除冰糖外）共制为粉末，装入纱布袋，置于容器中，加入黄酒密封，再隔水煮 30 分钟，待冷，埋入土中 3 日以去火毒。取出过滤去渣，加入冰糖即成。

【用法】每日 2 次，每次饮服 10 ~ 20 毫升。

【功效】疏肝解郁、活血祛斑。

适用于肝气郁滞所致的黄褐斑。

【禁忌】孕妇忌服。

杏仁酒

【配方】杏仁 50 克，白酒 100 毫升。

【制法】将杏仁酒浸、脱皮捣烂，用袋盛，加酒密闭浸泡 7 日后即成。

【用法】取药袋拭面。

【功效】润肤祛斑。适用于面墨暗黑、颜色粗陋、皮厚状丑等症。

人参枸杞子酒

【配方】人参 6 克，枸杞子、冰糖各 100 克，熟地黄 30 克，白酒 2000 毫升。

【制法】将人参、枸杞子、熟地黄与白酒一同置于干净带盖的容器内，密封浸泡 15 日，然后用适量清水将冰糖加热溶化炼至黄色，待凉后加入酒中搅匀即成。

【用法】每日早晚各 1 次，每次饮服 15~30 毫升。

【功效】益气补血、安神。适用于病后体虚、精神萎靡、面色不华、贫血、倦怠乏力、神经衰弱等症。

【禁忌】人参不宜与茶同服，反黎芦，同服中毒。

【附记】引自《中国药膳学》。

驻颜酒

【配方】柚子 2 个，生地黄、芍药、当归各 40 克，蜂蜜 50 毫升，白酒 4000 毫升。

【制法】将柚子洗净，去皮切碎为末，生地黄、芍药、当归共捣为粗末，置于干净带盖的容器中，加入白酒和蜂蜜密封，浸泡 90 日后去渣即成。

【用法】每日 1~2 次，每次饮服 20~40 毫升。

【功效】养血驻颜。适用于皮肤色素沉着、面部痤疮等症。

【禁忌】肾功能不全或者高钾血症患者忌服。

【附记】引自《滇南本草》。

双仁酒

【配方】核桃仁、小红枣各 60 克，甜杏仁、酥油各 30 克，白蜜 80

克，白酒 1500 毫升。

【制法】先将核桃仁、红枣捣碎，杏仁泡去皮尖，煮四五沸，晒干并捣碎，后以蜜、酥油溶开入酒中，随将 3 味药入酒内，浸泡 7 日后即成。

【用法】每日早晚空腹饮用，每次饮服 10 ~ 20 毫升。

【功效】滋补肺肾、补益脾胃、滑润肌肤、悦泽容颜。适用于面色憔悴、未老先衰、皮肤粗糙等症。

核桃肉红枣酒

【配方】核桃肉、小红枣、白蜜各 120 克，甜杏仁 30 克，酥油 50 克，白酒 2000 毫升。

【制法】将核桃肉、红枣、杏仁拍碎，置于酒坛中；将酥油用锅置火上加热，加入白蜜，待熔化后煮沸 3 ~ 5 分钟，趁热过滤 1 遍，倒入酒坛内，将白酒倒入酒坛，加盖密封，每日振动数下，浸泡 14 日即成。

【用法】每日 1 次，早晨饮服 15~20 毫升。

【功效】补肾益气、健脾和胃、润肺利肠、泽肌肤、润容颜。适用于

调补气血、颐养容颜、润肠通便等。

桃仁酒

【配方】桃仁 100 克，50 度白酒 500 毫升。

【制法】将桃仁捣碎，装入纱布袋，置于容器中，加入白酒，密封，隔水加热 2 小时取出，又浸泡 10 ~ 15 日后，过滤去渣，取其滤汁，贮瓶即成。

【用法】每日 2 次，每次饮服 20~30 毫升。

【功效】活血润肤、悦颜色。适用于皮肤粗糙、老化等。

白术酒

【配方】白术 180 克，糯米 2500 克，酒曲适量。

【制法】将白术洗净，轧碎，加入清水 1000 毫升煎煮，压滤去渣，药汁冷置数宿；将糯米蒸煮，待熟后，摊凉，以药汁、酒曲拌匀，装坛中，放置于温暖处发酵 7 日，压榨去渣，过滤后装瓶即成。

【用法】随意饮服。

【功效】益气养血、生发更齿，

使面部光泽，除病延年。

人参山药酒

【配方】白人参、怀山药、白术各20克，白酒500毫升。

【制法】将白人参、怀山药、白术加工粗碎，装入布袋，置于容器中，加入白酒，盖好，以文火煮百沸，取下待冷，密封，浸泡3～5日后，过滤去渣，即成。

【用法】每日9次，每次空腹温服10~15毫升。

【功效】补元气、健脾胃。适用于久病体虚、脾胃虚弱、面色不华、倦怠乏力、食欲缺乏等症。

人参麦冬酒

【配方】人参、熟地黄、生地黄、麦门冬各30克，天冬、云茯苓各20克，白酒1500毫升。

【制法】将上药共制为粗末，置于容器中，加入白酒，密封，浸泡3日后，再置炉火上，先文火后武火，煮至酒色变黑为度，待冷，埋入土里3日，取出，过滤去渣即成。

【用法】每日2次，每次空腹饮服10~20毫升。或随量饮服，以不醉为度。

【功效】悦容颜、增精神、壮气力、滋阴补虚。适用于毛枯发白、面容憔悴、精神不振、腰膝酸困等症。

【附记】引自《普济方》。

天冬商陆酒

【配方】黍米150克，小麦500克，天冬50克，商陆100克，酒曲适量。

【制法】将小麦磨粉；天冬、商陆捣碎；与黍米共煮熟，加入酒曲，合酿酒，30日后绞去渣，存酒即成。

【用法】每日1~2次，随量饮服。

【功效】益神智、聪耳目、除面纹、消瘢痕。

鸡蛋美容酒

【配方】鸡蛋3枚，白酒500毫升。

【制法】将鸡蛋敲破，混入白酒中，密封，浸泡28日后即成。

【用法】取此酒涂面，每日早晚各服适量。

【功效】美容。适用于面色无华、

憔悴。

猪膏姜汁酒

【配方】猪膏 100 克，生姜汁 10 ~ 20 毫升，50 度白酒 500 毫升。

【制法】将猪膏与生姜汁混合，置于容器中，用慢火煎至猪膏溶化，再加入白酒混合均匀，过滤，取滤汁，贮瓶备用。

【用法】每日早晨、中午和晚上临睡前各 1 次，每次空腹温饮 10~30 毫升。

【功效】开胃健脾、温中通便。适用于头晕目眩、两肋胀满、疼痛、大便不利、毛发枯黄、面色无华、口淡无味等症。

当归白术酒

【配方】全当归、五加皮、白术各 25 克，川芎 10 克，人参、生地黄各 15 克，炒白芍 18 克，炙甘草、云茯苓各 20 克，红枣、核桃肉各 35 克，白酒 1500 毫升。

【制法】将上药共研细粒，装入布袋，置于容器中，加入白酒浸泡，盖严，隔水加热煮 1 小时后，取下待

冷，密封，埋入土中 5 日去除火毒，取出静置 7 日，过滤去渣，即成。

【用法】每日 3 次，每次温服 10~15 毫升。

【功效】补气和血、调脾胃、悦颜色。适用于气血两虚、面黄肌瘦、食欲不振、精神萎靡等症。

地黄菊花酒

【配方】生地黄、菊花、当归各 30 克，牛膝 15 克，红砂糖 200 克，食醋适量，烧酒、糯米甜酒各 500 毫升。

【制法】以食醋将红砂糖调匀，一同加入酒内，将其余药物一同装入纱布袋中，扎口，浸泡酒中，密封 7 日后取用。

【用法】不拘时，随量饮服。勿醉。

【功效】补肝肾、益阴血。适用于老年人精血亏损、容颜憔悴。

【附记】引自《经验良方全集》。

玫瑰酒

【配方】玫瑰花 50 克，红糖适

量，黄酒 500 毫升。

【制法】将玫瑰花置于容器中，加入清水洗净，然后沥干，加入黄酒，密封，浸泡 3~6 日，取出药酒，溶入红糖即成。

【用法】每日早晚各 1 次，每次饮服 30~50 毫升。

【功效】疏肝解郁、活血散瘀、和血养颜。适用于月经不调及肝郁气滞导致的皮肤粗糙等症。

旱莲酒

【配方】墨旱莲 30 克，女贞子 30 克，何首乌 45 克，茯苓 24 克，白酒 1000 毫升。

【制法】将上药上锅蒸 20 分钟后取出，入酒中浸 3 周即成。

【用法】每晨起饮 1 杯。

【功效】滋补肝肾、养血养发。适用于肝肾两虚所致的头发干枯不荣、面色不华等症。

首乌金樱酒

【配方】牛膝、女贞子、墨旱莲各 40 克，何首乌、地黄、桑葚、桑

叶、黑芝麻、菟丝子各 20 克，金樱子、补骨脂各 15 克，稀莶草 10 克，金银花 50 克，白酒 3000 毫升。

【制法】将上药研成粗粉，装入纱布袋，浸酒中 3 个月后即成。

【用法】每晨起饮 1 杯。

【功效】补肝益肾、强筋壮骨、乌须乌发。适用于肝肾两虚所致的头发干枯不荣、面色不华等症。

四补酒

【配方】柏子仁、何首乌、肉苁蓉、牛膝各 15 克，白酒 500 毫升。

【制法】将柏子仁、何首乌、肉苁蓉、牛膝捣碎，置于容器中，加入白酒，密封，每日振摇 1 次，浸泡 20 日后过滤去渣即成。

【用法】每日 2 次，每次饮服 10 ~ 20 毫升。

【功效】益气血、补五脏、悦颜色。适用于气血不足、面色无华、心慌气短等症。

参术酒

【配方】党参、炙甘草、大枣各

30 克，炒白术、白茯苓各 40 克，生姜 20 克，黄酒 1000 毫升。

【制法】将上药共研为粗末，置于容器中，加入黄酒，密封，浸泡 5 ~ 7 日过滤去渣即成。

【用法】每日 2 次，每次饮服 15 ~ 30 毫升。

【功效】益气健脾。适用于脾胃气虚、食少便溏、面色萎黄、四肢乏力等症。

枸杞肉桂酒

【配方】地骨皮（枸杞根）500 克，地黄、干姜、商陆根、泽泻、蜀椒、肉桂各 100 克，酒曲适量。

【制法】将枸杞根切碎，以清水煮一昼夜，取汁 10 升，渍曲酿之，如家酿法，酒熟取清液。后 6 味药，共研末，装入布袋，入酒中，密封，埋入地下 3 尺，经 20 日后，取出，开封，其酒当赤如金色。

【用法】每日晨起空腹饮服 30 ~ 50 毫升。

【功效】滋肾助阳、温阳利水、灭瘢痕、除百病。

龙眼和气酒

【配方】桂圆肉 250 克，枸杞子 120 克，当归、菊花各 30 克，白酒 3500 毫升。

【制法】将上药装入布袋，置于容器中，加入白酒，密封，浸泡 30 日后过滤去渣即成。

【用法】每日 2 次，每次饮服 10 ~ 15 毫升。

【功效】养血润肤、滋补肝肾。适用于身体虚弱，皮肤粗糙、老化等症。

【禁忌】身体强壮、内热甚者忌服。

白鸽滋养酒

【配方】白鸽 1 只，血竭 30 克，黄酒 1000 毫升。

【制法】将白鸽去毛及肠杂，洗净，纳血竭（研末）于鸽腹内，以针线缝合，入砂锅中，倒入黄酒，煮数沸令熟，候温即成。

【用法】每日 2 次，每次饮服 15 毫升，鸽肉分 2 次食之。

【功效】活血行瘀、补血养颜。

适用于血瘀所致的面目黑暗、骨蒸潮热、盗汗、颧红、肤糙肌瘦、月经涩少等症。

桃仁朱砂酒

【配方】桃仁100克，朱砂10克，白酒500毫升。

【制法】先将桃仁烫浸去皮尖，炒黄研末，置于容器中，加入白酒，密封，煮沸，冷后加入朱砂（先研细），搅匀，静置经宿，过滤去渣即成。

【用法】每日2次，每次温服10～15毫升。

【功效】活血安神。适用于心悸怔忡、面色无华、筋脉挛急疼痛等症。

酸枣葡萄酒

【配方】火麻仁240克，酸枣仁、黄芪、天冬、茯苓、水牛角、五加皮各90克，防风、独活、肉桂各60克，牛膝、干葡萄各150克，白酒4500毫升。

【制法】将上药研成粗末，装入纱布袋，置于酒坛中，加入白酒，密封浸泡5~7日，滤去药渣，澄清，装瓶即成。

【用法】每日2次，每次饮服10～20毫升。

【功效】润五脏、泽肌肤。适用于肌肤粗糙、心神不安等症，并能治疗脚气。

第七章　减肥瘦身常用药酒

地黄麻仁酒

【配方】鲜地黄汁500毫升，火麻仁、杏仁各500克，糯米2500克，酒曲750克。

【制法】将火麻仁去除杂质，捣碎；杏仁以清水浸泡24小时，去皮、尖、晒干，以文火炒黄，捣烂如泥。糯米以清水淘洗干净，取米泔水与火麻仁末、杏仁末和成泥。糯米加入清水煮成稀米饭，待温度降至32℃左右时，与火麻仁和杏仁的泥末及酒曲混合，拌匀，置于坛内，密封储存。20日后加入地黄汁（无须搅拌），仍密封储存，过60日后压去酒糟，滤取酒液，装瓶即成。

【用法】每日2次，每次饮服10～20毫升。

【功效】清热凉血、润肠通便、轻身减肥。适用于肥胖、贫血、须发早白、肺虚久咳、体虚早衰等症。

白术酒

【配方】白术500克，白酒1500毫升。

【制法】将白术切片，置于容器中，加入白酒，密封后置阴凉处。每日摇动1次，2周后即成。

【用法】每日2次，每次饮服10～20毫升。

【功效】理中焦，去湿减肥。适用于身材肥胖属脾虚湿滞者。

山药酒

【配方】山药500克，莲肉150克，冰片0.2克，白酒2000毫升。

【制法】将上药置于容器中，加入白酒，密封浸泡7日后即成。

【用法】每日2次，每次饮服10～20毫升。

【功效】平补中焦、降脂减肥。适用于肥胖症。

减肥酒

【配方】莲子、莲藕、荷花、白术各 200 克，白酒 1000 毫升。

【制法】将上药洗净置于容器中，加入白酒，密封浸泡 7 日即成。

【用法】每日 2 次，每次饮服 10 ~ 20 毫升。

【功效】健脾、降脂减肥。适用于肥胖症。

酥梨葡萄酒

【配方】红葡萄酒 500 毫升（酒的颜色越紫红越好），酥梨 2 个，肉桂半支（约 50 克），丁香 10 克（肉桂条和丁香在中药店就能买到）。

【制法】将梨削皮，肉桂条切成细条状。削好的梨切成两半，去蒂，再用小汤匙挖出。所有原料放入锅中，倒入红葡萄酒，加热至红葡萄酒沸腾即可。

【用法】佐餐食用。

【功效】适用于高脂血症、肥胖症。

第八章 乌须黑发常用药酒

当归首乌酒

【配方】当归、枸杞子、生地黄、人参、莲子心、桑葚子、何首乌各12克，五加皮6克，黑大豆25克，槐角子3克，没食子1对，旱莲草9克，五加皮酒1500毫升。

【制法】将上药碾碎，装纱布袋中，扎紧口，放入酒中密封浸泡1个月，每隔2~3日摇振1次。取出药袋，过滤，即成。药渣压滤后可以晒干，研细末，制成丸药如黄豆大小，备用。

【用法】每日2次，每次随量饮服，并可送服丸药，每次5克。

【功效】养血益肾、乌须黑发。适用于肝肾不足、气血虚弱所致的腰酸乏力、头晕耳鸣、须发早白等症。

首乌三豆酒

【配方】何首乌200克，黑大豆500克，蚕豆、赤小豆、糯米各250克，蜂蜜200毫升，酒曲适量。

【制法】将上药烘干、粉碎，加蜂蜜和成面团，蒸熟，密封，置阴凉干燥处，常规酿酒，酒熟后去糟留液。

【用法】每次饮服30毫升（2小盅）。

【功效】补肾滋阴、益气养血。适用于各类白发。

【附记】民间验方。

人参玉竹酒

【配方】人参20克，当归、玉竹、黄精、制何首乌、枸杞子各30克，黄酒1500毫升。

【制法】将上药置于容器中，加入黄酒，密封浸泡7日后去渣即成。

【用法】每日2次，每次饮服20毫升。

【功效】润肤乌发、健身益寿。适用于容颜憔悴、面色不华、身体羸弱、皮肤毛发干燥，甚至须发枯槁等症。

枸杞麻仁酒

【配方】枸杞子 500 克，生地黄、胡麻仁各 300 克，火麻仁 150 克，糯米 1500 克，酒曲 120 克。

【制法】将枸杞子拍碎，置于砂锅中，加入清水 3000 毫升，煎至 2000 毫升，倒入坛中待冷；将糯米蒸熟；生地黄、酒曲捣为末，胡麻仁、火麻仁蒸熟捣烂，共入坛中，拌匀。密封 14 日后去渣即成。

【用法】每日 3 次，每次适量饮之，以不醉为度。

【功效】滋肝肾、补精髓、润五脏、养血益气。适用于须发早白、虚羸黄瘦、食欲缺乏、中午腰膝酸软等症。

【附记】引自《药酒汇编》。

经验乌须酒

【配方】大枸杞子 200 克，生地黄汁 300 毫升，白酒 1500 毫升。

【制法】大枸杞子要每年 10 月采摘，红肥者佳，捣破，同酒盛于瓷器内，浸泡 21 日，开封，添生地黄汁搅匀，各以纸 3 层封其口，候至立春前 30 日开瓶即成。

【用法】每日 2 次，每次空腹温饮 20 ~ 30 毫升。

【功效】滋肝肾、乌须发、轻身健体。适用于须发早白。

【附记】引自《万病回春》。

首乌归地酒

【配方】何首乌 24 克，生地黄 16 克，当归、黑芝麻仁各 12 克，白酒 500 毫升。

【制法】将上药捣碎，装入布袋，置于容器中，加入白酒，隔水以文火煮数沸，取出待冷后，密封，浸泡 7 日后，过滤去渣，即成。

【用法】每日 2 次，每次饮服 20 毫升。

【功效】补肝肾、养精血、清热生津、乌发。适用于阴虚血枯、腰膝酸痛、遗精、带下、须发早白等症。

【禁忌】凡大便稀溏者忌服。

【附记】引自《药酒汇编》。验之临床，常服效佳。

七宝美髯酒

【配方】制首乌 100 克，茯苓 50 克，牛膝、当归各 25 克，枸杞子、菟丝子各 20 克，补骨脂 15 克，烧酒 1500 毫升。

【制法】将上药研为粗末，入纱布袋中，扎口，白酒浸泡。1 个月后取出药袋，压榨取液，将两液混合，静置，过滤即得。

【用法】每日早晚各 1 次，每次饮服 15 ~ 20 毫升。

【功效】补益肝肾、乌须黑发。适用于肝肾不足、须发早白、牙齿动摇、梦遗滑精、腰膝酸软、妇女带下、男性不育等症。

【附记】引自《医方集解》。本方是一副抗衰老、延年益寿的良方，久服效佳。

地膝酒

【配方】熟地黄、南五加皮、怀牛膝、酒曲各 200 克，糯米 2000 克。

【制法】将前 3 味药置于砂锅中，加入清水 5000 毫升，煎至 3000 毫升，待冷，倒入坛中；糯米蒸饭，待冷，细曲（先研细末）入坛中，拌匀，密封，置保温处，如常法酿酒。至 14 日后去渣即成。

【用法】每日 3 次，每次饮服 15 ~ 20 毫升。

【功效】滋肝肾、壮筋骨、乌须发、健身益寿。适用于容颜无华、须发早白、筋骨软弱、两足无力等症。

【附记】一方熟地黄用 400 克，糯米 2500 克，余同上。

首乌黑豆酒

【配方】制首乌 90 克，熟地黄、生地黄、天冬、麦冬各 45 克，枸杞子、牛膝、当归、女贞子各 30 克，黑豆（炒香）60 克，白酒 1500 毫升。

【制法】将上药捣碎或切薄片，装入布袋，置于容器中，加入白酒，密封浸泡 15 日后过滤去渣即成。

【用法】每日 2 次，每次饮服 20 毫升。

【功效】补肝益肾、生发乌发。适用于青年脱发和白发等症。

女贞子酒

【配方】女贞子90克，黄酒500毫升。

【制法】将女贞子加工粗碎，装入干净瓶中，加入黄酒，加盖密封，置阴凉干燥处。每日摇动数次，经7日后开封取饮即成。

【用法】每日早晚空腹各温饮20毫升。

【功效】滋阴补血、明目乌发、强筋壮骨。适用于肝肾阴虚所致的腰膝酸软、筋骨无力、头晕目眩、须发早白、头发枯脆、稀疏脱落、耳鸣耳聋、午后低热等症。

【禁忌】食少腹胀、胃脘冷痛溏泻者不宜服。

枸杞地黄酒

【配方】枸杞子60克，黑芝麻30克，（炒）生地黄汁80毫升，白酒1000毫升。

【制法】将枸杞子捣碎，与黑芝麻同置于容器中，加入白酒，密封，浸泡20日，再加入地黄汁，搅匀，密封，浸泡30日后，过滤去渣即成。

【用法】每日2次，每次空腹饮服20～30毫升。

【功效】滋阴养肝、乌须健身、凉血清热。适用于阴虚血热、头晕目眩、须发早白、口舌干燥等症。

黄精首乌杞子酒

【配方】黄精50克，制何首乌、枸杞子各30克，白酒1000毫升。

【制法】将黄精、制何首乌、枸杞子洗干净，装入浸酒瓶中，倒入白酒，加盖密封，放于阴凉干燥处，常摇动几次，经7～10日开封取饮即成。

【用法】每日早晚各饮服10～15毫升。

【功效】补益精血、乌须明目。适用于肝肾精血亏虚所致的头目眩晕、视物模糊、腰膝酸软、须发早白、心悸不宁、失眠多梦等症。

第九章　滋阴壮阳常用药酒

巴戟天酒

【配方】巴戟天、牛膝、石斛各18克，羌活、当归、生姜各27克，川椒2克，白酒1000毫升。

【制法】将上药捣细，置于干净的器皿中；倒入酒浸泡，密封，煮1小时；取下冷却，过滤后装瓶即成。

【用法】每次饮服15～20毫升，将酒温热服用，不拘时，常觉有酒力为好。

【功效】补阳温肾、活血通经、舒筋利关节。适用于腹部瘀结冷痛、折伤闪挫、腰膝痹痛、足痿无力、肢节不利、四肢拘挛、肾虚阳痿。

【附记】引自《圣济总录》。

助阳补阳酒

【配方】红参20克，鹿茸6克，白酒1000毫升。

【制法】将红参、鹿茸蒸软后，放入白酒中，加盖密封，浸泡15日即成。

【用法】每日2次，每次饮服10~20毫升。

【功效】补气壮阳。适用于老人冬季阳虚、畏寒、肢体不温等症。

鹿茸虫草酒

【配方】鹿茸10克，冬虫夏草45克，高粱酒800毫升。

【制法】将上药制成饮片，置于净瓶中，加入高粱酒密封，置阴凉处。经常晃动，10日后过滤即成。

【用法】每日1次，每次饮服20～30毫升。

【功效】温肾助阳、补益精血。适用于肾阳虚衰、精血亏损所致的腰膝酸软无力、畏寒肢冷、男子阳痿不育等症。

【附记】引自《河南省秘验单方集锦》。

期颐酒

【配方】红枣62克，仙茅、黑豆

各 30 克，肉苁蓉、菟丝子、淫羊藿各 24 克，当归、陈皮、金钗石斛、牛膝、枸杞子各 15 克，无灰好酒 2000 毫升，好白酒 5000 毫升。

【制法】将上药制成粗末，装入绢袋，浸于上述两种酒中，封闭容器，隔水加热 1.5 小时，然后取出，埋入土中 7 日，取出后即成。

【用法】适量饮用。

【功效】补肾阳、益精血。适用于年老肾阳不振、精血不足、腰酸无力、小便频数、耳鸣、视物昏花等症，偏于阳虚体质者，也可饮用。

【附记】引自《同寿录》。

五加核桃酒

【配方】五加皮 40 克，核桃肉、小红枣各 20 克，全当归 15 克，白芍 10 克，炙甘草 8 克，川芎 5 克，糯米酒 3000 毫升。

【制法】将上药切成薄片，装入绢袋内，放入瓦罐中，加入糯米酒，隔水加热约 1 小时后，取出埋净土中 5 日，然后取出静置 3 周，去渣即成。

【用法】每日 3 次，每次温饮 15 毫升。

【功效】补益气血。适用于气血两虚所致的面色不华、头晕目眩、心虚气短、腰膝酸软、月经量少色淡等症。

补气养血酒

【配方】补骨脂、熟地黄、生地黄、天冬、麦冬、人参、当归、川芎、白芍、云茯苓、柏子仁、砂仁、石菖蒲、远志各 30 克，木香 15 克，白酒 2000 毫升。

【制法】将上药捣碎，装入布袋，置于容器中，加入白酒，放火上煮沸，密封浸泡 5 日后过滤去渣，收贮即成。

【用法】不拘时，每次温饮 10 ~ 20 毫升。

【功效】补气血、理脾胃、安神定志。适用于心脾两虚所致的心悸眩晕、神疲乏力等症。

万寿药酒

【配方】当归 10 克，石菖蒲、郁金、五加皮、麦冬、陈皮、茯神各 5 克，红花、川牛膝各 3 克，大枣 50 克，白酒 1000 毫升。

【制法】将上药切成小片，用纱布袋扎好，放入白酒中，密封浸泡10日即成。或用火煮20分钟，停火，冷却，埋入土中数日，取出饮服即成。

【用法】每日2次，每次饮服20毫升或适量饮用。

【功效】补血活血、理气解郁、养心安神。适用于老年血虚、气血瘀滞所致的面色萎黄、筋骨酸痛、心悸多梦、胸闷胁痛等症。

茯神补酒

【配方】茯神、黄芪各55克，白术、酸枣仁、当归、远志各45克，人参30克，木香24克，炙甘草30克，桂圆肉40克，熟地黄50克，白酒1500毫升。

【制法】将上药装入纱布袋中，文火浓煎，煎至极浓时（约4小时许），连汤带药一起泡入酒中，密封1周即成。

【用法】每日早晚各饮1小杯。

【功效】补血养心、益气健脾。适用于面色萎黄、食少体倦、失眠、健忘、心悸，以及一切由于心脾两虚、气血不足所致的病证，或者是妇女崩漏后血虚及其他脾不统血之症。

牛膝强筋酒

【配方】生地黄、牛蒡根、黑豆、大麻仁各60克，薏苡仁、牛膝各50克，五加皮、防风、独活各30克，羚羊角屑（代）、海桐皮各20克，肉桂10克，低度白酒2000毫升。

【制法】将牛蒡根、肉桂分别去皮，将黑豆炒熟。将各味药共同捣碎，用布袋包裹好，置于干净的容器中，倒入白酒，将瓶口密封牢固，充分浸泡7日后即成。

【用法】每日饭前适量饮服。

【功效】舒筋活血、清热祛湿、止痛消肿。适用于肝肾亏虚所致的年老关节不适患者，可改善关节不利、步履艰难等症状。

强身酒

【配方】海狗肾1具，人参15克，怀山药30克，米酒1000毫升。

【制法】将海狗肾酥炙，烘干，同人参、山药加工捣碎，装入瓶中，加入米酒，加盖密封，置阴凉处，每日摇动数下，经 15 日后开封，静置澄明即成。

【用法】每日早晚各 1 次，每次饮服 10 ~ 15 毫升。

【功效】补肾壮阳、益气。适用于脾肾两虚所致的腰膝酸软、体倦无力、精神萎靡、面色无华、阳痿不举等症。

核桃酒

【配方】核桃肉 120 克，小茴香 20 克，杜仲、补骨脂各 60 克，白酒 2000 毫升。

【制法】将上药加工细碎，与白酒共置于干净带盖的容器中，密封浸泡 15 日即成。

【用法】每日早晚各 1 次，每次饮服 20~30 毫升。

【功效】温阳、补肾、固精。适用于肾阳虚弱，症见肢冷畏寒、腰膝酸软、阳痿、遗精、小便频数而清长。

【禁忌】阴虚火旺者忌服。

【附记】引自《寿世青编》。

麦冬柏子仁酒

【配方】麦冬 60 克，柏子仁、白茯苓、当归身、桂圆肉各 30 克，生地黄 45 克，低度白酒 5000 毫升。

【制法】将前 6 味切碎或捣碎，装入布袋，置于容器中，加入白酒，密封浸泡 7 日后即成。

【用法】每日 2 次，每次饮服 10~15 毫升。

【功效】补血滋阴、宁心安神。适用于阴血不足、心神失养所致的心烦、心悸、睡眠不安、精神疲倦、健忘等症。

雄鸡桂圆酒

【配方】雄鸡睾丸 4 对，桂圆肉 200 克，巴戟天 50 克，白酒 1000 毫升。

【制法】选用从刚开啼的公鸡身上取下的睾丸，蒸熟后剖开、晾干，与桂圆肉和巴戟天一同放入白酒中，密封浸泡 2 ~ 3 个月即成。

【用法】每日早晚 2 次，每次饮服 20 ~ 30 毫升。

【功效】温补肾阳、养心安神。

适用于阳虚畏寒、腰膝酸软、性欲低下、头晕目眩、心烦失眠、便溏泄泻、夜尿频数等症。

枸杞栀子酒

【配方】枸杞子120克，何首乌90克，麦冬、当归、补骨脂、怀牛膝各30克，肉苁蓉、神曲各40克，茯苓20克，栀子、红花各15克，冰糖150克，50度白酒2500毫升。

【制法】将前11味药加工成粗末或切薄片，装入纱布袋，置于容器中，加入白酒，密封，每日振摇1～2次。放置1个月后，过滤去渣，取其滤汁，再加入冰糖150克，搅拌，待其溶化后，贮瓶即成。

【用法】每日2次，每次饮服10～15毫升。

【功效】补肝肾、益精血。适用于腰膝酸软、头晕目眩、精神倦怠、健忘耳鸣、少寐多梦、自汗盗汗等症。

地黄牛蒡酒

【配方】生地黄、牛蒡根各100克，大豆200克（炒香），白酒2500毫升。

【制法】将生地黄、牛蒡根切片，与大豆一同装入布袋，置于容器中，加入白酒，密封浸泡5～7日后即成。

【用法】每日饮服2～3盅。

【功效】补肾通络。适用于老年人肾水不足、风热湿邪、寒滞经络、心烦、关节筋骨疼痛、日久不愈者。

禾花雀当归酒

【配方】禾花雀12只，当归、菟丝子、枸杞子各15克，桂圆肉20克，补骨脂9克，白酒1500毫升。

【制法】将禾花雀除去羽毛及内脏，用水冲洗净血迹，置炭火上烤干至有香味，与其余诸药、白酒共置于容器中，密封浸泡3～6个月即成。

【用法】每日早晚各1次，每次饮服20～50毫升。

【功效】滋补强壮、祛风湿、通经络。适用于年老体弱、腰膝酸痛、倦怠乏力、头晕目眩、风湿关节疼痛等症。

【附记】引自《广西药用动物》。

龟胶金樱酒

【配方】龟甲胶50克，金樱子、

党参、女贞子、枸杞子、当归、熟地黄各 30 克，白酒 2500 毫升。

【制法】将上药共研为粗末，装入布袋，扎口，置于容器中，加入白酒密封浸泡，15 ～ 30 日后，取液即成药酒，分装即成。

【用法】每日 2 次，每次饭后饮服 20 ～ 30 毫升。

【功效】滋补肝肾，益气养血。适用于头晕耳鸣、面色白、疲乏健忘、腰膝酸软、舌淡红、苔少、脉虚弱等症。

人参鹿茸酒

【配方】人参 30 克，鹿茸 20 克，50 度白酒 500 毫升。

【制法】将人参、鹿茸切成小片，置于容器中，加入白酒，密封，每日振摇 1 ～ 2 次，放置 1 个月后，过滤取汁即成。

【用法】每晚睡前饮服 20 ～ 50 毫升。

【功效】补气益血、活络祛湿、壮阳耐寒。适用于疲乏神倦、腰酸腿软、健忘、失眠等虚损症。

巴戟天牛膝酒

【配方】巴戟天 150 克，牛膝 75 克，枸杞根 70 克，麦冬、干地黄各 100 克，防风 45 克，白酒 1000 毫升。

【制法】将中药共研粗末，装入纱布袋中，扎口，置于酒中。浸泡 15 日，过滤，去渣即成。

【用法】温服，常令酒气相续，勿至醉吐。

【功效】强肝益肾、补虚兴阳。适用于虚劳羸弱、阳痿不举、五劳七伤、诸般百病；并可开胃下食下气。

丹砂人参酒

【配方】丹砂（细研后，用水飞过，另包）20 克，人参、白茯苓各 30 克，蜀椒（去目并闭口者，炒出汗）120 克，白酒 1000 毫升。

【制法】将上药除丹砂外，其余共捣为粗末，与丹砂同置于容器中，加入白酒密封，浸泡 5 ～ 7 日后，过滤去渣，即成。

【用法】每日 3 次，每次空腹温服 10 毫升，勿间断。

【功效】温补脾肾。适用于脾肾阳虚、下元虚冷、耳目昏花、面容苍白等症。

【附记】引自《百病中医药酒疗法》。

鹿血酒

【配方】新鲜鹿血100毫升，白酒500毫升。

【制法】将鹿血注入酒瓶中，加入白酒，充分搅拌均匀，封口，置于冰箱冷藏24小时，取上清酒液饮用。

【用法】每日2～3次，每次饮服10毫升。

【功效】补肾填精。适用于肾阳虚、精血亏所致的阳痿、腰膝酸软、畏寒腹痛、虚寒带下、崩漏等症。

淫羊藿木瓜酒

【配方】淫羊藿15克，川木瓜12克，甘草9克，白酒500毫升。

【制法】将淫羊藿、川木瓜、甘草切片，置于容器中，加入白酒，密封，浸泡7日后，过滤去渣即成。

【用法】每日3次，每次饮服

15～20毫升。

【功效】益肝肾、壮阳。适用于阳气不振、性功能减退等症。

【附记】引自《河南省秘验单方集锦》。

雪莲虫草酒

【配方】雪莲花100克，冬虫夏草50克，白酒1000毫升。

【制法】将雪莲花切碎，与冬虫夏草、白酒共置于容器中，密封浸泡15日后即成。

【用法】每日早晚各1次，每次饮服15毫升。

【功效】补虚壮阳。适用于性欲减退或阳痿，表现为阴茎萎弱不起、临房不举或举而不坚。

菟丝五味子酒

【配方】菟丝子、五味子各35克，白酒500毫升。

【制法】将菟丝子、五味子用细布袋包好，放于干净瓶中，倒入白酒，加盖密封，置阴凉干燥处，常摇动几次，经10~15日后即可开封取饮。

【用法】每日早晚各饮服 15 ~ 20 毫升。

【功效】补益肝肾、养心安神。适用于肝肾阴精亏虚所致的腰膝酸痛、咳喘气短、头晕眼花，多梦遗精、心悸不宁等症。

虫草枸杞酒

【配方】冬虫夏草 10 克，枸杞子 60 克，白酒 500 毫升。

【制法】将枸杞子、冬虫夏草洗净晾干，装入瓶内，加入白酒，封紧瓶口，每日振摇 1 次，半个月后开始饮用。

【用法】每日早晚各饮服 15 ~ 20 毫升。

【功效】补虚益精、驱寒助阳。适用于肾虚气喘，或咳嗽声低，或头晕目眩、腰膝酸软、遗精等症。

鹿鞭黄芪酒

【配方】鹿鞭 1 条，黄芪 50 克，白酒 1000 毫升。

【制法】将鹿鞭洗净，温水浸润，剖开，去掉内膜，切成细片，与黄芪

一起放入白酒中浸泡 1 个月即成。

【用法】每日早晚各饮服 15 ~ 20 毫升。

【功效】壮阳益精、健体抗衰。适用于肾阳不足、精血亏虚所致的咳嗽气短或气不接续、阳痿不举、精少不育等症。

锁阳韭籽酒

【配方】锁阳、韭菜籽各 80 克，白酒 1000 毫升。

【制法】将锁阳切碎，与韭菜籽共同装入干净瓶中，加入白酒，加盖密封，置阴凉干燥处，常摇动几次，经 7 ~ 10 日后即可开封取饮。

【用法】每日早晚各温服 15 ~ 20 毫升。

【功效】补肾壮阳。适用于肾阳亏虚所致的阳痿不举或举而不坚、腰膝酸软、滑精早泄等症。

附椒巴戟酒

【配方】巴戟天、菊花各 60 克，熟地黄 45 克，枸杞子、川椒各 30 克，制附子 20 克，白酒 1500 毫升。

【制法】将上药捣碎，置于干净瓶中，白酒浸泡，密封，5日后开取，弃药渣饮用。

【用法】每日早晚各空腹温饮10～20毫升。

【功效】温肾散寒、宣通气机。适用于肾阳亏虚所致的睾丸下坠疼痛，时痛时减，遇寒加剧；腰膝酸软；形寒肢冷，面色淡白；苔白，脉沉略迟。

种子酒

【配方】淫羊藿250克，核桃仁、熟地黄各120克，枸杞子、五加皮各60克，白酒2000毫升。

【制法】将上药去净灰渣，共捣为粗末，装入瓦坛内，倒入白酒，加盖封固，将瓦坛隔水加热蒸沸后，取出置阴凉干燥处，经常摇动几次，经10日后即可开封，澄清取饮。

【用法】每日早晚各温饮10～20毫升。

【功效】温肾阳、益精血。适用于肾阳亏虚、精血不足所致的男子腰膝酸软、阳痿不举、精少质稀而不育；妇女小腹不温、经少色淡、宫寒不孕

等症。

【禁忌】阴虚火旺者不宜饮服。

茴香酒

【配方】小茴香、桑螵蛸各30克，菟丝子20克，白酒500毫升。

【制法】将小茴香、桑螵蛸、菟丝子捣碎，装入布袋，置于容器中，加入白酒，密封，每日振摇数次，浸泡7日，过滤去渣即成。

【用法】每日2次，每次空腹饮服10～20毫升。

【功效】补肾、温阳、止遗。适用于遗尿兼有小腹不温、腰膝酸困等症。

壮阳酒

【配方】蛤蚧尾1对，海狗肾2只，肉苁蓉40克，菟丝子、狗脊、枸杞子、人参各20克，当归15克，山茱萸30克，白酒1000毫升。

【制法】先将海狗肾用酒浸透后切片，再将余药粉碎成粗粉，并装入纱布袋中，扎口，置于容器中，加白酒浸泡。14日后取出药袋，压榨取

液，再将药液与药酒混合，静置，过滤即得。

【用法】每日 1 ~ 2 次，每次饮服 10 ~ 20 毫升。

【功效】补肾填精、进补命门。适用于肾阳不足所致的阳痿早泄、梦遗滑精、畏寒肢冷、四肢无力、腰膝酸软。

【禁忌】阴虚阳亢者忌服。如缺海狗肾，可用黄狗肾代替。

蛤鞭酒

【配方】蛤蚧 1 对，狗鞭 1 具，沉香 4 克，巴戟天、肉苁蓉、枸杞子各 30 克，山茱萸 120 克，蜂蜜 100 毫升，白酒 2500 毫升。

【制法】先将蛤蚧去掉头足、粗碎，狗鞭酥炙、粗碎，余 5 味药研为粗末，与蛤蚧、狗鞭同入布袋，置于容器中，加入白酒，密封，每日振摇数次，浸泡 21 日后，过滤去渣，加入蜂蜜混匀即成。

【用法】每日 2 次，每次饮服 10 ~ 15 毫升。

【功效】补肾壮阳。适用于腰膝酸软、四肢不温、小腹发凉、行走无力、早泄、阳痿、精神萎靡、面色无华等症。

山药鹿茸酒

【配方】鹿茸 4 克，山药 30 克，白酒 500 毫升。

【制法】将鹿茸切成薄片，将山药捣碎，同置于干净瓶中，加入白酒，加盖密封，经常摇动数次，经 7 日后即成。

【用法】每日早晚各饮服 10 ~ 15 毫升。

【功效】补肾阳、益精血、强筋脊。适用于肾精亏虚所致的神疲乏力、腰膝酸冷、耳鸣眩晕、遗尿滑精、阳痿不举、精冷不育、女子白带量多、质冷清稀、宫寒不孕等症。

【禁忌】感冒发热及阴虚火旺者不宜服。

人参海马酒

【配方】海马 1 具，人参 15 克，山药 50 克，酒适量。

【制法】将海马洗净，用酒浸后

切片，加入人参、山药浸泡在白酒中，1个月后即成。

【用法】每日2次，每次饮服2匙。

【功效】壮肾阳，益精血。适用于肾阳亏损、精血不足之症。

仙茅淫羊酒

【配方】仙茅、淫羊藿各60克，白酒500毫升。

【制法】将仙茅、淫羊藿装入纱布袋中，置于酒坛内，加入白酒，盖上盖，密封，浸泡3日后饮用。

【用法】每晚睡前饮服10～15毫升。

【功效】补肾壮阳、强筋健骨、祛风除湿、止咳平喘。适用于肾精虚衰、阳痿、遗精、尿频、腰膝酸软、神疲体倦等症。

第十章 排毒祛邪降脂常用药酒

神效酒

【配方】人参、没药、当归尾各 30 克，甘草 10 克，栝蒌（炒）1 枚，黄酒 300 毫升。

【制法】将人参、没药、当归尾、甘草、栝蒌放入黄酒中，煎煮成 200 毫升，稍冷后即成。

【用法】每日 1 剂，分 4 次饮完。

【功效】托毒、散毒、消毒、活血。适用于一切疮疡痈疽等症。

大豆疗痈酒

【配方】大豆 1500 克，火麻仁 500 克，乌梢蛇 1 条（约 250 克），白酒 7500 毫升。

【制法】将大豆（拣小者）、火麻仁（研碎）、乌梢蛇（去头尾皮骨，捣碎）拌匀，入甑蒸熟，倒掉底汤，用好白酒浇淋，酒热再淋，共七八遍，去渣即成。

【用法】不拘时，随量饮之，常带酒气为好。

【功效】祛风解毒。适用于热毒风肿、痈疽、日夜热痛等症。

二圣酒

【配方】黑豆、皂角刺各 250 克，米酒 1000 毫升。

【制法】将黑豆、皂角刺（研碎）放入米酒中，用火煎煮至 250 毫升时，停火，稍冷后去渣即成。

【用法】适量饮用，汗出为度。

【功效】托毒排脓、活血消痈。适用于中风、昏厥不省人事、喉间痰涎壅盛等症。

五圣酒

【配方】大黄、甘草各 31 克，生姜、皂角刺、金银花各 63 克，栝蒌 1 枚，白酒 1000 毫升。

【制法】将大黄、生姜、皂角刺、金银花、栝蒌、甘草放入白酒中，煮沸片刻，稍冷后即成。

【用法】不拘时，适量饮用。

【功效】清热解毒，化腐生肌。适用于疔疮。

肘后疗疟酒

【配方】牛膝茎叶1把，米酒1500毫升。

【制法】将牛膝茎叶洗净，切碎，放入米酒中，密封浸泡一宿即成。

【用法】分3次服，每次饮服500毫升，使微有酒气。

【功效】适用于各种疟疾。

千金止痢酒

【配方】黄连190克，阿胶、鼠尾草、当归、干姜各90克，米酒3500毫升。

【制法】将黄连、阿胶、鼠尾草、当归、干姜放入米酒中，煮取1500毫升，去渣即成。

【用法】分3次饮完，每次饮服500毫升，温饮。

【功效】泻火解毒、清热燥湿、杀虫、滋阴润燥、补血、止血、祛痰、止咳、解毒。适用于下痢腹痛、肠滑不止等症。

连柏栀子酒

【配方】黄连15克，黄柏90克，栀子20枚，米酒1000毫升。

【制法】将黄连、黄柏、栀子放入米酒中，浸泡1宿，去渣，煮3沸，即成。

【用法】每日1剂，1次饮尽。

【功效】清热止血。适用于舌上出血、齿龈出血、便血等症。

附子独活酒

【配方】附子、独活各156克，白酒2500毫升。

【制法】将附子（炮裂，去皮、脐）、独活加工粉碎，放入白酒中，密封浸泡6日后即成。

【用法】饭前随量温饮。

【功效】适用于脚气、风毒湿痹、筋脉挛急疼痛等症。

【禁忌】阴虚火旺者忌用。

常山竹叶酒

【配方】常山苗1把，独头蒜7枚，淡竹叶2把，豆豉5克，炙鳖甲

90 克，白酒 1500 毫升。

【制法】将上药加工粉碎，加入白酒中，煎煮至 500 毫升，稍冷后即成。

【用法】寒热将发时，随酒量而饮，服过当大吐而愈。

【功效】适用于疟疾。

【禁忌】忌食苋菜、生葱、生菜。

常山甘草酒

【配方】常山 1 克，乌梅肉（生用）、甘草（生用）各 16 克，白酒 40 毫升。

【制法】将上药加工粉碎，放入白酒中，浸泡 1 宿，即成。

【用法】早晨去渣煎服 20 毫升，良久以筷子入喉中引痰，痰吐出即愈。

【功效】敛肺涩肠、生津、杀虫。适用于痰实疟疾反复发作、日久不愈。

常山黄连酒

【配方】常山、黄连各 30 克，白酒 750 毫升。

【制法】将常山、黄连加工粉碎，加入白酒中，密封浸泡 1 宿，即成。

【用法】将药酒 60 毫升煎煮至

沸，稍冷后，先服 30 毫升，临发前再服 30 毫升。

【功效】解毒截疟。适用于疟疾反复发作、久治（乃至 30 年）不愈的患者。

厚朴将军酒

【配方】厚朴 90 克，大黄 60 克，米酒 1000 毫升。

【制法】将上药切细，放入米酒中，煮取 500 毫升即成。体壮而酒量大者，大黄增至 125 克，用米酒 1500 毫升，煮取 1000 毫升即成。

【用法】500 毫升厚朴大黄酒需 1 次服完。

【功效】适用于因食滞及生肉停滞于胸膈中不化、吐之不出而形成的宿食团块。

苍术豉酒

【配方】苍术 50 克，豆豉 500 克，白酒 1000 毫升。

【制法】将豆豉三蒸三晒，放入白酒中，密封浸泡 3 日后，开封，再将苍术捣碎加入酒中，再密封浸泡 4

日后即成。

【用法】不拘时，随意徐徐而饮。

【功效】燥湿解毒。适用于风毒脚弱、麻木乏力、腿脚肿胀、呕吐不食、腹痛下痢、头痛发热等症。

海藻乌蛇酒

【配方】海藻 156 克，乌梢蛇 150克，白酒 3000 毫升。

【制法】将海藻洗去咸味，焙干，乌梢蛇用酒浸后去皮骨，炙至色黄，再将二药皆捣为细末，拌匀，装入纱布袋扎好，放入白酒中，密封浸泡月余后即成。

【用法】每日 2 次，每次饮服约10 毫升。

【功效】软坚化痰。适用于风毒所攻、绕颈项生瘰疬如累珠等症。

牛蒡桑葚酒

【配方】牛蒡子、牛膝、生地黄、枸杞子、干桑葚、火麻仁各 25 克，白酒 1500 毫升。

【制法】将以上 6 味药加工粉碎，装入纱布袋扎好，放入白酒中，密封，

春夏季浸泡 7 日、秋冬季浸泡 21 日即成。

【用法】每日 3 ~ 5 次，每次饮服 20 毫升，常令酒气相接即可。

【功效】滋阴解毒。适用于一切风症。

【禁忌】忌食生冷、毒滑动风之物。

硝黄酒

【配方】芒硝 10 克，大黄 30 克，白酒 100 毫升。

【制法】将芒硝、大黄捣碎，放入白酒中，煮取 50 毫升，去渣即成。

【用法】顿服。

【功效】消食、通便。适用于食积不化、腹部胀满等症。

藤花酒

【配方】忍冬藤、黄芪、甘草、天花粉各 16 克，黄酒 500 毫升。

【制法】将上药加工粉碎，装入纱布袋扎好，加入黄酒中，煎煮至 250 毫升，取出药袋即成。

【用法】每日 3 次，每次饮服 15 毫升，温热饮。

【功效】补虚托毒、理气活血。

适用于痈疽疮毒内附筋骨等症。

皂角刺酒

【配方】皂角刺 1500 克，米酒 5000 毫升。

【制法】将皂角刺去筋皮炙黄，研碎，装入纱布袋扎好，放入米酒中，煮沸，取出药袋即成。

【用法】每日 3 次，每次空腹饮服 500 毫升。

【功效】祛痰、开窍，外用亦能散结消肿。适用于水肿入腹妨碍饮食、咳嗽吐血、便血、胸胁支满等症。

茄叶酒

【配方】茄叶 20 克，黄酒 50 毫升。

【制法】将茄叶熏干研细，放入黄酒中，煮沸，稍冷后即成。

【用法】每日 2 次，每次温热饮 1 剂。

【功效】清热活血、消肿止痛。适用于血淋疼痛等症。

大豆酒

【配方】大豆 100 克，白酒 500 毫升。

【制法】将大豆 100 克洗净，加入清水煮至 250 毫升，去渣，加入白酒，煮至 500 毫升，稍冷后即成。

【用法】每日 3 次，每次饮服 20 毫升。

【功效】祛风活血、利水消肿。适用于水肿胀满、风毒脚气、黄疸水肿、风痹痉挛、痈肿疮毒等症。

芦根酒

【配方】芦根 250 克，黄酒 180 毫升。

【制法】将鲜芦根洗净切碎，加入清水和黄酒，煮取 60 毫升，去渣即成。

【用法】1 次顿服，温热饮。

【功效】解毒杀虫、利小便。适用于鱼蟹中毒等症。

牛蒡根酒

【配方】牛蒡根适量，白酒 500 毫升。

【制法】将牛蒡根洗净切片放入白酒中，密封浸泡 1 个月后即成。

【用法】适量饮用。

【功效】利腰脚。适用于风毒等症。

二瓜根酒

【配方】丝瓜根、甜瓜根各5条，黄酒500毫升。

【制法】将丝瓜根、甜瓜根捣烂，放入黄酒中，煮取250毫升，去渣，稍冷后即成。

【用法】每日3次，每次饮服20毫升。

【功效】清热利湿。适用于黄疸等症。

白杨枝酒

【配方】白杨枝1000克，白酒2500毫升。

【制法】将东南向的白杨树枝洗净，切碎，用水煮熬令黄，取出，浇上白酒，密封浸泡2日后即成。

【用法】每日3次，每次饮服20~30毫升。

【功效】治疗胸腹胀满坚硬如石、积年不愈者。

桃皮酒

【配方】桃皮500克，黏高粱米、酒曲各适量。

【制法】将桃皮煎汁，黏高粱米适量洗净煮熟，加桃水汁和酒曲适量酿制而成。

【用法】每日3次，每次温热饮服30毫升。饮酒量大者可适当增加，以体内有热为佳。

【功效】清热利尿。适用于水肿、小便不利等症。

【禁忌】忌食生冷和一切有毒性的食物。

艾蒿酒

【配方】艾蒿1把，糯米、酒曲各适量。

【制法】将艾蒿洗净切细，加入清水煮取浓汁，与之煮糯米饭，加酒曲适量酿制成酒。或将艾蒿加入清水、白酒各250毫升煮取400毫升亦可。

【用法】每次10毫升，温热饮，常令醺醺然。

【功效】温经止血、散寒止痛。适

用于大风癫病、身体面目俱有疮、恶汁自出的患者，亦可治疗诸鱼骨鲠在喉中。

远志酒

【配方】远志 10 克，白酒 500 毫升。

【制法】将远志研末放入白酒中，密封，每日振摇 1 次，浸泡 7 日后去渣即成。

【用法】每日 1 次，每次饮服 10～20 毫升。

【功效】安神益智、消肿止痛。适用于痈疽肿毒（特别是乳痈）、惊悸失眠、健忘等症。

麻仁酒

【配方】火麻仁 500 克，米酒 1000 毫升。

【制法】将火麻仁研细，装入纱布袋中扎好，加入米酒中，密封浸泡 7 日后即成。

【用法】每日 2 次，每次饮服 30 毫升。

【功效】润肠通便。适用于骨髓风毒疼痛、运动不便、肠胃风毒、燥

结不通、老年或产后津伤血虚、大便干结等症。

【禁忌】凡大便溏泄者忌用。

白菊花酒

【配方】白菊花 100 克，白酒 1000 毫升。

【制法】将白菊花装入纱布袋内扎好，放入白酒中，密封浸泡 7 日后即成。

【用法】每日 2～3 次，每次空腹饮服 15～20 毫升，常令酒气相续为佳。

【功效】清肝明目、疏风解毒。适用于头痛头晕、视物昏花、头发干落、心胸烦闷等症。

野菊花叶酒

【配方】野菊花叶 30 克，果酒 30 毫升。

【制法】将野菊花叶洗净捣烂取汁，加入果酒，拌匀即成。

【用法】每日 2 次，每次 1 剂。药渣可敷于患处。

【功效】清火解毒、通经活血。

适用于疮疖肿毒等症。

【禁忌】忌食葱、蒜等辛热发物。

茵陈酒

【配方】茵陈蒿 50 克，秫米酒 500 毫升。

【制法】先将茵陈蒿在砂锅内微炒至黄，泡入酒内，49 日后取出饮用。

【用法】每日 1 次，每次饮 1 小杯。

【功效】祛风湿、缓筋急。适用于风湿阻滞引起的筋骨挛急等症。

竹叶酒

【配方】竹叶 200 克，白酒 500 毫升。

【制法】将竹叶洗净，放入瓶中，加入白酒，密封浸泡半个月即可。

【用法】每日早晚各饮服 15 ~ 20 毫升。

【功效】清热除烦利小便。适用于热病伤津之烦渴或温热病初起，以及心经实火之尿赤、热淋、小便不利等症。

【禁忌】素体寒凉之人少饮。

桑菊连杏酒

【配方】桑叶、菊花、连翘、杏仁各 30 克，芦根 35 克，桔梗 20 克，薄荷、甘草各 10 克，糯米酒 1000 毫升。

【制法】将桑叶、菊花、连翘、杏仁、芦根、桔梗、薄荷、甘草加工研碎，装入纱布袋扎好，加入糯米酒中，密封浸泡 5 日后即成。

【用法】每日早晚各饮 15 毫升。

【功效】清热解毒。适用于风湿病初起，病位在上焦、发热不重、微恶风寒、咳嗽鼻塞、口微渴等症。

马齿苋酒

【配方】马齿苋 1500 克，黄酒 1250 毫升。

【制法】将马齿苋捣烂置于容器中，加入黄酒，密封浸泡 24 小时，过滤去渣即成。

【用法】每日 3 次，每次饭前服 10 ~ 15 毫升。如患者有饮酒习惯可每次服 15 ~ 30 毫升。

【功效】温肾补虚、活血化瘀。适用于肾结核、白带多等症。

二桑酒

【配方】桑白皮 100 克，桑葚 950 克，糯米 5000 克，酒曲适量。

【制法】将桑白皮切碎，加入清水 10 升煎至一半，再入桑葚同煮至 3500 毫升，糯米蒸饭，与药汁、酒曲（研末）拌匀，置于容器中，如常法酿酒。

【用法】每日 2 ~ 3 次，每次饮服 30 ~ 50 毫升，或适量饮服。

【功效】补虚泻实。适用于肝肾不足、水热交阻所致的水肿。

天星酒

【配方】满天星、鲜车前草各 20 克，黄酒、白糖适量。

【制法】将满天星、鲜车前草洗净，用布包好，放在淘米水内，榨出绿水与等量黄酒，加入白糖 20 ~ 30 克，待溶解后即成。

【用法】1 次顿服，未通再服。

【功效】清热利水、通利小便。适用于小便不利、热胀。

石韦酒

【配方】石韦、滑石、冬葵子、川金钱草、海金沙各 30 克，甘草、木通各 6 克，车前子、瞿麦、赤茯苓各 12 克，鸡内金 9 克（研细末冲），黄酒 1000 毫升。

【制法】将上药研为粗末，置于砂锅中，入黄酒以文火煎至 800 毫升，过滤去渣，冲入鸡内金，备用。

【用法】每日 1 剂，分 3 次服完。

【功效】清利湿热、排石通淋。适用于湿热内蕴所致的砂石淋。

金钱草酒

【配方】川金钱草 100 克，海金沙 30 克，黄酒 500 毫升。

【制法】将川金钱草、海金沙用黄酒以文火煎至 400 毫升，去渣，备用。

【用法】每日 1 剂，分 3 次服完。

【功效】清利湿热、排石通淋。适用于砂淋（输尿管、膀胱、尿道结石）。

核桃仁酒

【配方】核桃仁 200 克，生鸡内

金、滑石各 100 克，冰糖（或白糖）120 克，白酒 1000 毫升。

【制法】先将核桃仁、鸡内金放入香油（约 200 毫升）中炸酥，研末，连同药油、滑石、冰糖置于容器中，加入白酒，密封浸泡 3 ~ 5 日，开封取用。

【用法】每日 2 ~ 3 次，每次用川金钱草 50 克煎水冲服药酒 15 ~ 30 毫升。

【功效】清利通淋、润肠排石。适用于泌尿系结石。

猕猴桃酒

【配方】猕猴桃 250 克，白酒 1000 毫升。

【制法】将猕猴桃去皮，置于容器中，加入白酒，密封，每日振摇 1 次，浸泡 30 日后去渣备用。

【用法】每日 2 次，每次饮服 20 ~ 30 毫升。

【功效】清热养阴、利尿通淋。适用于热病烦渴、热壅反胃、尿涩、尿道结石、黄疸、痔疮等症。

海风藤酒

【配方】海风藤 30 克，白酒 500 毫升。

【制法】将海风藤洗净，切碎，置于容器中，加入白酒，密封浸泡 10 日后过滤去渣即成。

【用法】冬季服用。每日 2 次，每次饮服 10 ~ 15 毫升。

【功效】祛风除湿、抗衰老、强腰脚。适用于热淋、阴茎肿痛、手术后疼痛等症。

鸡眼草酒

【配方】鸡眼草 30 克，米酒 500 毫升。

【制法】将鸡眼草洗净，切碎，放入砂锅中，加入清水（适量）和米酒，煎沸后，改用文火煎取 500 毫升，去渣即成。

【用法】每日 2 次，每次饮服 20 ~ 40 毫升。

【功效】清热解毒、健脾利湿。适用于清热解毒利湿、热淋等症。

丝瓜酒

【配方】丝瓜根 5 条，黄酒 500 毫升。

【制法】将丝瓜根洗净，晾干，捣烂，置砂锅中，入黄酒煎煮减半，去渣，候温备用。或捣烂取汁，冲入黄酒中候温即成。

【用法】每日 3 次，每次饮服 20 毫升。

【功效】清热利湿。适用于黄疸、周身黄如染色等症。

茵陈栀子酒

【配方】茵陈 30 克，栀子 15 克，黄酒 500 毫升。

【制法】黄酒煎服。

【用法】每日 3 次，每日 1 剂。

【功效】清热利湿。适用于湿热黄疸（热重于湿）。

【禁忌】忌食油腻、湿面、豆腐及生冷之物。

灯芯草根酒

【配方】灯芯草根 120 克，黄酒 300 毫升。

【制法】将灯芯草根切碎，与黄酒入瓶中，隔水煮 1 ~ 2 小时，放置 1 宿，去渣取酒待用。

【用法】每日 3 次，每次空腹温饮 5 ~ 30 毫升。

【功效】清热利湿。适用于湿热黄疸。

第十一章　润肺化痰常用药酒

绿豆酒

【配方】绿豆、怀山药各 60 克，黄柏、牛膝、玄参、沙参、白芍、栀子、天冬、麦冬各 45 克，当归 36 克，甘草 9 克，白酒 4000 毫升。

【制法】将上药与白酒同置于干净带盖的容器中密封浸泡，每日振摇 1 次，14 日后即成。

【用法】每日早晚各 1 次，每次饮服 20 毫升。

【功效】养阴清火。适用于阴虚痰火诸疾，症见午后潮热、唇红口干、大便干结、烦热胸痛、痰块难以咳出。

【禁忌】阳虚、面色苍白、手足不温、容易出汗、大便稀烂、口淡无味、唇舌色淡者忌服。

【附记】引自《寿世青编》。

紫苏叶陈皮酒

【配方】紫苏叶 9 克，陈皮 12 克，白酒 120 毫升。

【制法】将紫苏叶、陈皮放入白酒中，用文火煮取 60 毫升，去渣即成。

【用法】每日 2 次，每次饮服 30 毫升，温热饮用。

【功效】散寒燥湿、理气化痰。适用于胸腹胀满、痰湿滞塞、气逆咳喘等症。

海蜇愈风酒

【配方】陈海蜇 375 克，黑豆、嫩桑叶、松叶各 125 克，米酒 3500 毫升。

【制法】将陈海蜇洗净拭干，晾至极燥，黑豆、嫩桑叶、松叶捣烂，一道放入米酒（陈酒）中，用火约煮半小时即成。

【用法】适量饮用。

【功效】补血益肺、滋阴化痰、解渴醒酒、止咳除烦。适用于中风后遗症。

杏仁桑白皮酒

【配方】桑白皮、杏仁各100克，米酒500毫升。

【制法】将桑白皮、杏仁洗净切碎，放入米酒中，密封，置阴凉处，每日振摇1~2次，浸泡7日后即成。

【用法】每日3次，每次饮服15~20毫升。

【功效】泻肺平喘。适用于肺热咳嗽痰多等症。

【禁忌】肺寒咳嗽者忌用。

侧柏叶酒

【配方】侧柏叶450克，黍米1500克，细曲150克。

【制法】将鲜侧柏叶捣碎，加入清水2000毫升煮取汁1000毫升；将黍米（黏黄米）洗净，用侧柏叶汁煮熟，稍冷后，加入细曲末拌匀，密封，置保温处，半个月开封，榨取酒，即成。

【用法】每日3次，适量饮用，治愈为度。

【功效】凉血止血、祛痰止咳。适用于肺结核等症。

【禁忌】如久服、多服可致头晕、恶心、胃部不适、食欲缺乏，还会偶有水肿、皮炎等过敏性反应。

雪梨酒

【配方】雪梨500克，白酒1000毫升。

【制法】先将雪梨洗净，去皮核，切小块，置于酒坛内，加入白酒，密封浸泡即成。

【用法】不拘时，随量（一般约30毫升）饮用。

【功效】生津润燥、清热化痰。适用于咳嗽、烦渴、痰热惊狂、噎嗝、便秘等症。

【禁忌】脾胃虚寒者忌服。

陈皮酒

【配方】陈皮30克，白酒300毫升。

【制法】将陈皮洗净、晾干，撕碎后置酒瓶中，加入白酒，盖好密封浸泡3~5日即成。

【用法】每日3次，每次饮服15~20毫升或随量饮用。

【功效】止咳化痰。适用于风寒咳嗽，痰多清稀色白。肺寒咳嗽亦宜。

【禁忌】阴虚内热、吐血者忌用。

红葵酒

【配方】龙葵4500克，千日红花2000克，60度白酒30升。

【制法】将龙葵、千日红花分置于酒中浸泡。各入白酒一半置于容器中，密封浸泡1个月后压碎过滤。再取上2味药浸酒的澄清液合并在一起，加入10%～15%的单糖浆，搅匀，分装瓶中，密封即成。

【用法】每日3次，每次饮服10～20毫升，或每晚服1次。

【功效】止咳平喘。适用于寒性喘息性支气管炎、支气管哮喘等症。

西洋参酒

【配方】西洋参30克，米酒500毫升。

【制法】将西洋参装入净瓶中，加入米酒，密封浸泡，7日后即成。

【用法】每日2次，每次饮服10～15毫升。

【功效】滋阴泻火、益气生津。适用于阴虚火旺、咳喘痰血；热病后气阴两伤、烦倦口渴、津液不足、口干舌燥、肺痨咳嗽、痰中带血。凡上症，气阴两虚所致者尤宜。

第十二章　壮腰强筋骨常用药酒

首乌酒

【配方】制首乌、生地黄各 40 克，白酒 1000 毫升。

【制法】将制首乌焖软，用铜刀将两药切成小片，与白酒同置于干净带盖的容器中，密封浸泡 15 日即成。

【用法】每日早晚各 1 次，每次饮服 15~30 毫升。

【功效】补肝肾、强筋骨。适用于腰膝酸软、头晕目眩、恍惚健忘、遗精、须发早白。

【禁忌】大便溏泄者忌服。饮酒期间，忌食猪血。

【附记】引自《中国药膳学》。

仙茅酒

【配方】仙茅、淫羊藿、南五加皮各 120 克，白酒 4000 毫升。

【制法】将仙茅、淫羊藿、南五加皮切成小片装入纱布袋，与白酒共置于干净带盖的容器内，密封浸泡 21 日后即成。

【用法】每日早晚各 1 次，每次饮服 20~30 毫升。

【功效】益精壮阳、强筋健骨。适用于男子元阳虚损，症见阳痿、滑精、男子不育、肢冷畏寒、腰膝酸软、下肢痿弱、短气乏力。

【禁忌】阴虚火旺者忌服。

【附记】引自《万病回春》。

地黄血藤酒

【配方】熟地黄、枸杞子、鸡血藤、何首乌、当归各 60 克，白酒 2500 毫升。

【制法】将上药用纱布包好，置于干净带盖的容器中，加入白酒，密封，14 日后开封，去掉药袋，澄清备用。

【用法】每日 3 次，每次空腹饮服 10~20 毫升。

【功效】补肝肾、养精血。适用于腰膝酸软、体倦无力、精神不振等症。

【禁忌】孕妇忌服。

【附记】民间验方。

羊肾桂圆酒

【配方】羊肾 1 对,仙茅、沙苑子、桂圆肉、薏苡仁、淫羊藿各 30 克,白酒 2000 毫升。

【制法】将羊肾洗净,切碎,其余 5 味捣碎,置于容器中,添加白酒,文火加热 30 分钟,候冷,每日振摇 1～2 次,密封浸泡 7 日,去渣留液。

【用法】每日 2 次,每次饮服 10～25 毫升。

【功效】补肾壮阳、祛风除湿。适用于中老年人肾阳虚衰、腰膝酸冷、少腹不温、行走乏力、精神恍惚、食欲不振、阳痿不育、精冷清稀。

【附记】引自《新编经验方》。

川断黑豆酒

【配方】黑豆 60 克,桑寄生、续断各 30 克,黄酒 600 毫升。

【制法】将黑豆炒香,桑寄生、续断加工粉碎,放入黄酒中,密封,浸泡 7 日后去渣即成。

【用法】每日 2 次,每次饮服 15 毫升。

【功效】补肝肾、强筋骨、壮腰膝。适用于腰腿疼痛等症。

鹿骨枸杞酒

【配方】鹿骨 50 克,枸杞子 15 克,白酒 500 毫升。

【制法】将鹿骨、枸杞子加工粉碎,放入白酒中,密封,隔日振摇数次,浸泡半个月后去渣即成。

【用法】每日 2 次,每次饮服 10～15 毫升。

【功效】补虚赢、壮肾阳、强筋骨。适用于虚劳赢弱、腰膝酸困、筋骨冷痹、行走乏力、阳痿等症。

鹿骨酒

【配方】鹿骨 100 克,枸杞子 30 克,白酒 1500 毫升。

【制法】将鹿骨捣碎,枸杞子拍破,置于干净瓶中,加入白酒,加盖密封,置阴凉干燥处,隔日摇动数次,经 14 日后静置澄清即可取饮。

【用法】每日早晚各饮服 10 ~ 15 毫升。

【功效】补肾气、强筋骨。适用于肾气亏虚所致的形体消瘦、怯弱怕冷、腰膝酸冷、四肢不温、麻痹冷痛、筋骨痿软、足不任身、足跟疼痛、行走无力、阳痿不举、头晕眼花、视物模糊等症。

【禁忌】筋骨关节局部红、肿、热、痛及性欲亢进者均不宜服。

黑芝麻薏苡仁酒

【配方】黑芝麻 100 克，薏苡仁 30 克，生地黄 250 克，白酒 1000 毫升。

【制法】将上药装入生绢袋，与白酒共置于容器中，密封、浸泡 5 日即成。

【用法】每日早晚饭后饮 1 杯（20 ~ 30 毫升）。

【功效】强筋益骨、逐散风湿。适用于腿脚不利、痉挛急、骨失养、肝肾不足等症。

杜仲核桃酒

【配方】核桃仁 120 克，杜仲 60 克，小茴香 30 克，白酒 2000 毫升。

【制法】将上药粗加工粉碎，用细纱布袋盛，扎紧口备用；将白酒倒入净瓷器中，放入药袋，加盖密封，置阴凉处；隔日摇动数次，1 个月后开封，去掉药袋，再用细纱布过滤一遍，储入净瓶中即成。

【用法】每日早晚各空腹饮服 20 ~ 25 毫升。

【功效】补肾强腰。适用于腰膝酸痛、四肢无力、面色苍白、身体乏倦等症。

【禁忌】阴虚火旺者忌服。

第十三章　温里散寒常用药酒

五加皮酒一方

【配方】五加皮 150 克，当归 100 克，地榆 30 克，川牛膝 60 克，酒曲 200 克，糯米 5500 克。

【制法】五加皮煎汁，和酒曲、糯米如常法酿成酒，再把当归、川牛膝、地榆浸酒中煮数百沸，置密闭容器中浸泡 15 日即可。过滤去渣，装瓶即成。

【用法】每日 3 次，每次饮服 15~20 毫升。

【功效】祛风化湿、强筋通络、壮筋骨、填精髓。适用于风湿痿痹、湿邪偏盛、下肢瘦弱、脚气水肿、腰膝酸痛、骨节拘挛、皮水肿满、小便不利等症。

【禁忌】阴虚火旺者不宜用。

【附记】引自《本草纲目》。

风豆羌活酒

【配方】羌活、防风各 40 克，黑豆 80 克，白酒 500 毫升。

【制法】将上药共研为粗末，用酒浸，置火上稍沸即可，去渣，晾温即成。

【用法】每日早晚各 1 次，每次饮服 10~20 毫升。

【功效】祛风定痛。适用于体虚感冒、排汗障碍、身痛等症。

【禁忌】阴亏血虚、阴虚头痛者慎用。

【附记】引自《太平圣惠方》。

松花酒

【配方】松花粉 100 克，陈酒 1000 毫升。

【制法】松花粉除去杂质，蒸熟，将松花粉用绢包裹，与酒同置于干净带盖的容器中，密封浸泡 10 日即成。

【用法】每日早晚各 1 次，每次温服 20 毫升。

【功效】祛风益气、润肺养心。适用于体质虚弱、头晕目眩、中虚胃痛、皮肤时作麻木不适者。

【禁忌】少吃辛辣刺激性食物。

【附记】引自《鸡鸣录》。

干姜酒

【配方】干姜末 20 克，清酒 600 毫升。

【制法】酒温热，姜末投入酒中即成。

【用法】频服，立愈。

【功效】温中散寒。适用于老人冷气逆心痛结、举动不得等症。

川椒酒

【配方】川椒 96 克（去目并合口者），无灰酒 5000 毫升。

【制法】川椒以生绢袋盛装，浸入酒中 3 日即成。

【用法】随个人酒量饮。

【功效】温中补气。适用于虚冷短气之症。

陈皮酒

【配方】陈皮 50 克，白酒 500 毫升。

【制法】将陈皮浸入白酒内 7 日即成。

【用法】每日 2 ~ 3 次，每次饮 1 小杯。

【功效】行气健脾、散寒。适用于脾胃虚寒、脾虚气滞、脘腹胀满、纳呆食少、腹冷呕逆、消化不良等症。

草果酒

【配方】草果仁 10 克，白酒 250 毫升。

【制法】将草果仁浸入酒中，7 日即成。

【用法】适量饮。

【功效】温中散寒、化积消食。适用于食积不消、脘腹胀痛、嗳腐厌食等症。

蜜膏酒

【配方】蜂蜜、饴糖各 250 克，生姜汁、生百部汁各 125 毫升，枣肉（捣泥）、杏仁（捣泥）各 75 克，橘皮末 60 克。

【制法】杏仁加入清水 1000 毫升，煮取减半，去渣，将其余各味药入内，文火熬，取 1000 毫升。

【用法】每次用温酒调服 2 勺，细细咽，每日 3 次。

【功效】疏风散寒、止咳平喘。适用于肺气虚寒、风寒所伤、语声嘶塞、咳嗽上气、喘嗽及寒郁热邪、喑哑等症。

橘红酒

【配方】橘红 50 克，白酒 500 毫升。

【制法】将橘红浸入酒中，密封浸泡 1 周即成。

【用法】每日临睡前饮 1 小杯。

【功效】化痰止嗽、理气散寒。适用于肺脾不和、湿痰久蕴、喘嗽久疾，或中老年人遇风寒容易咳嗽等症。

吴茱萸肉桂酒

【配方】吴茱萸 15 克，肉桂 3 克，白酒 120 毫升。

【制法】将吴茱萸、肉桂用白酒煮至 60 毫升，去渣，待用。

【用法】每日 1 剂，分 2 次温服。

【功效】温中散寒。适用于突发心绞痛、呕吐身冷等症。

桂姜酒

【配方】肉桂 10 克，干姜 20 克，白酒 200 毫升。

【制法】将肉桂、干姜切薄片，置于容器中，加入白酒，密封，浸泡 5 ~ 10 日过滤去渣，备用。

【用法】每日 2 次，每次饮服 15 ~ 20 毫升。

【功效】散寒止痛。适用于心绞痛（寒凝所致者）。

独活杜仲酒

【配方】炒杜仲 6 克，独活、当归、川芎、熟地黄各 3 克，丹参 7 克，米酒 500 毫升。

【制法】将独活（去芦）、炒杜仲、当归（切，焙）、川芎、熟地黄（焙）及丹参加工粉碎，装入纱布袋扎好，放入米酒中，密封，隔水煮 3 ~ 4 小时（或浸泡 7 日），取出药袋即成。

【用法】不拘时，每次温热饮服 20 毫升。

【功效】祛风、散寒、利湿。适用于腰脚冷痹、麻木疼痛等症。

【附记】因为此酒性温和，补养与治病兼顾，年老体弱者尤宜饮用。

荆芥豉酒

【配方】豆豉 250 克，荆芥 10 克，黄酒 250 毫升。

【制法】将豆豉和荆芥与黄酒同煎 5～7 沸，过滤去渣，收储即成。

【用法】随量温饮。

【功效】疏风散寒、解表除烦。适用于风热感冒。

葱豉酒

【配方】葱白 3 根，豆豉 15 克，白酒 300 毫升。

【制法】将葱白、豆豉与白酒同煎至半，过滤去渣，即成。

【用法】每日 1 剂，分早、晚两次温服。

【功效】宣通卫气、发散风寒。适用于外感风寒初起、恶寒发热、无汗、头痛、鼻塞、身痛而烦、脉浮紧，兼治冷痢腹痛、呕吐、泄泻。

【禁忌】避风寒，忌生冷食物。

加味葱豉酒

【配方】荆芥 6 克，葱白 30 克，淡豆豉 15 克，黄酒 200 毫升。

【制法】将上药和黄酒再加入清水 200 毫升煎煮 10 分钟，去渣即成。

【用法】趁热服用。

【功效】疏风解表。适用于外感风寒证，发热、头痛、无汗、虚烦，兼有呕吐、腹泻等症。

金蒲羌蒡酒

【配方】金银花、蒲公英各 30 克，羌活、牛蒡子、连翘、菊花各 9 克，薄荷 6 克，黄酒 300 毫升。

【制法】上药加入清水 300 毫升煎至约 150 毫升，再加黄酒煮沸，去渣即成。

【用法】每日 1 剂，每日 3 次，凉服。

【功效】祛风解表、清热解毒、外感发热。适用于风热感冒、流行性感冒、上呼吸道感染、急性扁桃体炎、腮腺炎等症。

第十四章　理气止痛常用药酒

佛手酒

【配方】佛手片、干荸荠、莲子肉、红枣、柿饼、橄榄、桂圆、薏苡仁各 300 克，大麦烧酒 2500 毫升。

【制法】将上药用酒浸于净瓶中，7 日后去渣即成。

【用法】每日 3 次，每次空腹温饮 1 ~ 2 杯。

【功效】适用于翻胃噎嗝。

状元红酒

【配方】当归 15 克，红曲、砂仁各 30 克，广皮、青皮各 15 克，丁香、白蔻、山栀、麦芽、枳壳、厚朴各 6 克，藿香 9 克，木香 3 克，冰糖 1000 克，白酒 15 升。

【制法】将上药装入布袋内，浸于酒中，文火加热 30 分钟，加入冰糖，取出放凉。

【用法】每日早晚各 1 次，每次 2 ~ 3 小杯。

【功效】疏肝解郁。适用于肝气郁滞、脾胃失和等症。

玫瑰露酒

【配方】鲜玫瑰花 3500 克，冰糖 2000 克，白酒 15 升。

【制法】将玫瑰花浸入酒中，同时放入冰糖，浸月余，用瓷坛或玻璃瓶储存，不可加热。

【用法】每次饮 1~2 盅。

【功效】理气止痛。适用于肝胃不和所致的胃脘胀痛或刺痛、连及两胁、嗳气频繁、食欲不振等症。

白油麻酒

【配方】白油麻 200 克，清酒 500 毫升。

【制法】将白油麻与清酒放入锅中煎取 300 毫升即成。

【用法】去麻顿服。

【功效】适用于呕呃不止。

紫苏子酒

【配方】紫苏子（微炒）1000毫升，清酒10升。

【制法】将紫苏子捣碎，以生绢袋盛之，纳于酒中，浸3宿备饮即成。

【用法】每稍饮之。

【功效】治风、顺气、利膈，有神效。

鲜橙汁冲米酒

【配方】鲜橙汁半碗，米酒1～2汤匙。

【制法】将米酒冲入鲜橙汁内。

【用法】每日2次。

【功效】行气止痛。适用于妇女急性乳腺炎的早期；妇女哺乳期乳汁排出不畅、乳房红肿、结硬疼痛等症。

状元红酒

【配方】红曲、砂仁各15克，当归、陈皮、青皮各7.5克，藿香4.5克，丁香、白豆蔻、栀子、麦芽、枳壳、厚朴各3克，木香1.5克，冰糖500克，白酒7500毫升。

【制法】将红曲、砂仁、当归、陈皮、青皮、藿香、丁香、白豆蔻、栀子、麦芽、枳壳、厚朴、木香用纱布袋扎好，放在白酒中，密封，以文火隔水蒸煮30分钟，加入冰糖，取出药袋，使冰糖溶化，拌匀，凉后即成。

【用法】每日早晚各1次，每次饮服10～20毫升。

【功效】醒脾开胃、疏肝理气、化滞除胀、和中理气。适用于肝郁脾虚、脾胃失和所致的呃逆嗳气、胸腹胀闷不适、食欲缺乏等症。无明显症状者，服之亦有醒脾开胃、增进食欲的作用。

治疗编

中华传统养生智慧

第一章 治疗内科疾病常见药酒

一、感冒

葱酒

【配方】葱白50克，黄酒250毫升。

【制法】将葱白洗净、切细，放入捣药罐中，加入黄酒同捣，取汁，将汁煮沸即成。

【用法】每日3次，每次饮服50～100毫升。

【功效】发汗解肌、解毒止痛。适用于外感风寒、头痛鼻塞、阴寒腹痛、身痛等症。

【禁忌】表虚多汗者忌服。

葱根姜酒

【配方】葱白头、生姜各30克，食盐6克，白酒50毫升。

【制法】将葱白头、生姜、食盐共捣如糊状，加入白酒调匀，然后用纱布包之即成。

【用法】用药包涂擦前胸、背部、手足心及腋窝、肘窝处，以至局部皮肤发红为度。一般每次涂擦20分钟左右，然后让患者安卧。每日涂擦1次。

【功效】辛温解表。适用于外感风寒感冒。

【附记】中医治疗感冒以发散为主要法则，葱白头和生姜性能发散风寒，加酒外擦皮肤，增强了邪从皮毛而解的作用。本方对感冒初起者用之勘验，但对热而不恶寒者欠佳。

茶叶酒

【配方】茶叶5~10克，白酒适量。

【制法】将茶叶加入清水煎熬5分钟左右成浓涩茶汤，冲入有酒的容器中即成。

【用法】代茶及时饮服。

【功效】祛风散寒、清利头目。

适用于风寒感冒。

蔓荆子酒

【配方】蔓荆子 200 克，白酒 500 毫升。

【制法】将蔓荆子捣碎，用酒浸于净瓶中，7 日后去渣即成。

【用法】每日 3 次，每次徐徐饮服 10~15 克。

【功效】疏散风热、清利头目、止痛。适用于外感风热所致的头昏头痛及偏头痛。

肉桂酒

【配方】肉桂 10 克，白酒 40 毫升。

【制法】将肉桂研为细末，用温酒调服，或将细末投入白酒中浸泡 2 日后即成。

【用法】每日 1 剂，分 1 次或 2 次温服。

【功效】温中补阳、散寒止痛。适用于风寒感冒或阳虚外感。

【附记】《食治养志方》桂心酒，方以桂心 30 克（研细末），用白酒 60 毫升调匀加热，分 2 次顿服，主治老人冷气心痛、激结气闷。本方用白酒煎服治产后腹痛。本方用白酒调和成膏状，外敷头顶上和额角，用治命门火衰、肢冷脉微、亡阳虚脱、腹痛腹泻、腰膝冷痛等症，效佳。

海桐皮酒

【配方】海桐皮 50 克，白酒 500 毫升。

【制法】将海桐皮削去表面上黑者，切成 4 寸长，加入白酒和水 500 毫升，煎煮成 500 毫升，滤去药渣即成。

【用法】1 次服完。

【功效】疏风解表。适用于伤寒、时气、温病等症。

【禁忌】服后应当吐出青黄汁，服数剂即愈。

发汗麻黄酒

【配方】麻黄 10 克，桔梗、细辛、吴茱萸、防风、白术各 3 克，制乌头、干姜、花椒、肉桂各 4 克，黄酒适量。

【制法】将上药择净，研细备用。

【用法】每日 3 次，每次 6 克，用温黄酒适量送服。

【功效】发汗解表。适用于风寒感冒、恶寒发热、头痛项强、全身疼痛等症。

发汗白薇散

【配方】白薇2克，杏仁、贝母各3克，麻黄9克，黄酒适量。

【制法】将上药择净，研细备用。

【用法】每日3次，每次9克，温黄酒适量送服。

【功效】发汗解表。适用于风寒感冒、恶寒、身痛等症。

赤散

【配方】干姜、防风、沙参、细辛、白术、人参、花椒、茯苓、麻黄、黄芩、代赭石、桔梗、吴茱萸各3克，制附片6克，黄酒适量。

【制法】将上药择净，研细备用。

【用法】每日3次，每次2克，温黄酒适量送服。

【功效】发汗解表。适用于风寒感冒、头痛项强、身热、腰脊疼痛等症。

神明白膏

【配方】吴茱萸、花椒、川芎、白术、前胡、白芷各30克，附子5克，肉桂、当归、细辛各6克，食醋、黄酒各适量。

【制法】将上药择净，研细，加食醋适量浸药1宿，加猪膏适量煎沸，文火煮膏即成。

【用法】每次饮服10毫升，温酒适量调匀送服，每日3次。治疗疮痔、龋齿等，可以药膏外敷，每日3次。

【功效】发汗解表。适用于风寒感冒、头面诸病、青盲风目、耳聋、鼻塞、龋齿、齿根痛及痈、痔、癣、疥等症。

防风丸

【配方】防风、茯神各3克，天冬4克，川芎、白芷、人参各2克，黄酒适量。

【制法】将上药择净，研细，蜜丸备用。

【用法】每日2次，每次9克，温黄酒适量送服。

【功效】疏风宣肺、益气补虚。

适用于肺虚感冒、晨起喷嚏等症。

二、咳嗽

二参麦冬酒

【配方】西洋参 36 克，沙参、麦冬各 24 克，黄酒 1000 毫升。

【制法】将西洋参、沙参切片，麦冬捣碎，一同置于砂锅内，加入黄酒，文火煮 5 ~ 7 沸，离火，冷却后放入洁净的玻璃瓶中密闭浸泡，7 小时后再加入 200 毫升凉开水调匀即成。

【用法】每日 2 次，每次饮服10 ~ 20 毫升。

【功效】补气养阴、清热润肺、止咳。适用于肺阴虚咳嗽、烦渴等症。

百部酒

【配方】百部 100 克，白酒 1000毫升。

【制法】将百部切成小块，略炒后与白酒同置于容器中，密封浸泡 7日即成。

【用法】每日 2 次，每次饮服10 ~ 20 毫升。

【功效】润肺止咳、杀虫。适用于肺阴亏虚所致的燥咳，也治疗一切新久咳嗽。

【禁忌】肺阴亏虚，症见干咳少痰、咽燥嘶哑、手足心热者忌服。

芝麻核桃酒

【配方】黑芝麻、核桃仁各 25克，北杏仁 20 克，白酒 500 毫升。

【制法】将上药洗净，置于酒坛内，再加入白酒拌匀，加盖密封，置阴凉处，浸泡 15 日后即成。

【用法】每日 2 次，每次饮服10 ~ 20 毫升。

【功效】补肾纳气平喘。适用于肾虚咳嗽、腰痛脚软遗精、大便干燥等症。

阿胶酒

【配方】阿胶 400 克，黄酒 1500毫升。

【制法】把阿胶捣碎，倒入砂锅，

加入黄酒，上火慢熬。待阿胶化后，装杯备用。

【用法】每日 3 次，每次饮服 10 ~ 30 毫升。

【功效】滋阴补血、润肺止咳。适用于阴虚咳嗽、眩晕心悸、虚劳咯血、吐血、崩漏下血、久患咳嗽、痰黄或夹血丝、肺结核等症。

【禁忌】脾胃虚寒呕吐泄泻者忌用。

山药酒

【配方】鲜山药 350 克，黄酒 2000 毫升，蜂蜜适量。

【制法】先将山药洗净、去皮，切片，备用。再将黄酒 600 毫升倒入砂锅中煮沸，放入山药，再煮沸后将余酒慢慢添入，山药熟后取出，在酒汁中再加入蜂蜜，煮沸即成。

【用法】每日 2 次，每次饮服 10 毫升。

【功效】健脾益气。适用于虚劳咳嗽、痰湿咳嗽、脾虚咳嗽或泄泻、小便频数等症。

【禁忌】外感咳嗽忌服。

老鸹眼子酒

【配方】老鸹眼子（即鼠李仁）60 克，白酒 500 毫升。

【制法】将老鸹眼子加入白酒中密封浸泡 5 日即成。

【用法】每日 3 次，每次饮服 10 毫升。

【功效】止咳祛痰。适用于慢性支气管炎、肺气肿。

苏子酒

【配方】苏子（炒、研）30 克，白酒 500 毫升。

【制法】将上药盛绢袋内，浸酒中，浸泡 10 日即成。

【用法】每日 3 次，每次饮服 10 毫升。

【功效】消痰下气、润肺止咳。适用于外感咳嗽、有痰、咳痰不爽等症。

龟肉酒

【配方】生龟 3 枚，曲酿秫 4000 毫升。

【制法】生龟 3 枚，去肠，以清

水 5000 毫升，煮取 3000 毫升，浸曲
酿秫 4000 毫升。

【用法】每日 2 次，每次饮服
10 ～ 20 毫升。

【功效】润肺止咳。适用于咳嗽
日久、千方不效者，及四肢拘挛，或
久瘫不收。

【禁忌】外感风寒咳嗽者忌服。

紫苏香豉酒

【配方】紫苏、牛膝、丹参、生
地黄、紫菀、橘皮各 50 克，生姜 100
克，香豉 30 克，防风 60 克，火麻仁
15 克，清酒 2500 毫升。

【制法】将上药细切，用绢袋盛
之，置于容器中，加清酒浸 3 宿后，
分装即成。

【用法】每日 3 次，每次饮服
20 ～ 30 毫升。

【功效】祛痰止咳。适用于咳嗽
气急症。

【禁忌】忌芜荑。

温阳止嗽酒

【配方】丹参、干地黄各 250 克，

川芎、石斛、牛膝、黄芪、白术、肉
苁蓉各 200 克，防风、独活、附子
（炮）、秦艽、桂心、干姜各 150 克，
钟乳（研）30 克，白酒 30 升。

【制法】将上药切成薄片，加入
酒，密封浸泡 7 日即成。

【用法】每日 2 次，初次饮服 10
毫升，渐渐加大剂量。

【功效】温肺化痰止咳。适用于
久嗽症。

【禁忌】忌食桃李雀肉、生葱猪
肉、冷水芜荑。

皂荚酒

【配方】皂荚 9 克，黄酒适量。

【制法】将皂荚择净，与黄酒置
于锅内煎沸即成。

【用法】每日 1 剂。

【功效】祛痰止咳，适用于痰咳
喘满、中风口噤、痰涎壅盛等症。

芥子酒

【配方】芥子、黄酒各适量。

【制法】将芥子择净，研细煎沸
即成。

【用法】每日 1 剂。

【功效】祛痰止咳。适用于痰咳喘满、中风口噤、痰涎壅盛等症。

花椒酒

【配方】花椒、白酒各适量。

【制法】将花椒择净，放入白酒中，密封浸泡 3 日即成。

【用法】每日 3 次，每次饮服 30 毫升。

【功效】温肺益气。适用于肺冷短气等症。

海浮石酒

【配方】海浮石 10 克，黄酒适量。

【制法】将上药择净，研细，加黄酒适量煎取汁即成。

【用法】每日饮服 1 剂。

【功效】清肺化痰、软坚散结。适用于痰热咳嗽、咳痰黏稠、瘰疬痰核等症。

三、支气管炎

桑白皮酒

【配方】桑白皮 200 克，米酒 2000 毫升。

【制法】将桑白皮洗净、晒干，浸于米酒内，密封 7 日后即成。

【用法】每日 3 次，每次饮服 20 毫升。

【功效】泻肺平喘。尤其适用于肺气肿合并感染，以及急性支气管炎之咳喘。

【禁忌】肺虚无火力、便多及风寒咳嗽者忌服。

满山红酒

【配方】满山红叶 30 克，40% 酒精 200 毫升。

【制法】满山红叶研粗粉，用酒精浸泡 7 日，过滤，取上清液即成。

【用法】每日 3 次，每次饮服 10 毫升。

【功效】益气生津。适用于气管炎。

双仁麻术酒

【配方】桃仁、杏仁（炀去外皮）、芝麻（炒熟）各 500 克，苍术

200 克，白茯苓、艾叶（揉去筋）、薄荷、小茴香各 15 克，荆芥 50 克，60 度白酒 5000 毫升。

【制法】将上药共研细末，炼蜜和作一块，置于一大容器中，加入白酒，煮至团散为止。密封浸泡 7 日后，过滤去渣即成。

【用法】每日 2 次，每次空腹饮服 30~50 毫升。

【功效】祛痰止咳、平喘润燥、除膈气。适用于支气管炎。

蛤蚧酒

【配方】蛤蚧 1 对，黄酒 5000 毫升。

【制法】将蛤蚧洗净，用酒浸泡 3~6 个月以上服用。可多次浸泡，时间愈长愈佳。

【用法】每次饮 30 毫升，每日 1 次。

【功效】定喘止咳。适用于支气管炎。

【附记】引自《本草经疏》。

紫苏酒

【配方】紫苏子 60 克，黄酒 2500 毫升。

【制法】将紫苏子微炒，装入布袋，置于容器中，加入黄酒，密封浸泡 7 日，弃药袋即成。

【用法】每日 2 次，每次 20 毫升，温服。

【功效】止咳平喘，降气消痰。适用于支气管炎。

红枣杏仁酒

【配方】胡桃肉、红枣各 120 克，杏仁 30 克，白蜂蜜 100 克，酥油 60 克，烧酒 1000 毫升。

【制法】将胡桃肉、红枣捣碎，杏仁泡去皮尖，加入少量清水煮 4~5 沸，晒干研末备用。再将蜂蜜、酥油溶入酒内，随将前 3 味药入酒内，浸泡 7 日后过滤去渣即成。

【用法】每日 2 次，每次服 30~50 毫升。

【功效】止咳喘。适用于支气管炎。

枇杷止咳酒

【配方】枇杷果 15 个，白砂糖 100 克，白酒 1500 毫升。

【制法】将枇杷果洗净，沥干水，

置于酒坛内，加入白酒，密封 2 个月，加入白砂糖，搅匀，储存 1 个月即成。

【用法】每日 2 次，每次饮服 10 ~ 20 毫升。

【功效】清肺止咳。适用于咳嗽等症。

杏仁酒

【配方】杏仁 1000 克，白砂糖 100 克，白酒 1500 毫升。

【制法】将杏仁洗净，沥干水，置于酒坛内，加入白酒，密封，浸泡半年后加入白砂糖，搅匀即成。

【用法】每日 2 次，每次饮服 10~20 毫升。

【功效】止咳平喘、润肠通便。适用于气喘病。

杏苏二陈酒

【配方】杏仁、苏子各 20 克，陈皮、半夏、甘草各 10 克，茯苓 15 克，白酒 1000 毫升。

【制法】将诸药粉碎成粗末，装入细纱布袋内，扎紧口，置于容器中，加入白酒，密封，浸泡 5 ~ 7 日，启封，去药袋，装瓶即成。

【用法】每日 2 次，每次饮服 10 ~ 20 毫升。

【功效】降气平喘、燥湿化痰、理气和胃。适用于寒湿侵袭、肺气不宣引起的咳嗽痰多、痰稀色白、胸闷不舒，慢性支气管炎等症。

【禁忌】热痰咳嗽者不宜饮用。

陈皮化痰酒

【配方】陈皮 60 克，白酒 500 毫升。

【制法】将陈皮研为粗末，置于容器中，加入白酒，密闭浸泡 3 日即成。

【用法】每日 2 次，每次饮服 10 ~ 20 毫升。

【功效】健脾理气、燥湿化痰、止咳。适用于支气管炎之咳嗽、气急、痰多色白等症。

杜衡松萝瓜蒂酒

【配方】杜衡 10 克，松萝 10 克，瓜蒂 30 枚，黄酒 100 毫升。

【制法】将上药加黄酒，浸泡 1 日后去渣即成。

【用法】每日 2 次，每次温服 40

克，以吐为止。

【功效】泄水湿、消痰饮、平喘。适用于慢性支气管炎。

【禁忌】虚弱之人及产妇忌服。

照白杜鹃酒

【配方】照白杜鹃（鲜叶）13.5千克，50度白酒15升。

【制法】将照白杜鹃鲜叶浸于白酒中，加入清水至60升，密封浸泡5日，然后制成30%的照白杜鹃叶酒。

【用法】每日3次，每次饮服5～15毫升，饭后30分钟服用，7~10日为一疗程。

【功效】止咳化痰。适用于老年慢性气管炎症。

【禁忌】服药期间，不能同时服用其他治疗支气管炎药或对症药物。

人参蛤蚧酒

【配方】人参9克，蛤蚧1对，低度白酒1000毫升。

【制法】将人参和蛤蚧焙干打碎，装入布袋，置于容器中，加入白酒，密封，浸泡7日后去渣即成。

【用法】每日2次，每次空腹饮服20毫升。

【功效】补肺肾、定喘咳。适用于慢性支气管炎。

【禁忌】风热、风寒、痰实咳嗽者忌服。

核桃仁杏仁人参酒

【配方】核桃仁90克，杏仁60克，人参30克，黄酒1500毫升。

【制法】将前3味药加工使碎，装入布袋，置于容器中，加入黄酒，密封，每日振摇数下，浸泡21日后去渣即成。

【用法】每日2次，每次饮服15~25毫升。

【功效】补肾、止喘咳。适用于慢性支气管炎。

【禁忌】阴虚火旺者忌服。

阿胶鸡蛋黄酒

【配方】阿胶20克，鸡蛋黄4个，米酒500毫升。

【制法】将米酒煮沸，加入阿胶，待化后再加入鸡蛋黄和少许精盐，拌匀，再煮数沸后离火，待冷后置于容器中即成。

【用法】每日2次，温服。随量。

【功效】补虚养血、滋阴润燥、止血熄风。适用于慢性支气管炎。

百部酒

【配方】百部120克，米酒1500毫升。

【制法】将百部除去须根，洗净，润透后切碎，研为粗末，装入布袋，然后将布袋浸泡于米酒内，密封，15日后即成。

【用法】每日3次，每次饮服15毫升。

四、哮喘

竹黄化痰酒

【配方】竹黄30克，白酒500毫升。

【制法】将竹黄放入白酒中浸泡，每日摇动1次，5日后即成。

【用法】每日2次，每次饮服10～20毫升。

【功效】化痰散寒。适用于支气管哮喘、慢性支气管炎、咳嗽痰多、

【功效】润肺止咳。适用于慢性气管炎及哮喘等症。

【禁忌】脾胃有热者慎用。

杜鹃酒

【配方】杜鹃20克，白酒500毫升。

【制法】夏季采集杜鹃，阴干后切碎，与白酒置于容器中，密封浸泡5日即成。

【用法】每日早晚各1次，每次饮服20毫升。

【功效】祛痰止咳。适用于支气管炎、痰浊咳嗽、喘息等症。

惊痫抽搐、胃脘疼痛等症。

【禁忌】肝病（急性肝炎、肝硬化）患者、胃及十二指肠溃疡者忌服。

葶苈定喘酒

【配方】葶苈子100克，白酒250毫升。

【制法】将葶苈子捣碎，用白纱布袋盛之，扎紧口，置于净瓶中，加入白酒，密封浸泡3日后开启，去掉

药袋，过滤后即成。

【用法】每日2次，每次饮服10～20毫升。

【功效】逐饮行水、泻肺定喘。适用于咳嗽气喘、痰多、胸胁痞痛、水肿不利者。

【禁忌】凡肺气虚引起的喘促，脾虚胀满，气虚引起的小便不利者，均忌饮此酒。

蛤蚧酒

【配方】蛤蚧1对，白酒1000毫升。

【制法】将蛤蚧去头、足、鳞，切成小块后浸于酒中，密封，置阴凉处1个月，经常摇动。

【用法】每日2次，每次饮服20毫升。

【功效】补肺益肾、纳气定喘。适用于支气管哮喘。

【禁忌】风寒及实热性咳嗽者忌服。

核桃仁酒

【配方】核桃仁50克，白酒500

毫升。

【制法】将核桃仁挑选干净，除去皮及杂质，捣碎，置于酒坛中，加入白酒，拌匀，密封，隔天搅拌1次，浸泡15日后过滤即成。

【用法】每日饮服3次，每次饮服15毫升。

【功效】补肾养血、止喘纳气。适用于支气管哮喘。

葶苈子酒

【配方】葶苈子200克，米酒5000毫升。

【制法】将葶苈子微火炒后研碎，装入布袋，扎紧口，置于小坛中，加入米酒封固，7日后开封，去药袋即成。

【用法】每日2次，每次饮服20毫升。

【功效】泻肺定喘、行水消肿。适用于支气管哮喘。

【禁忌】肺气不足、体质虚弱者忌服。

干姜酒

【配方】干姜末8克，清酒50

毫升。

【制法】将清酒倒入容器内，加热后即下姜末投酒中即成。

【用法】一次服完。

【功效】温肺化痰平喘。适用于老人冷气、逆心痛结、举动不便及感受寒邪引起的气逆喘息。

桑皮姜萸酒

【配方】桑根白皮（切）150克，生姜（切）50克，吴茱萸50克，白酒1000毫升。

【制法】将上药切碎或切成薄片，盛入器皿中，加入白酒煮3沸，过滤去渣即成。

五、肺结核

铃铃草酒

【配方】铃铃草100克，白酒1000毫升。

【制法】将铃铃草洗净切碎，装入布袋，置于容器中，加入白酒，密封浸泡7日后去渣即成。

【用法】每日3次，每次饮服8

【用法】每日3次，每次饮服20～30毫升。

【功效】泻肺平喘。适用于治疗卒上气、痰鸣喘息欲绝。

橘红酒

【配方】橘红300克，白酒500毫升。

【制法】将橘红洗净，切成六分宽的块，装入纱布袋内，扎紧袋口，置于容器中，加入白酒，密封浸泡7日即成。

【用法】每晚临睡前饮服20毫升。

【功效】化痰止咳。适用于慢性气管炎、哮喘等症。

毫升。

【功效】清热明目、止咳。适用于肺结核。

桑根白皮酒

【配方】桑根白皮100克，狼牙300克，吴茱萸根皮150克，黄酒700～1000毫升。

【制法】将上药切薄片，加入黄酒，用文火煮至减半，或同置于容器中，隔水煮沸（密封），再浸泡 1～2 日后均过滤去渣即成。

【用法】每日 1 次，每次空腹饮服 50～70 毫升。

【功效】泻肺补肾、止咳杀虫。适用于肺结核。

【禁忌】阴虚火旺者忌服。

【附记】本方历代医籍多有记载，沿用至今。

椿根五加皮酒

【配方】椿头根 50 克，五加皮 100 克，白酒 2500 毫升。

【制法】用无灰酒煮，去渣取酒即成。

【用法】每日 2 次，每次饮服 15～20 毫升。

【功效】补肺益肾、杀虫止咳。适用于肺结核。

【禁忌】根据个体差异，饮酒量斟减，忌多饮。

地黄首乌酒

【配方】肥生地黄 400 克，何首乌 500 克，酒曲 100 克，黄酒 2500 毫升。

【制法】用生地黄、何首乌煮取浓汁，加酒建曲、黄米如常法酿酒，密封器皿中，春夏 5 日，秋冬 7 日启之，中有绿汁，此真精矣，宜先饮之，乃滤汁收贮备用。

【用法】每日 3 次，每次饮服 10~20 毫升。

【功效】滋阴补肺。适用于阴虚骨蒸、烦热口渴、阴津耗伤、须发早白、热性出血症、肝肾精血亏损所致的遗精、带下、腰膝酸痛、肌肤粗糙、体力虚弱、生殖能力低下者。

【禁忌】勿食生冷、煎炸。

绿豆山药酒

【配方】绿豆、山药各 24 克，黄柏、牛膝、玄参、沙参、白芍、山栀、麦冬、花粉各 18 克，当归 10 克，甘草 9 克，蜂蜜 18 毫升，白酒 2500 毫升。

【制法】将上药物置于容器内，加入白酒密封浸泡，约 5~7 日即成。

【用法】每日2次，每次饮服10～20毫升。

【功效】清肺滋阴、化痰止咳。适用于阴虚痰火诸候，及病后调理。

六、肺脓肿

苇茎腥银酒

【配方】苇茎30克，鱼腥草60克，金银花20克，冬瓜仁24克，桔梗12克，甘草9克，桃仁10克，黄酒5000毫升。

【制法】将上药切碎，加入清水2000毫升，用文火煎煮至半，再入黄酒煮沸，离火，置于容器中，密封浸泡3日后过滤去渣即成。

【用法】每日3次，每次饮服30~100毫升。

【功效】清肺泄热、解毒排脓。适用于肺痈，已溃未溃均可用之。

【禁忌】忌食鱼、虾、鸡及辛辣食物。

苡仁芡实酒

【配方】薏苡仁、芡实各25克，白酒500毫升。

【制法】先将薏苡仁、芡实洗净，去杂质，置于容器中，加入白酒，密封浸泡，并经常摇动，15日后过滤去渣即成。

【用法】每日2次，每次饮服10～15毫升。

【功效】健脾利湿、除痹缓急。适用于脾虚腹泻、肌肉酸重、关节疼痛、水肿、白带、肺癌、肠癌等症。

【禁忌】若肺痈、肠痈属热毒者忌服。

【附记】上述各病症，皆因脾虚湿盛所致者，故用之多效。

金荞麦酒

【配方】金荞麦根茎（干品）250克，黄酒1250毫升。

【制法】将上药加入黄酒密封蒸煮3小时，取净汁1000毫升，加入防腐剂即成。

【用法】每日3次，每次饮服40毫升，小儿酌减。

【功效】解毒排脓。适用于肺脓肿病情迁延、脓疱不易破溃者（即高热持续不退，脓液排不出或排不尽者）。

【附记】对一般肺脓肿均有效，本方亦可用水煎服，每日 1 剂，效佳。

银翘三仁酒

【配方】连翘 18 克，金银花、鲜芦根各 30 克，冬瓜仁 15 克，栝蒌仁 12 克，杏仁、桑叶各 10 克，薄荷、桔梗 6 克，生甘草 9 克，黄酒 4000 毫升。

【制法】将上药切碎或切成薄片，加入清水适量煎至浓汁后，再加入黄酒煮沸、离火、置于容器中，密封浸泡 3 日后过滤去渣即成。

【用法】每日 3 次，每次饮服 30 ~ 80 毫升。

【功效】辛凉宣肺、清热解毒。适用于肺痈初起。

【附记】胸痛甚者加西黄丸 3 克，每次 1 克，随药酒吞服。水煎沸后改用文火熬煎，以免药性挥发。

西洋参酒

【配方】西洋参 60 克，白酒 1000 毫升。

【制法】将西洋参切碎，置于玻璃容器中，加入白酒，密封，每日振摇 1 次，浸泡 14 日后即成。

【用法】每日 2 次，每次饮服 15 毫升。酒尽添酒，味薄即止。

【功效】益气养阴、生津止渴。适用于少气口干、疲乏无力、声音嘶哑、肺虚久咳、咯血等症。

【禁忌】体质虚寒者忌服。

七、呃逆

姜汁葡萄酒

【配方】生姜 50 克，葡萄酒 500 毫升。

【制法】将生姜洗净，晾干，用捣药罐捣烂如泥，再置于玻璃容器中，然后加入葡萄酒，密封浸泡 3 日滤出姜渣即成。

【用法】每日 2 次，每次饮服 50 毫升。

【功效】健胃祛湿、散寒止痛。适用于嗳气呃逆、寒性腹痛等症。

【禁忌】热性呃逆者忌服。

黄芪酒

【配方】炙黄芪 30 克，白酒 100 毫升。

【制法】将黄芪切片，装入绢袋内，置于玻璃容器中，加入白酒，密封浸泡，每日摇动数次，10 日即成。

【用法】早晚各 1 次，每次饮服 30 毫升，连续服 1 ~ 2 个月。

【功效】补中益气、健脾开胃。适用于胃下垂所致的呃逆频频、头晕目眩等症。

荸荠降逆酒

【配方】川厚朴（姜炒）、陈皮、白蔻仁（炒）、橘饼各 30 克，荸荠（捣碎）、白糖、冰糖各 120 克，蜂蜜 60 毫升，白酒 3000 毫升。

【制法】将上药和橘饼装入布袋，置于容器中，加入白酒（或白酒、烧酒各半），密封浸泡 10 余日后，过滤去渣，再加入白糖、冰糖和蜂蜜，待溶化后，再过滤，澄清即成。

【用法】每日 3 次，每次饮服 30~50 毫升。

【功效】和胃降逆。适用于呃逆、饮食不下、食后呕吐、胸膈哽噎不舒等症。

【附记】本药酒滋脾养胃，温和不燥，顺气降逆，补而不腻，使清气上升，胃气和降，则呃逆、噎膈等症可止，功力非凡，颇具效验。验之临床，确有良效。

亚麻子酒饮

【配方】亚麻子、黄酒各适量。

【制法】将亚麻子择净，炒香，放入锅中，加入黄酒适量煎沸即成。

【用法】分 2 次饮服，每日 1 剂。

【功效】下气和胃。适用于呕逆、大便秘结等症。

干姜茱萸散

【配方】干姜、吴茱萸、黄酒各等量。

【制法】将上药择净，研细备用。

【用法】每日3次，每次6克，温黄酒适量送服。

【功效】温中健脾。适用于胃寒呕逆、食后吐酸水等症。

枣苏陈皮汤

【配方】大枣14枚，紫苏茎叶30克，陈皮6克，黄酒适量。

【制法】将上药择净，研细，放入锅中，加黄酒适量，浸泡片刻，煎沸即成。

【用法】分次饮服，每日1剂。

【功效】理气和胃。适用于呃逆。

半夏黄芩酒

【配方】制半夏、黄芩各30克，人参、黄芪、炙甘草各20克，黄连5克，大枣70克，白酒750毫升。

【制法】将上药捣碎，置于容器中，加入白酒，每日振摇1~2次，密封浸泡5日，加冷白开水500毫升和匀，去渣留液即成。

【用法】每日早晚2次，每次饮服20毫升，将酒温热服用。

【功效】和胃降逆、开痞散结。适用于胃气不和、寒热互结、心下痞硬、呕恶上逆、不思饮食、肠鸣下利、体倦乏力等症。

【附记】由《伤寒论》人参制半夏汤改为酒剂。

香蒂酒

【配方】丁香5粒，柿蒂5个，白酒100毫升。

【制法】将丁香、柿蒂洗净，放入杯中，加入白酒，加盖，隔水蒸10分钟，去药饮酒即成。

【用法】每日2次，每次温服20毫升。

【功效】温中散寒止呃。适用于胃寒疼痛呃逆等症。

驴脂汤

【配方】驴脂、黄酒各适量。

【制法】将驴脂择净，研细，放入锅中，加入黄酒适量，浸泡片刻，煎沸即成。

【用法】分次饮服，每日1剂。

【功效】健脾和胃。适用于脾虚

呃逆。

补气虚逆方

【配方】大枣 15 枚，陈皮 12 克，干姜 6 克，生地黄 24 克，黄酒适量。

【制法】将上药择净，研细备用。先以黄酒适量渍枣 3 宿，纳入诸药同煎沸即成。

【用法】每日 2 次，每次饮服 20 毫升。

【功效】补气降逆。适用于脾虚、呃逆、短气、形骸羸弱等症。

大补气方

【配方】生地黄 15 克，花椒、甘草各 3 克，地骨皮、干姜、昆布各 12 克，白术、肉桂、人参、厚朴、海藻各 9 克，羊肾、羊肚各 1 具，黄酒适量。

【制法】将上药择净，研细备用。将羊肚、羊肾洗净，取诸药、羊肾纳入羊肚中，缝塞肚口，蒸熟，趁热捣烂，曝干为散即成。

【用法】每日 3 次，每次 9 克，温黄酒适量送服。

【功效】温中健脾。适用于胃寒、呃逆等症。

苏半酒

【配方】紫苏子 50 克，姜半夏 30 克，丁香 10 克，白酒 500 毫升，或加生姜 10 克，红糖 50 克。

【制法】将前 3 味药切薄片或捣碎，置于容器中，加入白酒，密封浸泡 7 日后过滤去渣即成。

【用法】每日 2 次，每次饮服 15～20 毫升。

【功效】降逆止呃，或佐温中散寒。适用于呕逆、暖气、恶心呕吐、腹胀等症。

【禁忌】热性呃逆忌服。

八、阑尾炎

芪银排脓酒

【配方】黄芪、金银花叶、当归、甘草各 15 克，白酒 250 毫升。

【制法】将上药制成粗碎，置于容器中，加入白酒，每日振摇 1～2

次，密封浸泡 15 日去渣留液即成。

【用法】日服 1 剂，分 3 次服完。

【功效】清热解毒、养血生肌。适用于阑尾炎。

【附记】引自《赤水云珠》。

金银花甘草酒

【配方】金银花 50 克，甘草 10

克，黄酒 150 毫升。

【制法】将上药制成粗碎，置于容器中，加入清水 600 毫升，文火煎成 150 毫升，再加黄酒略煎，去渣留液即成。

【用法】日服 1 剂，分 3 次服完。

【功效】清热解毒。适用于阑尾炎。

【附记】引自《医方集解》。

九、昏厥

苏合香解郁酒

【配方】苏合香丸 1 粒，白酒 10 毫升。

【制法】将此丸用白酒化服（磨研即得）。

【用法】1 次 1 粒。

【功效】解郁辟秽、开窍醒神。适用于凡因寒邪或痰湿闭塞气机所引起的突然昏迷、不省人事者。

【附记】《永乐大典》用苏合香丸 5 粒（有白蜡者，炙去白蜡），用白酒 100 毫升浸泡 1 宿，次早温服 10 毫升能除百病，避四时寒邪不正之气，效佳。

桂豉生姜酒

【配方】桂枝 6 克，淡豆豉 30 克，生姜 18 克，栀子 14 克，黄酒 70 毫升。

【制法】将上药捣碎或切成薄片，入黄酒混匀，煎至味出，去渣，待温即成。

【用法】1 次灌服之。

【功效】温阳救逆。适用于突然昏厥、四肢逆冷不温等症。

十、头痛

芎芷酒

【配方】川芎、白芷各 60 克，糯米甜酒 600 毫升。

【制法】将上药加工粗碎，置于容器中，添加糯米甜酒，隔水文火蒸 20 ~ 30 分钟即成。

【用法】去药渣吃酒酿，每日睡前服。

【功效】散风止痛。适用于肝风偏头痛或感冒头痛。

桂圆桂花酒

【配方】桂圆肉 250 克，桂花 60 克，白糖 120 克，白酒 2500 毫升。

【制法】将桂圆肉、桂花置于容器中，加入白糖和白酒，密封浸泡 30 日过滤去渣即成。

【用法】每日 2 次，每次饮服 20 毫升。

【功效】安神定志、宁心悦颜。适用于神经衰弱、心悸头痛。

【禁忌】糖尿病患者忌服。

黄连酒

【配方】黄连 30 克，白酒 180 毫升。

【制法】将黄连置于容器中，加入白酒，煎煮至 60 毫升，去渣即成。

【用法】不拘时，随量饮服。

【功效】清热止痛。适用于头痛日久不愈。

川芎酒一方

【配方】川芎 30 克，白糖 100 克，白酒 1000 毫升。

【制法】将川芎切成薄片，置于容器中，加入白酒和白糖，轻轻摇动，密封浸泡 5~7 日后过滤去渣即成。

【用法】每次早晚各 1 次，每次饮服 50 毫升。

【功效】活血祛风止痛。适用于神经性头痛、慢性鼻炎、鼻窦炎、外感头痛等症。

【附记】本药酒对急、慢性缺血性脑血管病有一定疗效，尤其对脑动脉硬化性头痛有明显疗效。

甘草酒

【配方】生甘草30克，生姜4片，栝蒌5克（去子，置碗内），白酒100毫升。

【制法】先将甘草、生姜用白酒煎至减半，去渣，趁热倒入盛栝蒌的碗内，绞取汁，候温，待用。

【用法】不拘时，分2次温服。

【功效】发表散寒、补虚解毒。适用于发热、头痛、心烦等症。

白芷薄荷酒

【配方】白芷、薄荷各50克，白酒500毫升。

【制法】将上药切碎，置于容器中，加入白酒，密封浸泡5～7日后过滤去渣即成。

【用法】每日2次，每次饮服15～30毫升。

【功效】祛风、通窍、止痛。适用于外感头痛。

苍耳子酒

【配方】苍耳子（炒香）50克，细辛10克，白酒500毫升。

【制法】将上药捣碎或切成薄片，置于容器中，加入白酒，密封浸泡5～7日后过滤去渣即成。

【用法】每日2次，每次饮服50毫升。

【功效】祛风散寒、通窍止痛。适用于风寒头痛、急慢性鼻炎、鼻窦炎所致的头痛、鼻塞流清涕等症。

【附记】《本草拾遗》中苍耳子酒，即本方去细辛，余同上。

当归酒

【配方】当归50克，川芎、白芷各30克，细辛5克，白酒500毫升。

【制法】将上药切片，置于容器中，加入白酒，密封浸泡5～7日后，过滤去渣即成。

【用法】每日3次，每次饮服15～30毫升或适量饮用。

【功效】活血化瘀、祛风止痛。适用于血虚挟瘀所致的头痛，其痛如细筋牵引或针刺痛，痛连眼角，午后尤甚，或兼双目发涩、心悸怔忡、面色萎黄、眩晕等症。

红花酒

【配方】红花 15 克，川芎、川牛膝各 10 克，白酒 500 毫升。

【制法】将上药置于容器中，加入白酒，密封浸泡 7 ～ 10 日后即成。

【用法】每日早晚空腹饮服 10~15 毫升。

【功效】活血化瘀、通经止痛。适用于瘀血头痛，兼治血瘀阻络的身痛、心痛、月经疼痛，以及跌打损伤所致的痛证。

川芎酒二方

【配方】川芎、辛夷、制附片、人参、天冬、柏子仁、磁石、石膏、茵芋、山茱萸、白头翁、肉桂、秦艽各 9 克，松萝、羚羊角（代）、细辛、山药、石菖蒲、甘草各 6 克，云母 3 克，防风 12 克，白酒适量。

【制法】将上药择净，研细，布包，置于酒瓶中，加入白酒适量，浸泡 1 周即成。

【用法】每日 3 次，每次饮服 30

毫升。

【功效】温阳宣痹、理气止痛。适用于头痛、头重项强、眼泪时出、欲眠、畏风，甚者耳鸣、眉眼疼痛、呕吐、目眩等症。

大三五七散

【配方】制附片、细辛各 9 克，山茱萸、干姜各 15 克，山药、防风各 21 克，黄酒适量。

【制法】将上药择净，研细备用。

【用法】每日 2 次，每次 9 克，温黄酒适量送服。

【功效】祛风散寒。适用于头风眩晕、口歪目斜、耳聋等症。

小三五七散

【配方】制附片 9 克，山茱萸 15 克，山药 21 克，黄酒适量。

【制法】将上药择净，研细即成。

【用法】每日 2 次，每次 9 克，温黄酒适量送服。

【功效】祛风散寒。适用于头风眩晕、耳聋等症。

防风散

【配方】防风6克，白芷3克，白术9克，黄酒适量。

【制法】将上药择净，研细备用。

【用法】每日3次，每次9克，温黄酒适量送服。

【功效】疏风止痛。适用于头痛、全身肿痛等症。

巴菊川芎散

【配方】巴戟天、菊花、川芎、干姜、天花粉、防风、石楠、白术、制乌头、山茱萸、白附子、细辛、山药、花椒、干地黄、人参、桔梗、秦艽、泽泻、甘草、制附片、羌活、黄酒各等量。

【制法】将上药择净，研细备用。

【用法】每日3次，每次9克，温黄酒适量送服。

【功效】疏风清热、通络止痛。适用于各类头痛。

杏仁膏

【配方】杏仁、黄酒各适量。

【制法】将杏仁择净，捣烂，水煎取汁，文火熬如膏状即成。

【用法】每日3次，每次空腹饮服10毫升，温黄酒适量调匀送服。不善饮酒者可以米汤送服。

【功效】疏风宣肺。适用于头风、头痛、胸中气满奔豚、气促、心下烦热等症。

山药散

【配方】山药9克，秦艽、制附片各6克，独活、肉桂、山茱萸、细辛各8克，黄酒适量。

【制法】将上药择净，研细即成。

【用法】每日3次，每次9克，温黄酒适量送服。

【功效】疏风散寒、通络止痛。适用于头痛、牵引目睛疼痛、偏视不明等症。

羌活补髓丸

【配方】羌活、川芎、当归各9克，肉桂6克，人参12克，大枣肉、羊髓、酥各30克，牛髓、火麻仁各60克，黄酒适量。

【制法】将诸药择净，研细，枣肉研膏，下枣膏、火麻仁、二髓、酥等，煎至成丸备用。

【用法】每日3次，每次9克，温黄酒适量送服。

【功效】疏风通络、补肾益精。适用于髓虚脑痛不安等。

防风散

【配方】防风15克，肉桂、白附子、细辛、人参、制附片、制乌头、干姜、朱砂、莽草、茯苓、当归各6克，黄酒适量。

【制法】将上药择净，研细备用。

【用法】每日3次，每次9克，温黄酒适量送服。

【功效】疏风散寒、通络止痛。适用于头痛，眉间得热如虫行、头晕目眩、目中泪出等症。

防风肉桂散

【配方】防风6克，肉桂5克，人参、细辛、附片、山药、泽兰、茯苓各3克，干姜2克，白术8克，黄酒适量。

【制法】将上药择净，研细备用。

【用法】每日1次，每次9克，温黄酒适量送服。同时，用梳子梳头百遍。另取药末30克，加黄酒、温水适量调匀浸洗手足。

【功效】疏风散寒、通络止痛。适用于头痛、眩晕、恶风、吐冷水、胸闷等症。

巴戟菊花散

【配方】巴戟天、菊花、川芎、干姜、天花粉、防风、石楠、白术、制乌头、山茱萸、制附子、细辛、山药、花椒、干地黄、人参、桔梗、秦艽、泽泻、甘草、羌活、黄酒各等量。

【制法】将诸药择净，研细备用。

【用法】每日3次，每次9克，温黄酒适量送服。

【功效】疏风散寒、通络止痛。适用于头痛。

入顶散

【配方】山茱萸、川芎、防风、独活各5克，细辛、莽草、白术、山药、牛膝、石楠、甘草各 3 克，制乌头、通草、石菖蒲、制附片、麻黄、白附子、花椒、桔梗各 4 克，黄酒适量。

【制法】将诸药择净，研细即成。

【用法】每次 9 克，每日 3 次，温黄酒适量送服。

【功效】活血化瘀、通络止痛。适用于头痛如刺、牙痛、中风肢体不遂等。

蒴藋根酒

【配方】蒴藋根、白酒各适量。

【制法】将蒴藋根择净，布包，放入酒瓶中，加入白酒适量，密封浸泡 1 周即成。

【用法】每日 3 次，每次饮服 30 毫升。

【功效】活血通络。适用于头痛。

万金散

【配方】石斛、防风、巴戟天、炮附子、干地黄、石楠、远志、踯躅、炮乌头、干姜、肉桂各 5 克，花椒 9 克，瞿麦、茵陈、秦艽、茵芋、黄芪、蔷薇、独活、细辛、牛膝各 3 克，柏子仁、泽泻、杜仲、山茱萸、通草、甘草各 2 克，黄酒适量。

【制法】将诸上药择净，研细备用。

【用法】每次 6 克，每日 3 次，鸡未鸣时再服 1 次，黄酒适量送服。

【功效】活血化瘀、通络止痛。适用于头痛、目眩、耳聋、两目泪出、鼻不闻香臭、口烂恶疮、鼠漏瘰疬、喉咽生疮、烦热咳嗽、胸满、脚肿、半身偏枯不遂、手足筋急缓、不能屈伸、湿痹、女人带下等症。

十一、眩晕

人参大补酒

【配方】人参 2 克，熟地黄 5 克，枸杞子 18 克，白酒 500 毫升。

【制法】将上药捣碎或切成薄片，装入布袋，置于容器中，加入白酒，密封浸泡 15 日后过滤去渣，加入冰糖即成。

【用法】每日 2 次，每次饮服 20

毫升。

【功效】大补元气、滋肝明目、安神延年。适用于身体虚弱、头晕目眩、神经衰弱、腰膝酸软等症。

大豆蚕沙酒

【配方】大豆 150 克，云茯苓、蚕沙各 126 克，黄酒 3000 毫升。

【制法】将云茯苓、蚕沙碎细，置于净瓶中，用黄酒浸之，另炒大豆，令断生，急投入酒中，封口，经 7 日后开封，去渣即成。

【用法】每日5~7次，每次温饮1~2 小杯（20 ~ 50 毫升），微出汗为佳。

【功效】清利湿热、健脾祛湿。适用于头痛烦热、肌酸体重、身痒、背强口噤及女子产后风湿等症。

【禁忌】避风寒。

三叶酸桑葚酒

【配方】三叶酸 10 克，黑桑葚 250 克，白酒 2000 毫升。

【制法】将三叶酸切细，与黑桑葚同入净器中，用醇酒浸之，封口，经 7 日后开封即成。

【用法】不拘时，每日随量饮用，勿醉。

【功效】清热利湿、散瘀消肿、滋阴养血。适用于头晕目眩、口干舌燥、燥热咳嗽、小便不利、水肿等症。

【附记】三叶酸即酢浆草，为酢浆草科植物酢浆草的全草，味酸，性寒，有清热利湿、散瘀消肿之功效，民间用酢浆草根 10 克，甜酒煎服，治疗跌打损伤。

仙酒

【配方】枸杞子、苍术（蒸）各 100 克，牛膝、牛蒡子根、秦艽、羌活、防风、桔梗、火麻仁、鼠粘子各 10 克，白酒 2500 毫升。

【制法】将上药捣碎或切薄片，装入布袋，置于容器中，加入白酒，密封，每日振摇数次，浸泡 7 日后，过滤去渣即成。

【用法】每日 3 次，每次温服 30 毫升。

【功效】补肝肾、祛邪气。适用于眩晕、视物不清、腰膝酸软、肢体麻木、关节疼痛等症。

地黄酒

【配方】熟地黄 125 克，沉香 2.5 克，枸杞子 60 克，高粱酒 1750 毫升。

【制法】将上药捣碎或切成薄片，置于容器中，加入白酒，密封浸泡 10 日后过滤去渣即成。

【用法】每晚睡前饮服 15~30 毫升。

【功效】补肝肾、益精血。适用于眩晕、腰膝酸痛、耳聋耳鸣、面色不华、失眠多梦等症。

【禁忌】凡脾虚多湿、便溏、痰多、食欲缺乏者忌服。

当归酒

【配方】大当归 30 克，白酒 500 毫升。

【制法】将当归切薄片，用白酒浸 3 日，也可用好酒煎服。

【用法】每日 1 剂，分 3 ~ 5 次服。

【功效】和血脉、坚筋骨、止诸痛、调经水。适用于血虚头痛欲裂、月经不调等症。

【附记】《历代名医良方注释》：当归有活血化瘀、养血生血的药理作用，若血虚头痛，用当归制为酒剂，既能发挥当归的药效，又可借酒力加速循环，扩张毛细血管，全方药虽仅一味，但疗效可靠。应用时如配合川芎、白芷，疗效更好。

菊花酒

【配方】白菊花、白茯苓各 500 克，白酒 5000 毫升。

【制法】将上药捣碎或切成薄片，置于容器中，加入白酒，密封浸泡 7 日后过滤去渣即成。

【用法】每日 3 次，每次饮服 15 ~ 30 毫升。

【功效】散风清热、平肝明目、调利血脉、延缓衰老。适用于眼目昏花、头痛眩晕、目赤肿痛等症。

松花酒

【配方】松花 500 克，白酒 1500 毫升。

【制法】松花，春三月取五六寸如鼠尾者，不计多少，蒸细切碎，用生绢袋盛，加入酒中，浸5日即成。

【用法】每次空腹温饮50毫升，晚饭前再服50毫升。

【功效】祛风活血、益气、润心肺。适用于轻身疗病，治头旋脑皮肿痹。

补益杞圆酒

【配方】枸杞子、桂圆各60克，白酒500毫升。

【制法】将上药捣碎，置于容器中，加入白酒，密封，经常摇动，浸泡7日后，过滤去渣即成。

【用法】每日2次，每次饮服10～15毫升。

【功效】补肝肾、益精血、养心脾。适用于头晕目眩、目昏多泪、腰酸肢倦、健忘、失眠、食欲不振、神志不安等症。

【附记】验之临床，久服效佳。如无明显症状者，坚持常服，有滋补强壮之功，故可保健强身。

枸杞菊花酒

【配方】杭菊花、枸杞子各60克，蜂蜜适量，绍兴酒2500毫升。

【制法】将上药加入绍兴酒，浸泡10~20日，去渣过滤，再加蜂蜜适量即成。

【用法】每日早晚各饮服50毫升。

【功效】祛风止痛。适用于久患头风头痛、眩晕等症。

独活桂心酒

【配方】独活、桂心各50克，白酒1500毫升。

【制法】将上药切细，用白酒浸泡，在火边炙，使酒暖即成。

【用法】每次饮服50毫升，每日3次，渐加至100毫升。

【功效】适用于眩晕，肌肤畏寒，外感病先兆。

【禁忌】忌生葱。

首乌苡仁酒

【配方】制首乌90克，薏苡仁60克，白酒500毫升。

【制法】将首乌切片与薏苡仁同置于容器中，加入白酒，密封浸泡14日后，过滤去渣即成。

【用法】每日2次，每次饮服15～30毫升。

【功效】养血、祛风湿。适用于血虚眩晕、风湿腰痛、四肢麻木等症。

益阴酒

【配方】生地黄15克，女贞子、芝麻仁、枸杞子各30克，冰糖50克，白酒1000毫升。

【制法】将上药捣碎或切成薄片，装入布袋，置于容器中，加入白酒，密封，置文火上煮沸，取下待冷，浸泡14日后去药袋，加入冰糖，再兑入白开水250毫升即成。

【用法】每日3次，每次饭前饮服10～20毫升。

【功效】滋肝肾、补精血、益气力、乌须发。适用于头晕目眩、腰膝酸软、肾虚遗精、须发早白、肠燥便秘等症。

【附记】凡属阴虚所致者用之多效。

黄牛脑子酒

【配方】黄牛脑子（切片）1个，白芷、川芎片各9克，白酒500毫升。

【制法】将上药同置于瓷器内，加酒煮沸即成。

【用法】趁热食之，尽量而醉，醉后即卧，卧醒疾若消。

【功效】祛风活血止头痛。适用于远年近日、偏正头痛等症。

【附记】本方原载《寿世青编》"病后调理食服法"中，以黄牛脑子治头部疾病，也是中医脏器疗法的一种，再加白芷、川芎祛风活血止头痛，酒能助阳，所以是一张祛邪与扶正兼顾的方剂。

薯蓣白术酒

【配方】薯蓣、白术、五味子（碎）、丹参各400克，防风500克，山茱萸（碎）2000克，人参100克，生姜（屑）300克，酒25升。

【制法】将上药切细，装入绢袋，浸入5日即成。

【用法】每日2次，每次饮服20～30毫升。

【功效】补益气力。适用于脾肾虚寒、消化不良、厌食、虚证眩晕等症。

【附记】引自唐代《外台秘要》、

明代《普济方》。

茯苓当归酒

【配方】茯苓80克，当归、白芍、桔梗、苍术、白芷、厚朴、陈皮、枳壳、麻黄、半夏、桂枝、甘草各60克，川芎、干姜各30克，白酒适量。

【制法】将上药粉碎成粗粉，用白酒作溶剂，浸渍10～15日后，缓缓渗滤，收集滤液。取蔗糖制成糖浆，待温，加入上述滤液中，静置，滤过，即成。

【用法】每日2次，每次饮服15～30克。

【功效】散寒解表、祛风燥湿、消积止痛。适用于头痛身痛、风寒湿痹、腰膝冷痛等症。

猪脑酒

【配方】新鲜猪脑2只，生姜汁1小杯，黄酒100毫升。

【制法】将猪脑洗净，放入瓷罐内，加姜汁、黄酒，隔水蒸熟即成。

【用法】每日1次或隔日1次，趁热1顿服完。

【功效】填精补脑。适用于头痛绵绵，时痛时止。

【禁忌】胆固醇高者不宜服用。

人参二子酒

【配方】人参9克，枸杞子、五味子各30克，白酒500毫升。

【制法】将上药捣碎，置于容器中，加入白酒，每日振摇1～2次，密封浸泡7日去渣留液即成。

【用法】随量饮服。

【功效】补肾益气。适用于气血不足、肾精亏虚、心虚胆怯、心悸、失眠、神经衰弱等症。

平补酒

【配方】肉苁蓉125克，枸杞子、巴戟天、滁菊花各65克，糯米125克，酒曲适量。

【制法】将上药放入砂锅中，加入清水煎成3000毫升，待冷，糯米蒸熟，沥干，待冷，置于容器中，加入药汁、酒曲（研末）拌匀，保温如常法酿酒，14日后开封，去糟粕即成。

【用法】每日2次，每次服15～30毫升。

【功效】补肾养肝、益精血、健筋骨、明目。适用于头晕目眩、腰背酸痛、足膝无力等症。

杞圆药酒

【配方】枸杞子、桂圆肉、当归身各 60 克，牛膝、杜仲、五加皮各 45 克，红枣 250 克，甘草、红花各 15 克，金银花 45 克，白糖、蜂蜜各 500 克，白酒 3700 毫升。

【制法】将上药捣碎，装入布袋，置于容器中，加入白酒，密封浸泡 14 日后去药袋，加入白糖、蜂蜜，搅匀即成。

【用法】每次睡前饮服 10～15 毫升。

【功效】益精血、补肝肾。适用于精血不足、腰膝无力、筋骨不利、头晕目眩、心悸失眠等症。

桂圆补血酒

【配方】桂圆肉、制首乌、鸡血藤各 100 克，白酒 600 毫升。

【制法】将上药捣碎，置于容器中，加入白酒，密封，每日振摇 1 次，浸泡 10 日后，过滤去渣，即成。

【用法】每日 2 次，每次饮服 20 毫升。

【功效】滋阴养血。适用于面色无华、头晕目眩、心悸失眠、四肢无力、须发早白等症。

十二、心悸

侧金盏酒

【配方】侧金盏花 1 钱，白酒 500 毫升。

【制法】将侧金盏花置于玻璃容器中，加入白酒，密封浸泡 5 日后过滤去渣即成。

【用法】每日 2 次，每次饮服 5～10 毫升。

【功效】适用于心悸、充血性心力衰竭、心源性水肿等症。

人参北芪酒

【配方】鲜人参 10 支（每支 7～10 克），生晒参 30 克，北黄芪 250 克，白酒适量。

【制法】将生晒参切片，浸于 5 倍量的白酒中 15 日，然后过滤取液备用。黄芪加入清水煎 2 次（每次加入清水 500 毫升），合并煎液，滤过后浓缩至 500 毫升。将生晒参浸渍液、黄芪浓缩液及适量白酒混匀，静置 7 日，滤取液，加白酒至 4500 毫升，分装于 10 瓶内。每瓶放入洗刷干净、完整的鲜人参 1 支，密封，待用。

【用法】每日 3 次，每次饮服 40 毫升。

【功效】补气强身。适用于神疲懒言、动则气短、心悸不宁、健忘、自汗出、怯寒肢冷、纳少便溏、舌淡苔薄白、脉虚软者。

【禁忌】凡内有实火、温热病初起、肝阳上亢、外感邪实、阴虚火旺者慎用。

【附记】经常饮用，能增强体质，延年益寿，预防老年性痴呆。

补心酒

【配方】麦冬 30 克，生地黄 24 克，枸杞子、白茯苓、当归身、桂圆肉各 15 克，甜酒 2500 毫升。

【制法】将上药捣碎或切成薄片，装入布袋，置于容器中，加入甜酒，密封浸泡 7 日后即成。

【用法】每日早晚各 1 次，每次饮服 30~100 毫升。

【功效】补血养心、安神定志。适用于心血不足、惊悸怔忡、头晕失眠、健忘等症。

桂圆药酒

【配方】银花、牛膝、杜仲、五加皮各 90 克，枸杞子、桂圆肉、生地黄、当归身各 120 克，大枣 500 克，红花、甘草各 30 克，白糖、蜂蜜各 1000 克，低度白酒 7500 毫升。

【制法】将除白糖外的其余药加工捣碎或切成薄片，装入布袋，置于容器中，加入白酒和白糖、蜂蜜，密封，隔水加热后，取出候凉，浸泡数日后即成。

【用法】每日 1 盅（约 15~30 毫升），不可过量。

【功效】补肝肾、益精血、壮筋骨、定神志。适用于肝肾精血不足、腰膝乏力，或筋骨不利、头晕目眩、心悸失眠等症。无明显症状，体质偏于肝肾虚弱者亦可饮服。

紫石英酒

【配方】紫石英 30 克，钟乳石、防风、远志、肉桂各 12 克，麻黄、茯苓、白术、甘草各 9 克，白酒适量。

【制法】将上药择净，研细，加入白酒适量，密封浸泡 1 周即成。

【用法】每日 3 次，每次饮服 30 毫升。

【功效】养心益气。适用于心气不足或惊怖等症。

十三、冠心病

舒心酒

【配方】三七粉、栀子各 10 克，丹参 15 克，薤白、豆豉各 30 克，冰糖 200 克，米酒 1000 毫升。

【制法】将上药切碎捣成粗末，置于净器中，加入米酒和冰糖，浸泡 7 ~ 10 日，滤去药渣，澄清装瓶即成。

【用法】每日 2 次，每次饮服 10 ~ 20 毫升。

【功效】活血化瘀、开胸散结、清热除烦、消痹止痛。适用于冠心病、心绞痛等病的防治。

桂辛酒

【配方】桂枝 50 克，辛夷 3 克，白酒 100 毫升。

【制法】将桂枝、辛夷用文火煎 2 次，每次加入清水 200 毫升，2 次取汁 100 毫升，过滤，与白酒混合，再煮沸即成。

【用法】每日 2 次，每次饮服 10 ~ 20 毫升。

【功效】活血通窍、通络止痛。适用于心绞痛发作。

灵脂玄胡酒

【配方】五灵脂、玄胡、炒没药各 50 克，米酒 1000 毫升。

【制法】将上药捣碎成粗末，置于净容器中，加入米酒，密封浸泡 7 ~ 10 日启封，滤去药渣，澄清装瓶即成。

【用法】每日 2 次，每次饮服 10~20 毫升。

【功效】活血化瘀、通络止痛。适用于心绞痛、高脂血症。

丹参灵芝酒

【配方】灵芝 60 克，丹参、三七各 10 克，米酒 1000 毫升。

【制法】将上药捣碎成末，置于净容器中，加入米酒，密封浸泡 7~10 日启封，滤去药渣，澄清装瓶即成。

【用法】每日 2 次，每次饮服 20 ~ 30 毫升，早、晚空腹饮用。

【功效】养血补虚、活血止痛。适用于冠心病、神经衰弱症。

【附记】引自《药汤汇编》。

肉桂干姜酒

【配方】肉桂 50 克，干姜 100 克，米酒 1000 毫升。

【制法】将上药切片并捣成粗末，置于容器中，加入米酒，密封浸泡 5 ~ 7 日启封，滤去药渣，澄清装瓶即成。

【用法】每日 2 次，每次饮服 10~20 毫升。

【功效】温中散寒、温经通脉。适用于寒凝引起的心绞痛。

丹参活血酒

【配方】丹参 120 克，白酒 1000 毫升。

【制法】将丹参捣成粗末，置于净酒坛中，加入白酒，密封浸泡 7 ~ 10 日启封，滤去药渣，澄清装瓶即成。

【用法】每日 2 次，每次饮服 10 ~ 20 毫升。

【功效】活血化瘀，调经顺脉。适用于心绞痛、月经不调、血栓性脉管炎等症。

大蒜葡萄酒

【配方】紫皮大蒜 18 片，红葡萄酒 150 毫升。

【制法】将大蒜捣碎，置于容器中，加入葡萄酒，每日振摇 1 ~ 2 次，密封浸泡 15 日，去渣留液即成。

【用法】每日 2 ~ 3 次，每次饮服 20 毫升。

【功效】通阳散结。适用于冠心病。

三七丹参酒

【配方】三七粉、栀子各 10 克，丹参 15 克，栝蒌、豆豉各 30 克，冰糖 200 克，60 度白酒 500 毫升。

【制法】将除冰糖外的其余药加工成粗末，用纱布包好，置于容器中，加入白酒和冰糖，密封，每日振摇数次。放置 7 日后，过滤去渣即成。

【用法】每晚临睡前 1 次，1 次饮服 10 ~ 30 毫升。

【功效】活血化瘀、开胸散结、清热除烦、祛痹止痛。适用于冠心病的预防及治疗。

十四、中暑

十滴水

【配方】大黄 20 克，小茴香、桂皮各 10 克，辣椒 5 克，干姜、樟脑各 25 克，薄荷油 25 毫升（或桉叶油 12.5 毫升），白酒 1000 毫升。

【制法】将上药捣为粗粉或切成薄片，混匀，用白酒作溶解媒，按渗滤法漉滤，至渗出的滤液达 800 毫升左右，即停止渗滤，药渣压榨出余液，与渗滤液合并，加樟脑（应先置研钵中加白酒湿润后研细）与薄荷油，振摇或搅拌使之溶解，置阴凉处静置过夜，如有沉淀，则用棉花滤去再添加白酒至 1000 毫升。分装备用。

【用法】每次饮服 5 毫升，小儿酌减。

【功效】导浊、清暑、开窍、止痛。适用于中暑引起的头晕、恶心、腹痛、肠胃不适等症。

【禁忌】孕妇忌服。

【附记】本方加甘油（2：1）混匀，涂搽红、肿、痒处，日搽数次，可预防冻疮。验之效佳。

杨梅酒

【配方】杨梅 500 克，白酒 80 毫升。

【制法】将杨梅洗净加白糖（或酒成后加入），共装入瓷罐中捣烂，加盖（不密封，稍留空隙），约 7 ~ 10 日，自然发酵成酒。再用纱布绞汁，即成约 12 度的杨梅露酒，然后倒入锅中煮沸，待冷装瓶，密闭保存。时间越久越好。

【用法】每日3次，每次饮服50毫升。

【功效】防暑止泻。用于预防中暑，并有止泻之功。

【附记】夏季饮用最宜。

胡麻酒

【配方】胡麻子200克，生姜60克，生龙脑叶20克，黄酒500毫升。

【制法】渍麻子，煎熟，略炒，加生姜、龙脑叶，同入炒，细研，置于容器中，加入黄酒，密封浸渍7日后过滤去渣即成。

【用法】盛夏正午饮服50～1000毫升。

【功效】解暑热。适用于预防中暑。

【附记】服后清风飒然，绝无暑气，确有预防中暑之效。

十五、失眠

人参三七酒

【配方】人参2克，三七、川芎各6克，当归、黄芪各20克，五加皮、白术各12克，甘草4克，五味子、茯苓各8克，白酒1000毫升。

【制法】将上药捣碎或切成薄片，置于容器中，加入白酒，密封浸泡15日后过滤去渣即成。

【用法】每日2次，每次饮服10～20毫升，长期使用。

【功效】补益气血、养心安神。适用于劳倦过度、久病虚弱、失眠多梦、食欲不振、倦怠乏力等症。

黄精首乌酒

【配方】黄精50克，何首乌、枸杞子、酸枣仁各25克，白酒500毫升。

【制法】将上药捣碎，置于容器中，加入白酒，密封浸泡2个月后过滤去渣即成。

【用法】随量饮之。

【功效】补肝肾、健脾胃、养阴血、理虚损。适用于头晕失眠、食欲缺乏、腰膝酸痛、体衰乏力等症。

【附记】引自《药酒汇编》。

鸡睾丸桂圆酒

【配方】鸡睾丸2副,桂圆肉100克,白酒500毫升。

【制法】先将鸡睾丸蒸热后剖开,晾干。与桂圆肉同置于容器中,加入白酒,密封浸泡3个月后过滤去渣即成。残渣另食用。

【用法】适量饮用。

【功效】温补肾阳、养心安神。适用于阳虚畏寒、腰膝酸软、肢体冷痛、失眠等症。

人参远志酒

【配方】人参16克,当归10克,远志6克,桂圆肉8克,酸枣仁4克,冰糖20克,50度白酒600毫升。

【制法】将除冰糖外的其余药加工成粗末,用纱布包,置于容器中,加入白酒和冰糖,密封,放置14日后,过滤去渣,贮瓶即成。

【用法】每日2次,每次10～15毫升。

【功效】补气血、安心神。适用于倦怠乏力、食欲不振、失眠健忘、虚烦头晕等症。

茯神人参酒

【配方】茯神90克,人参45克,陈皮、生姜、当归各30克,炙甘草20克,炒枣仁120克,白酒4000毫升。

【制法】将上药粗加工成碎颗粒,用绢布袋盛,扎紧袋口,放入干净的酒坛中,加入白酒,加盖密封浸泡;隔日摇动,14日后开封,去掉药袋,过滤后贮瓶备用。

【用法】每日早晚各1次,每次空腹饮服15～30毫升。

【功效】养血安神、理气健脾。适用于心气虚、失眠、饮食减少等症。

红枣当归酒

【配方】红枣60克,当归6克,川郁金、石菖蒲、五加皮、陈皮、麦门冬、牛膝各3克,红花1.5克,白酒700毫升。

【制法】将上药切碎,装入布袋,置于容器中,加入白酒,密封,隔水煮 2 小时，取出待冷后，埋入地下 5 日，以去火毒，过滤去渣，即成。

【用法】适量饮用。

【功效】补脾胃、益气血、安心神。适用于体质虚弱、劳倦过度、形体消瘦、健忘失眠、食欲缺乏等症。

【附记】引自《药酒汇编》。

熟地黄地骨皮酒

【配方】熟地黄、地骨皮各 30 克，远志、菟丝子、五味子、石菖蒲各 15 克，川芎 10 克，米酒 1500 毫升。

【制法】将上药拣去杂质，冲洗干净，晾干；用米酒适量润透各药，隔水蒸 30 分钟，取出待凉，装入酒器中，加入米酒，密封浸泡 2 周，过滤取渣，即成。

【用法】每日 2 次，每次饮服

15 ～ 30 毫升。

【功效】补益心肾、安神益智。适用于身体虚弱、记忆力减退、经常头痛头晕、睡眠不宁、精神不振、心悸不安等症。

人参果酒

【配方】人参果 50 克，白酒 500 毫升。

【制法】将人参果放入白酒中浸泡 10 ～ 15 日后即成。

【用法】每日 2 次，每次饮服 10 ～ 20 毫升。

【功效】适用于神经衰弱、头昏、失眠、肾虚所致的须发早白、不思饮食、烦躁口渴、月经不调等症。

【附记】引自《陕甘宁青中草药选》。

十六、风湿病

八角枫酒

【配方】八角枫 150 克，白酒 1500 毫升。

【制法】将八角枫干根洗净、切

细，放入坛中，加入白酒，密封浸泡 30 日，去渣过滤，取其上清液即成。

【用法】每日 2 次，每次饮服 10 ～ 20 毫升。

【功效】祛风通络、散寒镇痛。

适用于慢性风湿性关节炎。

五蛇祛风酒

【配方】蝮蛇、乌梢蛇各 4 条，眼镜蛇、蕲蛇各 1 条，赤链蛇 50 克，白酒 5000 毫升。

【制法】将五蛇蒸熟，置于容器中，加入白酒，每日振摇 1 ~ 2 次，密封浸泡 45 日，酒至半时再添酒至足数，去渣留液即成。

【用法】每日 2 次，每次饮服 25 毫升。

【功效】祛风攻毒、通络止痛、强身健体。适用于风湿性及类风湿性关节炎。

【附记】引自《虫类药的应用》。

三藤寄生酒

【配方】络石藤、海风藤、鸡血藤、桑寄生各 45 克，木瓜 30 克，五加皮 15 克，白酒 1500 毫升。

【制法】将上药切成薄片，装入绢袋，扎紧袋口，置于酒坛内，再加入白酒，加盖密封，置阴凉处。21 日后开封，弃去药袋，澄清即成。

【用法】每次饮服 30 毫升即可，温热服效果更佳。

【功效】祛湿舒筋通络。适用于风湿性关节炎及关节疼痛等症。

蕲蛇红花酒

【配方】蕲蛇 50 克，红花 20 克，天麻、防风、当归各 10 克，羌活、秦艽、五加皮各 15 克，蔗糖 200 克，白酒 2000 毫升。

【制法】将蕲蛇粉碎，其余 7 味共粉碎，与蕲蛇粉混匀，用白酒作溶剂，密封浸泡 2 日，以每分钟 1 ~ 3 毫升的速度缓缓渗滤，收集渗液，加蔗糖溶解，去渣留液即成。

【用法】每日 2 次，每次饮服 15 ~ 30 毫升。

【功效】祛风除湿、舒筋活血。适用于风湿性及类风湿性关节炎、关节疼痛。

【附记】引自《中药制剂汇编》。

豹骨天麻酒

【配方】豹骨、天麻、陈皮、桂枝、五加皮、秦艽、怀牛膝、木瓜、白术、杜仲、当归、川芎、熟地黄、红釉、防风、桑枝、党参、白茄根、黄芪、甘松、红花、菟丝子、白酒各适量。

【制法】将豹骨加白酒适量浸渍15日，其余药粉碎成粗粉，再与浸渍豹骨混匀，用白酒作溶剂，浸渍7日后，缓缓渗滤，收集滤液；另取蔗糖制成糖浆，待温，加入上述滤液中，搅匀，静置，滤过，即成。

【用法】每日2～3次，每次饮服25～50毫升。

【功效】滋补健身、强壮筋骨、舒筋活络、追风祛湿。适用于风寒湿痹、手足麻木、筋骨疼痛、腰膝无力等症。

牛膝白石英酒

【配方】牛膝、石斛、制附子各90克，白石英、磁石各120克，萆薢、丹参、防风、山萸肉、黄芪、羌活、羚羊角、酸枣仁各30克，生地、肉桂、云茯苓各60克，杜仲45克，白酒3500毫升。

【制法】将上药共碎为细末，白布袋盛之，悬于瓷瓶中，用白酒浸之，经10日开取。

【用法】每日早晚各1次，每次空腹温饮1小杯，旋饮旋添酒。

【功效】适用于风湿痹痛、筋脉挛急、腰脚软弱无力、视听不明等症。

【附记】引自《药酒验方选》。

木瓜牛膝酒

【配方】木瓜35克，牛膝25克，白酒600毫升。

【制法】将木瓜、牛膝同放入白酒中，密封浸泡15日后即成。

【用法】每日1次，每次饮服10毫升。

【功效】舒筋活络、祛风除湿。适用于关节僵硬、活动不便、身骨酸痛等症。

十七、呕吐

菖蒲酒

【配方】石菖蒲120克，白酒450毫升。

【制法】将石菖蒲置于玻璃容器中，加入白酒，密封浸泡3～5日后即成。

【用法】每日 3 次，每次空腹饮服 10 ～ 20 毫升。

【功效】提神醒脑、去湿开胃。适用于癫狂惊痫、神昏谵语、耳聋、健忘失眠、关节不利、咳逆痰多、胸腹胀闷、脘痞不饥、呕吐等症。

前胡生姜酒

【配方】前胡、吴茱萸、生姜各 12 克，陈皮 9 克，大麻仁 15 克，阿胶、肉桂、甘草各 3 克，大枣 10 枚，黄酒适量。

【制法】将上药择净，研细，放入锅中，加清水 3 份，黄酒 2 份，煎沸即成。

【用法】分次饮服，每日 1 剂。

【功效】温中止呕。适用于反胃呕吐。

砂仁酒

【配方】砂仁 50 克，黄酒 500 毫升。

【制法】将砂仁略炒，捣研成粗末，用绢布袋盛，浸于酒中，密封瓶口，5 日后即成。

【用法】每日 2 ～ 3 次，每次食后温服 15 ～ 20 毫升。

【功效】行气和中、开胃消食。适用于湿滞中焦、胸腹胀满、食欲不振、消化不良、恶心呕吐、胃脘胀痛、腹泻等症。

白术茯苓酒

【配方】白术、茯苓、菊花各 60 克，忍冬叶 40 克，白酒 1500 毫升。

【制法】将白术、茯苓捣碎，菊花、忍冬叶切细，将其共装纱布袋内，扎紧袋口，置于酒中，密封浸泡 7 日。开封后，再加入冷开水 1000 毫升摇匀即成。

【用法】每日 2 次，每次空腹温服 20 ～ 30 毫升。

【功效】补脾和胃、益智宁心、祛风湿。适用于脾虚湿盛、脘腹胀闷不适、心悸、腰脚沉重等症。

高良姜酒

【配方】高良姜 70 克，藿香 50 克，黄酒 500 毫升。

【制法】先将高良姜用火炙出焦香，打碎，藿香切碎，置于砂锅中，加入黄酒，煮沸至 3 ~ 4 沸，过滤去渣即成。

【用法】每日 2 次，每次饮服 15 ~ 20 毫升。霍乱 1 次顿服 150 ~ 200 毫升。

【功效】暖胃散寒、芳香化浊、理气止痛。适用于胃寒呕吐、脘腹冷痛、霍乱吐痢等症。

【附记】《外台秘要》《普济方》载本方，只取高良姜 70 ~ 150 克。

薄荷酒

【配方】薄荷 50 克，薄荷油 50 毫升，90% 酒精适量。

【制法】将薄荷置于容器中，加入适量酒精，密封浸泡 1 ~ 3 日，去渣留液，加入薄荷油混匀，加酒精至 1000 毫升。

【用法】每日 1 次，每次空腹饮服 0.5 ~ 1 毫升。用时加冷开水稀释后服用。

【功效】祛风健胃。适用于嗳气、呃逆、恶心呕吐、腹胀等症。

【附记】引自《中药制剂汇编》。

十八、痢疾

千金止痢酒

【配方】鼠尾草、黄连、当归、阿胶各 10 克，干姜 15 克，白酒 700 毫升。

【制法】将黄连、阿胶、鼠尾草、当归、干姜放入砂锅中，加入白酒，煮沸。煮沸后取适量酒，过滤去渣即成。

【用法】每日 3 次，每次温服 30 ~ 50 毫升。

【功效】适用于下利腹痛、肠滑不止等症。

生姜芍药酒

【配方】生姜 30 克，炒白芍 15 克，黄酒 700 毫升。

【制法】将生姜、炒白芍切碎，放入砂锅中，加入黄酒，煮沸 1 分钟，去渣过滤，待温度适宜即成。

【用法】每日 2 ~ 3 次，每次饮服 30 ~ 50 毫升。

【功效】温通气血。适用于下痢

不止、腹痛转筋等症。

【禁忌】虚寒性腹痛泄泻者禁用。

温脾酒

【配方】大黄、干姜、甘草各30克，人参、制附子各20克，黄酒500毫升。

【制法】将甘草略清洗，与干姜、大黄、人参、制附子一起放入玻璃瓶中，瓶中倒入黄酒，密封浸泡5日后揭开密封，去渣即成。

【用法】每日早晚各1次，每次温饮10～20毫升。

【功效】适用于脘腹冷痛、大便秘结或久痢。

地瓜藤酒

【配方】地瓜藤500克，烧酒1000毫升。

【制法】将上药捣碎，置于容器中，加入烧酒，每日振摇1～2次，密封浸泡7日后去渣留液。

【用法】每日2次，每次饮服30毫升。

【功效】行气清热，活血除湿。适用于慢性肠炎、泄泻、痔疮、消化不良、痢疾、黄疸、白带过多等症。

【附记】引自《中国民间百病良方》。

干姜甘草酒

【配方】干姜、甘草、大黄各30克，人参、制附子各20克，黄酒1000毫升。

【制法】将上药捣碎，置于容器中，加入黄酒，每日振摇1～2次，密封浸泡5日，去渣留液即成。

【用法】每日早晚各1次，每次饮服10～20毫升。

【功效】温中散寒、通便。适用于慢性结肠炎、胃溃疡、脾胃虚寒、脘腹冷痛、泄泻、腹部胀满、食欲不振等症。

十九、高脂血症

消脂酒

【配方】丹参、山楂片、香薷、泽泻各30克，蜂蜜150毫升，白酒500毫升。

【制法】将山楂片、泽泻、丹参

切成薄片，与香薷一起放在玻璃瓶中，在玻璃瓶中加入白酒，密封浸泡14日后，过滤去渣，杯中加蜂蜜即成。

【用法】每日2次，每次饮服20～30毫升。

【功效】健脾益胃、活血消脂。适用于高血脂等症。

香薷柠檬酒

【配方】香薷25克，柠檬1个，蜂蜜80克，白酒500毫升。

【制法】将香薷、柠檬洗净、晾干，柠檬切片，放在玻璃瓶中，玻璃瓶中倒入白酒，密封浸泡7日后，拣去柠檬，继续浸泡7日，瓶中加入蜂蜜，拌匀即成。

【用法】每日2次，每次饮服20毫升。

【功效】健脾益胃。适用于高脂血症、高血压病等症。

玉竹长寿酒

【配方】当归、何首乌（制）、党参各20克，玉竹、白芍各30克，白酒1000毫升。

【制法】将上药共研为粗粉，纱布袋装，扎口，加入白酒，密封浸泡7日后取出药袋，压榨取液，并将药液与药酒混合，静置后过滤，即成。

【用法】每日2次，每次饮服10～20毫升。

【功效】益气血、健脾胃、延年益寿。适用于气阴不足、身倦乏力、食欲缺乏、血脂过高者。

首乌酒

【配方】制首乌、金樱子、黄精各15克，黑豆（炒）30克，白酒1000毫升。

【制法】将上药研成粗末，纱布袋装，扎口，加入白酒，密封浸泡14日后取出药袋，压榨取液，并将榨得的药液与白酒混合，静置，滤过，即成。

【用法】每日早晚各1次，每次饮服20毫升。

【功效】养血补肾、乌须发。适用于心血不足，肾虚遗精，须发早白，血脂、血糖过高者。

二十、高血压

芹菜砂糖酒

【配料】芹菜 200 克，砂糖 120 克，白酒 1500 毫升。

【制法】将新鲜芹菜连茎带叶洗净，晾干表面水分，切成 2~3 厘米长条，放入容量为 3000 毫升的广口瓶中，加入白酒和砂糖，密封浸泡 2 个月，过滤去渣即成。

【用法】每日 2 次，每次饮服 10~20 毫升。

【功效】健胃、降压、安神。

洋葱红酒

【配料】新鲜洋葱 1~2 头，葡萄酒 500 毫升。

【制法】将洋葱洗净，剥去老皮，切成 8 等份的半圆形，装入盛红葡萄酒的瓶中，盖紧密封，置阴凉处放置 5~7 日即成。

【用法】每次饮服 30~50 毫升，每日 1~2 次。浸过酒的洋葱一起食用，效果更佳。

【功效】降血压、降血糖、安神助眠、抗衰老。适用于高血压、糖尿病、动脉粥样硬化等患者。

菊花枸杞酒

【配料】白菊花、枸杞子各 60 克，黄酒 1000 毫升。

【制法】将上药加入绍兴黄酒，密封浸泡 10~20 日，去渣过滤，加入蜂蜜适量即成。

【用法】每日早晚各饮服 1 小杯。

【功效】清肝、明目、止眩。适用于久患高血压引起的头痛、眩晕等症。

山药人参酒

【配料】山药 50 克，山茱萸、五味子各 30 克，人参 10 克，白酒 1500 毫升。

【制法】将上药共放入酒中浸泡，10 日后即成。

【用法】每日 2~3 次，每次饮服 20~30 毫升。

【功效】补脾益肾。适用于高血

压所致的神疲乏力、食欲缺乏、腰酸、耳鸣等症。

天麻川芎酒

【配料】天麻 80 克，川芎 30 克，白酒 1000 毫升。

【制法】将上药加工成粗末，装入绢袋，扎紧口备用。将白酒倒入干净酒坛中，放入药袋，加盖密封，置于火旁煨热，然后放阴凉干燥处，经常摇动，14 日后开封，去药袋，贮瓶即成。

【用法】每日早晚各 1 次，每次空腹饮服 15 ~ 30 毫升。

【功效】活血熄风。适用于高血压引起的头痛、眩晕等症。

二十一、脑卒中

石斛酒

【配方】石斛、丹参、五加皮各 15 克，制附片、秦艽、杜仲、山茱萸、牛膝各 12 克，肉桂、干姜、羌活、花椒、陈皮、黄芪、白前、川芎、茵芋、当归各 9 克，薏苡仁 30 克，防风 6 克，钟乳石 24 克，白酒适量。

【制法】将上药择净，研细，布包，放入酒瓶中，加入白酒适量，浸泡 1 周即成。

【用法】每日 2 次，每次饮服 30 毫升。

【功效】补益肝肾、养血通络。适用于肝肾亏虚、足痛痹挛、行走不利等症。

胡麻仁酒

【配方】胡麻仁、白酒各适量。

【制法】将胡麻仁择净，布包，放入酒瓶中，加入白酒适量，密封浸泡 24 小时即成。

【用法】不拘时饮服。

【功效】养血通络。适用于脑卒中、手足不遂、肢体麻木等症。

白术酒

【配方】白术、地骨皮、蔓荆子各 90 克，菊花 600 克，大米、酒曲酿酒各适量。

【制法】将白术、地骨皮、蔓荆子、菊花择净，研细，水煎取汁，加大米、酒曲酿酒即成。

【用法】每日随意饮服。

【功效】养心定志。适用于心气不足、心手不随、语声冒昧等症。

白术煮酒

【配方】白术12克，黄酒适量。

【制法】将白术择净，研细，加入黄酒适量，煎沸即成。

【用法】每日2次。

【功效】益气活血。适用于脑卒中后口噤、不省人事等症。

杏仁酒

【配方】杏仁、大米、酒曲各适量。

【制法】将杏仁择净，水煎取汁，加大米、酒曲酿酒即成。

【用法】每日3次，每次饮服50毫升。

【功效】宣肺理气、止咳平喘、润肠通便。适用于脑卒中、半身不遂、失音不语、咳嗽气喘、肠燥便秘等症。

葛根汤

【配方】葛根、白芍、肉桂、干地黄、羌活各9克，麻黄、甘草各6克，生姜18克，黄酒适量。

【制法】将上药择净，研细，放入锅中，加黄酒3份，清水5份，浸泡片刻，水煎取汁即成。

【用法】每日1剂。

【功效】温经通络、疏风散寒。适用于脑卒中、四肢缓弱、身体疼痛不遂、妇人产后感冒等。

乌骨鸡酒

【配方】乌骨鸡1只，黄酒1000毫升。

【制法】乌骨鸡去毛和内脏、洗净，放入锅内；将500毫升黄酒倒入盛鸡的锅中，以大火烧开后，转入小火熬煮至鸡肉断血，停火。待鸡冷却后将剩余的酒一起倒入，加盖浸泡1～2日即成。

【用法】每日睡前饮服2小盅。

【功效】补肾填精、熄风活血通络。适用于肾虚阻络引起的脑卒中偏瘫、腰腿不利等症。

杜仲酒

【配方】杜仲24克，石楠6克，羌活12克，制附片15克，白酒适量。

【制法】将诸药择净，研细，布包，放入酒瓶中，加入白酒适量，浸泡1周即成。

【用法】每日3次，每次饮服30毫升。

【功效】祛风除湿、散寒通络。适用于脑卒中、腰脚疼痛、活动不利等症。

吴萸豆豉酒

【配方】吴茱萸10克，豆豉30克，黄酒适量。

【制法】将吴茱萸、豆豉择净，研细，加入黄酒适量煮沸即成。

【用法】每日1剂。

【功效】活血行气。适用于脑卒中、口僻不能语等症。

鹿茸人参酒

【配方】鹿茸10克，人参15克，

杜仲30克，牛膝、石斛各20克，白糖适量，白酒1500毫升。

【制法】将上药择净，置于酒瓶中，加入白酒及白糖，密封浸泡，每日摇动数次，连续1周即成。

【用法】每日2次，每次饮服30～50毫升。

【功效】补肾壮阳、填精益气。适用于脑卒中后遗症患侧肢体畏寒怕冷、水肿、步行不稳等症。

独活白附酒

【配方】独活50克，黑豆200克，白附子10克，米酒1000毫升。

【制法】将上药加工成粗颗粒，用干净纱布袋装，扎紧袋口，放入盛有米酒的瓷器内，加盖，以文火煮数沸，待冷后密封静置3日，取去药袋，即成。

【用法】每日2次，夜1次，每次饮服10毫升。

【功效】祛风通络。适用于脑卒中、口眼歪斜（面神经瘫痪）。

白附全蝎酒

【配方】白附子、僵蚕、全蝎各

30 克，醇酒 250 毫升。

【制法】将上药碎细，用醇酒 250 毫升，浸入瓶中经 3 宿后即成。

【用法】每日 2 次，每次饮服 10 ～ 15 毫升。

【功效】祛风通络、化痰止痉。适用于脑卒中、口眼歪斜等。

【附记】引自《药酒验方选》。

活血通络酒

【配方】栗子、苍术、牛膝各 50 克，天麻 20 克，秦艽 5 克，防风、枸杞子、桂枝、蚕沙各 10 克，当归 2 克，生地黄 15 克，白酒 750 毫升。

【制法】先将栗子炒熟，取肉备用。再将上药研碎，与栗子共浸入白酒中，密封 10 日后即成。

【用法】每日 2 次，每次饮服 10 ～ 20 毫升。

【功效】补肝肾、强筋骨、补脾肾。适用于脑卒中后遗症之半身不遂、肢体软弱、眩晕耳鸣、手足拘挛、面色淡白等以及风寒湿痹症。

息风活络酒

【配方】天麻、白花蛇舌草各 50 克，防风 30 克，归尾、石楠藤、菊花、生山楂各 15 克，白酒 1500 毫升。

【制法】将上药制为粗末，用纱布包好，浸入白酒内，密封储存，5~20 日即成。

【用法】每日 2 次，每次饮服 10 ～ 20 毫升。

【功效】祛风活络、补虚。适用于脑卒中、半身不遂等症。

防风羌活酒

【配方】防风 10 克，川羌活 15 克，黑豆 30 克，黄酒（或米酒）200 毫升。

【制法】将黑豆去皮炒熟，然后与防风、川羌活共捣为粗末，用黄酒（或米酒）浸泡 1 昼夜，再用文火煮沸、去渣，候温备用。

【用法】每日 2 次，每次饮服 10 ～ 20 毫升。

【功效】散寒、通络、止痛。适用于头顶疼痛、风寒表证及上肢麻木症。

乌鸡糯米酒

【配方】雌乌鸡1只，糯米酒4000毫升。

【制法】将乌鸡宰杀，去毛及嘴、爪，开膛，去肠杂，洗净，与糯米酒共放入砂锅内，文火煮至1000毫升，取酒液备用。

【用法】每日2次，每次饮服10～20毫升。

【功效】祛风、补虚。适用于脑卒中、项强口噤、舌硬不得语、目睛不转、烦热口渴等症。

全蝎地龙酒

【配方】全蝎、地龙、白附子、白僵蚕各10克，蜈蚣3条，白酒500毫升。

【制法】将诸药研为细末，混匀备用。将药末放入瓶内，加入白酒密封浸泡21日即成。

【用法】每日2次，每次饮服10～20毫升。

【功效】活血祛风、通痹活络。适用于脑卒中之口眼歪斜、半身不遂、语言不利等症。

皂荚南星酒

【配方】皂荚、天南星各50克，白酒500毫升。

【制法】将皂荚、天南星切碎，置于容器中，加入白酒，密封，隔水煮沸后，浸泡7日，过滤去渣即成。

【用法】每日3次，每次饮服30毫升。

【功效】祛风痰、利湿毒。适用于脑卒中、口眼歪斜、头痛、咳嗽痰喘、肠风便血、噤口痢等症。

独活牛膝酒

【配方】独活、肉桂、防风、制附子、牛膝各30克，火麻仁（炒香）、川椒（炒出汗）各50克，白酒1500毫升。

【制法】将上药捣碎，置于容器中，加入白酒，密封，浸泡7日后（以药力尽为度），过滤去渣，备用。

【用法】每日饭前及临睡前各服1次，每次温服30～50毫升。

【功效】祛风除湿、温经通络。适用于治疗脑卒中、半身不遂、骨节疼痛等症。

二十二、面部神经麻痹

吴萸豆豉酒

【配方】吴茱萸60克，天麻20克，淡豆豉180克，黄酒3000毫升。

【制法】将吴茱萸、天麻去除杂质，淡豆豉用姜汁拌匀，晾干，然后与吴茱萸、天麻同装入纱布袋内，扎紧袋口，置于黄酒中，用小火煎煮14小时，去除药渣，滤取药酒，装瓶即成。

【用法】每日2次，每次饮服10～20毫升。

【功效】祛风散寒。适用于额面神经麻痹，脑卒中引起的半身不遂、口眼歪斜、语言不利等症。

【禁忌】本药酒对出血性脑卒中（脑出血）者不适宜。

牵正酒

【配方】独活50克，僵蚕15克，白附子、全蝎各10克，大豆100克，白酒（清酒）1000毫升。

【制法】将上药加工粗碎，置于容器中，加入白酒，密封浸泡3~5日，或用白酒入药煎数沸，过滤去渣，即成。

【用法】每日3次（临睡1次），每次饮服10~15毫升。避风。

【功效】祛风止痉、化痰通络。适用于口眼歪斜。

牵正独活酒

【配方】独活40克，白附子10克，大豆（紧小者佳）200克，白酒1000毫升。

【制法】将上药研碎，置于容器中，加入白酒，密封，隔水煮1小时，或用酒煮至数沸后过滤去渣即成。

【用法】每日3次，每次服10～15毫升，或早、晚随量服之。

【功效】祛风通络。适用于面瘫（口眼歪斜）。

【附记】引自《药酒验方选》。

常春藤酒

【配方】常春藤（三角风）、白风藤各15克，钩藤7个，白酒500毫升。

【制法】将上药切碎，置于容器

中，加入白酒，密封浸泡 10 ~ 20 日后过滤去渣即成。

【用法】每日 2 次，每次饮服 10 ~ 20 毫升。

【功效】祛风止痉。适用于口眼歪斜（面瘫）。

【附记】引自《贵阳民间草药》。

蚕沙酒

【配方】白附子、晚蚕沙各 50 克，川芎 30 克，白酒 500 毫升。

【制法】将上药捣碎，装入布袋，置于容器中，加入白酒，密封浸泡 5 ~ 7 日后过滤去渣即成。

【用法】每日 3 次，每次饮服 10 ~ 15 毫升。

【功效】祛风化痰、活血通络。适用于面瘫（口眼歪斜）。

【禁忌】服药期间避风，忌食生冷及一切刺激性食物。

二十三、癫痫

蟾蜍解郁酒

【配方】蟾蜍 5 只，白酒 500 毫升。

桂防酒

【配方】桂枝、川芎各 30 克，防风、当归、白芍、香附、路路通各 50 克，薄荷梗 20 克，60% 酒精 1000 毫升。

【制法】将上药加 60% 酒精浸泡 2 周后即成。

【用法】取两组穴位，阳白、颧髎、地仓，太阳、下关、颊车交替使用。针刺得气后出针，在针刺穴位处按上自制药罐，用针筒抽出罐中空气，使其形成负压，再经罐内注入药酒液 3 毫升，每次 30 分钟，每 2 日 1 次，10 次为 1 个疗程。

【功效】祛风活血。适用于周围性面神经麻痹。

【附记】引自《山西中医》。用此法治疗 51 例，痊愈 32 例，显效 11 例，好转 6 例，无效 2 例。

【制法】将蟾蜍焙炒研末放入瓶内，加入白酒，密封浸泡 15 日后过滤即成。

【用法】每日 2 次，每次饮服

10～20毫升。

【功效】理气、解郁、安神。适用于狂言乱语、哭笑无常、言语错乱等症。

【禁忌】因蟾蜍有毒，故本酒不宜过多服用，也不宜久服。

苦参童尿酒

【配方】苦参500克，童尿2500毫升，糯米3000克，酒曲300克。

【制法】将苦参劈碎，以童尿煎汁，兑入等量白开水备用。糯米以清水6000毫升浸泡12小时，捞出上笼蒸熟，然后与米泔水混合，待温度降至30℃左右时，拌入酒曲调匀，置瓷瓮中，密封瓮口。经21日酒熟，启封，加入苦参煎液，仍旧密封存放。3日后再启封，压去酒糟，滤取酒液，瓶装即成。

【用法】每日2次，每次饮服10～20毫升。

【功效】清热燥湿、祛风杀虫、利尿。适用于风热惊痰引起的癫痫。

复方紫石英酒

【配方】紫石英24克，炮附子、黄精、茯神、独活各15克，桂心、远志（去心）18克，炙蜂房、牛黄各3克，干姜、炙甘草、人参各9克，白酒1000毫升。

【制法】将上药用纱布袋装盛，扎紧口，放入酒中浸泡，5日后即成。

【用法】每日2次，每次饮服10~20毫升。

【功效】益气温阳、化痰、镇静。适用于小儿癫痫发作、言语错乱等症。

丹参麝香镇惊酒

【配方】丹参25克，麝香5克，无灰酒2000毫升。

【制法】将上药研细和匀，用无灰酒于瓷瓶内浸泡，以慢火煨，用银筷搅令热即成。

【用法】每服随患者平时饮酒多少，令至醉。候患者睡着，急用厚衣被盖之，汗出病愈，若患者不能多饮，只用丹砂0.3克，麝香2.5克，酒1000毫升，制如前法，时时饮之。

【功效】祛风定痛。适用于癫痫狂。

【附记】引自《圣济总录》。

一味丹参酒

【配方】丹参1500克，白酒3000毫升。

【制法】将上药与烧酒同置于容器中，密封浸泡14日后即成。

【用法】每日3次，每次服1匙，分3个月服完。

【功效】温经活血、通络止痛。适用于癫痫，外伤性癫痫尤宜。

丹参酒

【配方】丹参200克，菖蒲、酸枣仁（炒）50克，法半夏15克，50度白酒1500毫升。

【制法】将上药切碎，置于容器中，加入白酒，密封浸泡14日后，过滤去渣，压榨药渣取汁，合并浸液，再滤过澄清，即成。

【用法】每日2次，每次饮服20毫升。

【功效】活血通络、安神通窍。

适用于癫痫、神经衰弱、脑震荡后遗症、头痛失眠等多种神经系统疾病。

丹砂酒

【配方】丹砂（成块者）15克，麝香6克（另研后入），白酒300毫升。

【制法】将丹砂研成细末或切成薄片，同麝香同研和匀，置瓷瓶内，加入白酒，以慢火煨之，用银针搅令热即成。

【用法】每服随病人平时饮酒多少，令全醉。候病人睡着，用厚衣被盖之，令汗出。

【功效】清心泻火、芳香开窍。适用于心神不定，如登高临险、言语不避亲疏、时时自笑、高声叫呼、举止无常、大便秘、小便赤、解衣露体、不能安处等症。

【附记】若病人不能多饮，只用丹砂0.3克，麝香1.5克，白酒100毫升，制如前法，时时饮之。

菖蒲芩夏酒

【配方】黄芩15克，制半夏12克，柴胡、青皮、枳壳、竹茹、龙胆草、栀子、菖蒲、天竺黄各9克，远志、制南星各 6 克，珍珠母、磁石各 30 克，黄酒 500 毫升。

【制法】将上药切碎，置于容器中，加入黄酒，密封，隔水煮沸，再浸渍 2 宿，过滤去渣，加入水煎液（将珍珠母、磁石加入清水煎 2 次，每次煎 1 ~ 2 小时。2 次煎液合并浓缩至 150 毫升）拌匀即成。

【用法】每日 3 次，每次空腹饮服 40~60 毫升。

【功效】除痰降火。适用于癫狂（狂乱型）。

二十四、糖尿病并发症

草莓酒

【配方】草莓 250 克，白砂糖 50 克，橘子 1 个，白酒 500 毫升。

【制法】将草莓轻轻洗净，择去果蒂，沥干水分；橘子剥去皮，切成圆片。将白酒、草莓放入玻璃瓶中，加入白砂糖和橘片，加盖浸泡。3 周后，取出草莓和橘片即成。

【用法】每日 2 次，每次饮服 10 ~ 20 毫升。

【功效】补气健胃、生津止渴、利尿止泻。适用于夏季暑热烦渴、腹泻、小便频数、糖尿病消渴尿多等症。

二参酒

【配方】生黄芪、生地黄、玄参、丹参各 30 克，葛根、苍术各 15 克，天花粉、山茱萸各 20 克，低度白酒 600 毫升。

【制法】将上药捣碎或切成薄片，置于容器中，加入白酒，密封浸泡 7 日后过滤去渣即成。

【用法】每日 3 次，每次饮服 15 ~ 30 毫升。

【功效】益气、养阴、活血。适用于糖尿病（气阴两虚型）。

【附记】临床应用，可随症加减。本方若作汤剂辅助治疗之用，效果尤佳。

石斛参地酒

【配方】川石斛、天花粉各 30 克，麦冬 24 克，生地黄、玄参各 50 克，生山药、黄芪各 60 克，苍术、葛根各 20 克，盐知母、盐黄柏各 15 克，低度白酒 1500 毫升。

【制法】将上药捣碎或切成薄片，置于容器中，加入白酒，密封浸泡 5 ～ 7 日后过滤去渣即成。

【用法】用时按 1 ∶ 1 渗入蜂蜜糖水混匀。每日 2 ～ 3 次，每次饮服 30 ～ 60 毫升。

【功效】滋阴清热、生津润燥。适用于糖尿病（燥热伤阴型）。

【附记】用于治疗气阴两虚型糖尿病，亦有一定效果。

枸杞酒

【配方】枸杞子 125 克，甘菊花 10 克，麦冬 25 克，糯米 2000 克，酒曲适量。

【制法】将上药同煮至烂，加入糯米和酒曲，按常法酿酒，酒熟去糟

即成。

【用法】每日 2 次，每次饭前饮服 20 毫升。

【功效】补肾益精、养肝明目。适用于肾虚消渴、视物模糊、阳痿遗精、腰背疼痛、足膝酸软、肺燥咳嗽等症。

菟丝子酒

【配方】菟丝子、山萸肉各 50 克，芡实 30 克，低度白酒 500 毫升。

【制法】将上药捣碎或切成薄片，置于容器中，加入白酒，密封浸泡 5 ～ 10 日后过滤去渣即成。

【用法】每日 3 次，每次饮服 15~30 毫升。

【功效】补肾、养肝、固精。适用于腰膝酸痛、遗精、消渴、尿有余流等症。

二十五、腹泻

茯苓白术酒

【配方】白术 100 克，白茯苓 250 克，黄酒 2250 毫升。

【制法】将白术、白茯苓捣碎，置于酒坛，加入黄酒，加盖密封，经 7 ～ 14 日开封，去渣即成。

【用法】每日 2 次，每次饮服

10～20毫升。

【功效】健脾利湿。适用于脾虚不运、痰饮咳嗽、食少腹胀、消化不良、大便泄泻、水肿、小便不利等症。

【禁忌】阴虚火旺者不宜用。

加味四君酒

【配方】人参（或党参30克）、生姜各20克，炙甘草、大枣各30克，白茯苓、炒白术各40克，黄酒1000毫升。

【制法】将上药共碎，置于净坛中，加入黄酒，密封浸泡3日后开启，去渣即成。

【用法】每日2次，每次饮服10～20毫升。

【功效】补中益气、健脾养胃。适用于脾胃虚弱、中气不足所致的食少便溏、面色萎黄、语声低微、四肢无力等症。

丁香酒

【配方】丁香14枚，白酒500毫升。

【制法】将丁香置于容器内，加

入白酒，加热煮沸至原体积的一半即成。

【用法】每日2次，每次饮服10～20毫升。

【功效】温中、暖肾、降逆。适用于感寒性腹痛吐泻等症。

【禁忌】热病及阴虚内热者忌服。

黄柏酒

【配方】神曲30克，黄柏、白砂糖各100克，白酒1500毫升。

【制法】将黄柏、神曲用绢袋盛，扎紧口，置于酒坛内，加入白砂糖、白酒，密封半年，去除药袋，再储存半年即成。

【用法】每日2次，每次饮服10～20毫升。

【功效】清热燥湿、和胃止泻。适用于湿热泻下及食欲减退等症。

地瓜根酒

【配方】地瓜根560克，白酒2000毫升。

【制法】将地瓜根洗净，沥干水分，晒干，捣碎，用纱布包盛，放入净坛中，加入白酒，密封浸泡20日即成。

【用法】每日2次，每次饮服10 ~ 20毫升。

【功效】行气、清热、除湿、活血。适用于腹泻、痢疾、消化不良、黄疸、白带、痔疮等症。

杨梅止泻酒

【配方】杨梅（鲜品）500 ~ 1000

克，白酒1000毫升。

【制法】将杨梅洗净沥干水，放在广口瓶中，加入白酒，密封瓶盖，浸泡3日即成。

【用法】饮药酒，吃杨梅。每日2次，每次饮药酒15毫升，吃5个杨梅。

【功效】温中散寒、收涩止泻。适用于腹泻痛、水土不服引起的腹泻。

二十六、腹痛

开胃健脾酒

【配方】党参25克，橘皮10克，白术、麦芽、山楂各15克，米酒1000毫升。

【制法】将上药捣碎成粗末，装入纱布袋中，置于酒坛中，加米酒，摇动均匀，密封浸泡5 ~ 7日，启封，滤去药渣，澄清装瓶即成。

【用法】每日2次，每次饮服10 ~ 20毫升。

【功效】理气健脾、开胃消积。适用于脾胃虚弱所致的食欲不振、胸腔胀满、大便溏泻等症。

【禁忌】忌食生冷油腻之物。

生姜白芍酒

【配方】生姜180克，炒白芍90克，黄酒1000毫升。

【制法】将上药捣成粗末，置于瓷坛中，加入黄酒，密封，振摇均匀，浸泡5 ~ 7日，启封，滤去药渣，澄清装瓶即成。

【用法】每日2次，每次饮服10 ~ 20毫升。

【功效】温通气血、止痛止泻。适用于下痢不止、腹痛、转筋难忍等症。

丁香山楂酒

【配方】丁香40粒，山楂120克，黄酒1000毫升。

【制法】将上药捣碎成粗末，置于净器中，加入黄酒，搅拌均匀，放入锅中蒸煮10分钟，过滤去渣，澄清即成。

【用法】每日2次，每次饮服10 ~ 20毫升。

【功效】温中止痛、消食化积。适用于感寒腹痛、腹胀、吐泻等症。

【禁忌】阴虚火旺、热病者忌服。

兰陵酒方

【配方】鲜姜80克，杏仁、砂仁、陈皮各40克，当归、白芷各10克，沉香、木香、郁金各5克，米酒1500毫升。

【制法】将上药捣碎，装入布袋，置于酒坛，加入米酒，密封浸泡7~10日，启封，去除药袋，过滤去渣，澄清，取上清液装瓶即成。

【用法】每日2次，每次饮服10~20毫升。

【功效】温中散寒、理气健脾、止呕止咳。适用于心腹胀满冷痛。

羊藿肉桂酒

【配方】淫羊藿100克，陈皮15克，槟榔（连皮）3枚，豆豉、黑豆皮、肉桂各30克，生姜3克，葱白3根，黄酒1500毫升。

【制法】将葱白、生姜切成碎末，其他诸味药捣成粗末，全部装入白纱袋内，置于酒坛中，加入白酒，加盖，放入热水中，小火加热数小时，取出，浸泡5 ~ 7日，去掉药袋，过滤去渣，澄清装瓶即成。

【用法】每日2次，每次饮服10 ~ 20毫升。

【功效】温肾壮阳、健脾祛湿。适用于脾肾两虚、脘腹冷痛、食欲不振、腰酸腿软等症。

延胡止痛酒

【配方】延胡索、白芷、山豆根各50克，白酒1000毫升。

【制法】将上药加工成粗末，置于净瓷坛中，加入白酒，加盖浸泡

5 ～ 7 日，滤去药渣，澄清装瓶即成。

【用法】每日2次，每次饮服10 ～ 20毫升。

【功效】活血行气、消肿止痛。适用于胃脘胀痛、腹痛、头痛、月经痛、腰腿病等症。

红糖醴

【配方】红糖10克，黄酒50毫升。

【制法】将黄酒、红糖同置于砂锅中，小火煮沸。待糖溶化后停火，倒置玻璃杯中趁热服用即成。

【用法】趁热1次服完。

【功效】益气养血、暖胃散寒。适用于寒性腹痛、腹泻等症。

【禁忌】糖尿病患者禁服。

二青酒

【配方】青核桃600克，青木香30克，白酒1500毫升。

【制法】将上药捣碎或切成薄片，置于容器中，加入白酒，密封浸泡20日，待酒变成黑褐色时开封过滤去渣，即成。

【用法】每次饮服10毫升，痛时服用。

【功效】理气止痛。适用于急、慢性胃痛。

【附记】用本药酒治疗胃脘痛，或遇情志不舒、两胁胀痛等症，颇有良效。

桃仁散

【配方】桃仁、黄酒各适量。

【制法】将桃仁择净，研细即成。

【用法】每日3次，每次3克，温黄酒适量送服。

【功效】活血止痛。适用于脐腹疼痛。

二十七、恶心反胃

丁香煮酒

【配方】丁香2粒，黄酒50毫升。

【制法】黄酒50毫升放在瓷杯中，再加丁香2粒，把瓷杯放在有水的蒸锅中加热蒸炖10分钟。

【用法】趁热饮酒，一次饮尽。

【功效】温中降逆。适用于感寒性腹痛、腹胀、吐泻等症。

伏龙肝酒

【配方】伏龙肝（灶心土）、红糖各15克，生姜10克，新竹筷（碎）1对，苦酒、白酒各50毫升。

【制法】将生姜、竹筷用水1碗煮沸15分钟，再加入红糖、苦酒和烧酒，煮沸，再将伏龙肝煅红投入药中。过滤去渣，取药液澄清即成。

【用法】趁热5次服尽。

【功效】温中散寒、和胃止呕。适用于突然受冻感寒、头痛、恶寒、呕吐腹痛、妊娠恶阻之呕吐腹痛、食不下等症。

吴萸姜豉酒

【配方】吴茱萸10克，生姜、淡豆豉各30克，白酒210毫升。

【制法】将吴茱萸捣碎或切成薄片，生姜去皮切片，与豆豉一同置于砂锅中，加入白酒，煎煮至半，或将药置于容器中，加入白酒，密封，浸泡5日。上二法，均过滤去渣即成。

【用法】每次温服20～30毫升，每日3次。

【功效】温中散寒。适用于突然心口疼痛、四肢发冷、呕吐泻痢、脘腹冷痛、心烦不适等症。

【附记】上药合用，温中散寒，除虚烦作用甚强，加之酒制，功力甚著，验之临床，确有良效。

青梅酒

【配方】青梅500克，白酒500毫升。

【制法】将青梅置于瓶中，加入高粱烧酒浸泡，以浸没青梅，高出3.5～7厘米为度，密封1个月后即成。

【用法】饮服青梅酒半酒盅，约50毫升，或食酒浸之青梅2～3只。

【功效】发表辟秽、解痉止痛。适用于夏季痧气、腹痛吐泻。

复方半夏酊

【配方】半夏1000克，葱白、生姜、陈皮各250克，50度白酒1000毫升。

【制法】将上药洗净，晾干，捣

碎或切成薄片，置于容器中，加入白酒，密封浸泡 15 日，过滤去渣，取药液加热浓缩至 1500 毫升，储存即成。

【用法】每日 3 ~ 4 次，成人每次饮服 3 ~ 5 毫升，小儿酌减。

【功效】降气止呕。适用于急性呕吐、腹胀不适等症。

麻子酒

【配方】麻子 500 克，白酒 1500 毫升。

【制法】将麻子熬令香，迅速捣烂，取酒迅速研，滤取 1000 毫升即成。

【用法】每日 2 次，适量饮服。

【功效】温胃止呕。适用于恶心。

椒酒

【配方】硫黄 100 克，川椒 200 克，诃子（略捣碎）30 克，白酒 50 升。

【制法】将上药各用生绢袋盛之，以无灰酒渍之，7 日即成。

【用法】适量饮服。饮 1 杯即加 1 杯生酒在内，汉椒 90 日一换，诃子 72 日一换，硫黄则长用，病除即止。

【功效】温中行气、制酸止呕。适用于反胃、胃寒吞酸等症。

【禁忌】阴虚火旺者及孕妇忌服。

丁香山楂酒

【配方】丁香 2 粒，山楂 6 克，黄酒 50 毫升。

【制法】先将上药捣碎置于瓷杯中，加入黄酒，再把瓷杯放入锅内，隔水煮 10 分钟，去渣即成。

【用法】趁热 3 次顿服。

【功效】温中止痛。适用于感寒腹痛、腹胀、吐泻等症。

【禁忌】热病及阴虚内热者忌服。

【附记】验之临床，效果甚佳。《千金翼方》中丁香煮酒，即本方山楂、丁香改用 10 克，余同上。适用于外感寒性腹痛、腹胀、吐泻、反胃、疝气、疟痹、癣证。

干姜酒

【配方】干姜 30 克，黄酒 500 毫升。

【制法】将干姜捣碎或切成薄片，置于砂锅内，加入黄酒，煮沸至 300

毫升，过滤去渣即成。

【用法】每日2次，每次饮服20毫升。

【功效】温中逐寒、回阳通脉。适用于心腹冷痛、吐泻、肢冷脉微；寒饮喘咳；风寒湿痹，阳虚呕吐，或

吐衄，便血；老人冷气心痛，举动不得。

【禁忌】热性诸症忌服。

【附记】验之临床，上述各症，凡证属阳虚者，用之多效。

二十八、慢性肠炎

党参酒

【配方】党参1条，白酒500毫升。

【制法】以党参拍裂，置于容器中，加入白酒，密封浸泡7日后去渣即成。

【用法】不拘时，随量饮服。

【功效】补中益气、健脾止泻。适用于慢性肠炎。

青梅酒

【配方】青梅30克，白酒500毫升。

【制法】将青梅洗净，置于容器中，加入白酒，密封，每日振摇数次，浸泡7日后去渣即成。

【用法】每日3次，每次饮服20毫升。

【功效】生津健脾开胃。适用于慢性肠炎。

酒炒鸡蛋

【配方】鸡蛋2个，白酒适量。

【制法】将鸡蛋打破入碗中，搅匀，与白酒一同炒熟即成。

【用法】每日1次。

【功效】涩肠止泻。适用于慢性肠炎。

苓术酒

【配方】白术1000克，白茯苓500克，曲米适量。

【制法】将白术、白茯苓捣碎，以长流水10千克，渍30日取汁露一夜，浸曲米酿酒；或用白术500克，

白茯苓 750 克，黄酒 2500 毫升，浸泡 10 余日，去渣即成。

【用法】每日 3 次，每次空腹饮服 1～2 杯。

【功效】适用于食少腹胀、消化不良、泄泻、痰饮咳嗽、水肿、小便不利等症。

砂仁酒

【配方】砂仁 30 克，白酒 500 毫升。

【制法】将砂仁捣碎，纱布包，浸酒内 7 日即成。

【用法】饭后酌饮。

【功效】消食和中、下气、止痛。适用于食积不消、脘腹胀痛等症。

【禁忌】砂仁性较燥，对实热或阳虚者，不宜服用；孕妇禁服。

白药酒

【配方】白茯苓、白术、天花粉、怀山药、芡实、牛膝、薏苡仁各 15 克，白蔻 9 克，白酒 5000 毫升。

【制法】将上药捣碎或切成薄片，装入布袋，置于容器中，加入白酒，密封，隔日摇动 1 次，浸泡 14 日后，过滤去渣即成。

【用法】每日 2 次，每次饮服 15～20 毫升。

【功效】健脾燥湿。适用于脾虚食少、食后腹满、小便不利、大便溏泄者。

【附记】为了矫味，可加入适量白糖。本方用药清淡，补而不滞，且其饮片多为白色，故称之为白药酒方，此亦药酒命名方法之一。

参术酒

【配方】人参、生姜各 20 克，炙甘草、红枣各 30 克，白茯苓、炒白术 40 克，黄酒 1000 毫升。

【制法】将上药捣碎或切成薄片，置于容器中，加入黄酒，密封浸泡 3～5 日后过滤去渣即成。

【用法】每日 2 次，每次饮服 10～15 毫升。

【功效】益气、健脾、养胃、止泻。适用于脾胃虚弱、中气不足所致的食少便溏、面色苍黄、语言低微、四肢无力等症。

【附记】临床应用，可随证加味：如湿痰较重加半夏 30 克，陈皮 20 克；兼有呕吐痞闷、胃脘疼痛，再加木香 20 克，砂仁 25 克。

荔枝酒

【配方】鲜荔枝肉（连核）500 克，陈米酒 1000 毫升。

【制法】将上药置于容器中，加入陈米酒，放于阴凉处，密封浸泡 7 日后即成。

【用法】每日 2 次，每次饮服 20～30 毫升。

【功效】益气健脾、养血益肝。适用于脾胃虚寒、中气不足所致的泄泻、食欲不振；妇女子宫脱垂；胃脘痛、寒疝等症。

【禁忌】忌多饮，小儿禁服。

【附记】如泄泻加党参、白术各 50 克；子宫脱垂加黄芪 50 克，天麻 9 克；胃脘痛加高良姜 50 克，青木香 30 克；寒疝加小茴香、吴茱萸各 50 克。验之临床，效果尤佳。

二十九、胃及十二指肠溃疡

止痛酊

【配方】白屈菜 20 克，橙皮 10 克，白酒 100 毫升。

【制法】将白屈菜、橙皮切碎或切成薄片，置于容器中，加入白酒 50 毫升，密封浸泡 3 日，过滤，药渣用纱布挤压，两汁混合，添加白酒制成 100 毫升，澄清即成。

【用法】每日 3 次，每次饮服 5～10 毫升。

【功效】理气止痛。适用于慢性胃炎及胃肠道痉挛引起的疼痛。

复方金牛酊

【配方】入地金牛根 1000 克，救必应二层皮 1250 克，金樱根 250 克，樟脑根皮 250 克，鸡骨香根 120 克，七叶莲叶 120 克，40 度白酒 5000 毫升。

【制法】将上药洗净，切碎或切成薄片，晾干，装入布袋，置于容器中，加入白酒，密封浸泡 15 日后，过滤去渣，取药液加热浓缩至 1500 毫升，储存即成。

【用法】每日 3 次，成人每次饮服 5 ~ 10 毫升。

【功效】补气、消炎、止痛。适用于胃及十二指肠溃疡、慢性胃肠炎、消化不良、风湿痛、牙痛及毒蛇咬伤等症。

青龙衣酒

【配方】青龙衣 1500 克，单糖浆 675 克，60% 烧酒 2500 毫升。

【制法】将青龙衣捣碎，置于容器中，加入烧酒，密封浸泡 20 ~ 30 日，过滤去渣，再加入单糖浆溶匀即成。

【用法】每日 1 或 2 次，每次饮服 15 毫升。

【功效】和肠胃、止疼痛。适用于胃脘疼痛（胃及十二指肠溃疡、慢性胃炎等）不止，泻痢不止。

三十、肠梗阻

虫梗酒

【配方】生大黄 9 克，槟榔 8 克，

【附记】引自《简明中医辞典》。青龙衣即胡桃的青皮。

平胃酒

【配方】大枣、山药、枸杞子各 200 克，砂仁、山楂、麦芽各 100 克，肉豆蔻、小茴香、干姜、鸡内金各 30 克，炒陈皮 80 克，40 度白酒 3000 毫升。

【制法】将大枣去核，与其余药一起烘干，研为细末，放砂锅内加酒热浸（65℃ ~ 70℃）30 分钟，放置待凉过滤，残渣加酒再浸 20 分钟，过滤，合并滤液加入蜂蜜 100 克，进行搅拌溶化，过滤，装瓶即成。

【用法】每次饮服 25 毫升，每日 2 次，2 个月为 1 个疗程。

【功效】健脾和胃、消食化积、温中散寒、补中益气、滋补肝肾。适用于胃及十二指肠溃疡。

【附记】引自《陕西中医》。

使君子（杆碎）、苦楝根、苦楝皮各 15 克，黄酒 500 毫升。

【制法】将上药研为粗末或切成

薄片，与黄酒一起置于容器中，密封浸泡7日后即成。

【用法】每日早晚各1次，每次饮服30～50毫升。

【功效】化虫、除梗、通便。适用于蛔虫性肠梗阻。

猪胆白酒汤

【配方】猪胆1个，白酒30毫升（视病人酒量大小亦可略多或略少）。

【制法】将其混合于碗中置于小锅内炖热，1次服下。若无新鲜猪胆，亦可用干品（其效稍缓），但1次需用2个，先将胆囊剪开，用热酒将其里面的胆汁浇在碗里，按上法炖热后即可化开。

三十一、消化不良

灵芝酒

【配方】灵芝30克，白酒500毫升。

【制法】将灵芝切碎，置于容器中，加入白酒，密封浸泡7日即成。

【用法】每日2次，每次饮服20毫升。

【功效】养血安神、益精悦颜。

【用法】1次服完。

【功效】理气通腑。适用于急性肠梗阻。

【禁忌】服药后不久，即可见肠蠕动加快，腹内气响2～4小时许，即可放矢气而通下。

通草白术酒

【配方】通草60克，白术9克，莱菔子9克，白酒1500毫升。

【制法】将上药用文武火煎至200毫升即成。

【用法】频频饮服。

【功效】健脾理气通腑。适用于急性肠梗阻。

适用于消化不良。

无花果蜂蜜酒

【配方】无花果250克，蜂蜜70毫升，白酒500毫升。

【制法】将无花果洗干净，切去果蒂，略捣，置于玻璃容器中。在放有配方的玻璃瓶中倒入白酒和蜂蜜，拌匀。密封浸泡 1 个月，每 3 日摇动 1 次，开封后过滤去渣即成。

【用法】每日 2 次，每次饮服 15 ~ 20 毫升。

【功效】润肠开胃、化痔。适用于治疗便秘、痔疮肿痛出血、胃弱、消化不良等症。

消食膏酒

【配方】猪膏 90 毫升，吴茱萸 30 克，白术 60 克，姜汁 150 毫升，黄酒适量。

【制法】将吴茱萸、白术择净，研细，与猪膏、姜汁同放入锅中，文火煮沸后，纳入黄酒适量煮沸即成。

【用法】每日 2 次，每次饮服 10 毫升，含服或冲饮，也可调入稀粥中服食。

【功效】消食健脾。适用于脾胃虚寒、腹胀、纳差食少等症。

参附酒

【配方】人参 30 克，大茴香 15 克，制附子、砂仁、白术各 20 克，白酒 1000 毫升。

【制法】将上药切薄片或捣碎，装入布袋，置于容器中，加入白酒，密封浸泡 14 日后过滤去渣即成。

【用法】每日早中晚各 1 次，每次空腹饮服 10 ~ 20 毫升。

【功效】补气健脾、开胃消食、散寒止痛。适用于脘腹冷痛、食少纳呆、泛吐清水、喜温喜按、四肢不温、大便稀溏等症。

【附记】验之临床，凡属虚寒性所致上述诸症者，用之效佳。

二术酒

【配方】白术、苍术各 106 克，白酒 400 毫升。

【制法】将二术切碎，置于砂锅中，加入清水 400 毫升煮取 300 毫升，离火，置于容器中，加入白酒，密封浸泡 7 日后过滤去渣即成。

【用法】每日 3 次，每次饮服 30 ~ 50 毫升，或随时随量饮之，勿醉。

【功效】健脾胃、助消化、消胀止泻。适用于脾虚所致的食欲缺乏、消化不良、胸腹胀满、泄泻等症。

【附记】引自《临床验方集》。

山楂桂圆酒

【配方】山楂、龙眼（桂圆）各250克，大枣30克，红糖30克，米酒1000毫升。

【制法】先将前3味药洗净，去核，沥干，然后加工粗碎，置于容器中，加入红糖和米酒，搅匀，密封，浸泡10日后，过滤去渣，澄清即成。

【用法】每日2次，每次饮服20～30毫升。

【功效】益脾胃、助消化。适用于肉食积滞、脾胃不和、脘腹胀满、消化呆滞、面色萎黄等症。

【附记】引自《药酒汇编》。本药酒做辅助治疗之用，可提高疗效。验之临床，单用本药酒，必须坚持服用，其效始著。

草果酒

【配方】草果10克，山楂5克，白酒250毫升。

【制法】先将草果、山楂洗净、晾干、捣碎，置于容器中，加入白酒，密封浸泡7～10日后过滤去渣即成。

【用法】每日2次，每次饮服10～15毫升。

【功效】温中燥湿、化积消食、通气理中。适用于消化不良、脘腹胀满、反胃食积等症。

【附记】引自《民间百病良方》。本方对于脾虚湿聚、食滞中脘者尤宜。

金橘酒

【配方】金橘600克，蜂蜜120毫升，白酒1500毫升。

【制法】将金橘洗净、晾干、切片或捣碎，与蜂蜜一起置于容器中，加入白酒，密封浸泡2个月后即成。

【用法】每日2次，每次饮服15～20毫升。

【功效】理气解郁、开胃消食。适用于食欲缺乏、食滞胃呆、腹胀、咳嗽、痰稀白等症。

【附记】引自《药酒汇编》。

陈皮山楂酒

【配方】陈皮50克，山楂100克，白酒500毫升。

【制法】陈皮撕碎浸入白酒，7日

后滤去药渣即成。

【用法】每日 2 ~ 3 次，每次饮服 30 ~ 50 毫升。

【功效】行气健脾、燥湿降逆、止呕开胃。适用于消化不良、食少胃满、脘腹胀痛等症。

刺梨酒

【配方】刺梨 500 克，糯米酒 1000 毫升。

【制法】将刺梨洗净、晾干，捣烂后装入洁净的纱布中绞汁，取汁置于容器中，冲入糯米酒，搅匀即成。

【用法】每日 2 次，每次饮服 20 ~ 30 毫升。

【功效】健胃消食、滋补身体。适用于消化不良、食积饱胀及病后体虚等症。

三十二、胃痛

姜附酒

【配方】干姜 60 克，制附子 40 克，白酒 500 毫升。

【制法】将干姜、制附子切薄片或捣碎，置于容器中，加入白酒，密封浸泡 3 ~ 5 日过滤去渣即成。

【用法】每日 3 次，每次食前温服 1 ~ 2 杯（30 ~ 60 毫升）。

【功效】温中散寒、回阳通脉、温肺化饮。适用于心腹冷痛、胃痛、呕吐、泄泻、痢疾、寒饮喘咳、肢冷汗出等症。

【禁忌】阴虚内热、火热腹痛者及孕妇忌服。

【附记】引自《药酒汇编》。验之临床，上述各症，凡证属虚寒型者，屡收良效。

青核桃酒

【配方】青核桃 3000 克，白酒 5 升。

【制法】取青核桃捣碎加白酒浸泡 20 日，待酒变黑褐色为止，过滤取渣，浸液即成。

【用法】每次饮服 10 ~ 15 毫升。

【功效】收敛、消炎、止痛。适用于急、慢性胃痛。

【附记】引自《中药制剂汇编》。

胡椒酒

【配方】胡椒粉 1 克，白酒 1 盅。

【制法】将白酒烫热，送服胡椒粉即成。

【用法】烫热白酒冲服。

【功效】理气散寒止痛。适用于虚寒性胃痛，以及妇女寒滞痛经等症。

生姜蜜酒

【配方】生姜汁 20 毫升，白蜜 20 毫升，清酒 40 毫升。

【制法】将以上 3 味调和均匀。

【用法】每日 1 次，加温，1 次服完，半月乃效。

【功效】若少觉不下食，服此酒。

【附记】本方用姜汁和蜜，较前姜酒，祛寒温中之力不及，但有和中润肠之功。

苁蓉酒

【配方】肉苁蓉 30 克，肉豆蔻、山萸肉各 15 克，朱砂 5 克，白酒 600 毫升。

【制法】将朱砂研细末或切成薄片，前 3 味药捣碎，装入布袋，置于容器中，加入白酒，密封浸泡 7 日，每日振摇 1 次，过滤去渣即成。

【用法】每日 3 次，每次饮服7~15 毫升。

【功效】温补脾肺、养血安神。适用于脘腹疼痛、腰酸遗精、食欲缺乏、便溏泄泻等症。

胃痛药酒

【配方】地榆、青木香各 64 克，白酒 1000 毫升。

【制法】将地榆、青木香切薄片，置于容器中，加入白酒，密封浸泡 1个月后过滤去渣即成。

【用法】早晚各 1 次，每次饮服10 毫升。

【功效】行气消胀止痛。适用于慢性胃炎、胃脘痛。

核刺酒

【配方】核桃（鲜果）250 克，刺梨根 130 克，白酒 1000 毫升。

【制法】将鲜核桃果捣碎，刺梨根切碎，和白酒，按冷浸法浸渍 20 日后即成。

【用法】每日3次，每次饮服10毫升。

【功效】补气、消炎、解痛。适用于慢性胃肠炎、腹痛。

秘制白玫瑰露酒

【配方】代代花100克，玫瑰花50克，玫瑰精少许，冰糖500克，原高粱酒5升。

【制法】将上药共入坛内封固1月余，取出装瓶即成。

【用法】适量饮服。

【功效】舒肝解郁、理气止痛。适用于气滞腹痛。

【附记】此酒芳香扑鼻，舒肝郁而止腹痛，醒脾胃而进饮食、理滞气、宽中焦，兼治各种风痛。

三十三、食物中毒

苦参解毒酒一方

【配方】苦参45克，白酒500毫升。

【制法】将苦参放入砂锅中，加入白酒煮沸取250毫升，过滤去渣，即成。

【用法】每次饮服30 ~ 50毫升。

【功效】适用于食物中毒等症。

【禁忌】脾胃虚寒者慎用。

苦参解毒酒二方

【配方】苦参45克，生甘草15克，白酒500毫升。

【制法】将上药用白酒煎至减半，过滤去渣即成。

【用法】任意随量饮之，得吐则愈，不吐再饮或探喉引吐之。

【功效】引吐解毒。适用于食物中毒。

【附记】引自《药酒汇编》。

芦苇根酒

【配方】芦苇根250克，黄酒180毫升。

【制法】将上药洗净，切细，用黄酒加入清水100毫升，煎至160毫升，去渣即成。

【用法】每日2次，每次饮服50

毫升或 1 次饮服 100 毫升。

【功效】解毒杀虫、利小便。适

用于食鱼、蟹中毒等症。

【附记】引自《民间百病良方》。

三十四、黄疸

白酒黑矾红糖汤

【配方】黑矾、红糖各 90 克，白酒或黄酒 600 毫升。

【制法】将黑矾、红糖入酒内搅匀。

【用法】每晚饭后温服 20 毫升。

【功效】温化痰湿。适用于虚黄。

【附记】虚黄，多见于钩虫病（黄胖病）。

麻黄酒

【配方】麻黄 20 克，黄酒 300 毫升。

【制法】将麻黄用黄酒煎至 150 毫升，去渣即成。

【用法】徐徐温服，温覆汗出，即愈。

【功效】发汗、利水、退黄。适用于伤寒热出、表发黄疸及小便不利、水肿。

【附记】引自《普济方》。原文用

醇酒煎，并云："冬月寒用清酒，春月宜用水煎。"今用黄酒，可通用。验之临床，用治伤寒发黄，每收良效。

丝瓜酒

【配方】丝瓜根 50 克，黄酒 500 毫升。

【制法】将丝瓜根洗净、晾干、捣烂，置于砂锅中，加入黄酒煎煮减半，去渣，候温备用。或捣烂取汁，冲入黄酒中候温即成。

【用法】每日 3 次，每次饮服 20 毫升。

【功效】清热利湿。适用于黄疸，眼睛、周身黄如染色。

茱萸麻橘酒

【配方】吴茱萸根 8 克，大麻子（拣净）10 克，陈橘皮（汤浸去白炒）24 克，白酒 500 毫升。

【制法】将上药先捣碎或切成薄片，

橘皮、麻子如泥，然后拌茱萸根，用酒浸一宿，慢火上微煎，绞去滓即成。

【用法】每晚空腹温服 50 毫升，5 次服尽。

【功效】健脾调中。适用于脾劳热，有白虫，在脾中为病，令人好呕。

青蒿酒

【配方】青蒿 2500 克，糯米、酒曲各适量。

【制法】将青蒿洗净、切碎，水煎取浓汁，糯米做饭，与酒曲一同按常法酿酒，酒熟即成。

【用法】每日 2 次，不拘量服，勿醉。

【功效】清热凉血、解暑、退虚热。适用于骨蒸潮热、无汗、夜热早凉、鼻出血、夏日感冒、黄疸、胸痞呕恶、小便不利等症。

【附记】引自《药酒汇编》。验之临床，用治上述各症，均有一定效果。

三十五、便秘

桃仁米酒

【配方】桃仁 60 克，米酒 100 毫升。

【制法】将桃仁捣烂，再用米酒浸泡 10 日即成。

【用法】每日 2 次，每次饮服 30 毫升。

【功效】润肠通便。适用于便秘。

三黄酒

【配方】黄芩、黄柏、大黄各 30 克，川厚朴 15 克，甘草 10 克，白糖 150 克，低度白酒 500 毫升。

【制法】将上药切成薄片，置于容器中，加入白酒，密封浸泡 7 日后过滤去渣，加入白糖，溶化即成。

【用法】每日 2 次，每次空腹饮服 20 ～ 30 毫升。

【功效】清热泻火、理气通便。适用于热结便秘。

【禁忌】虚秘、寒秘忌服。

大黄附子酒

【配方】大黄、制附子各 30 克，白酒 300 毫升。

【制法】将大黄、制附子切薄片，置于容器中，加入白酒，密封浸泡 5 日后过滤去渣即成。

【用法】每日 2 次，每次空腹温服 20 ~ 30 毫升。

【功效】温中通便。适用于冷秘、寒秘。

【禁忌】热秘忌服。

马奶酒

【配方】新鲜马奶适量。

【制法】将新挤的新鲜马奶盛于沙巴（用大牲畜皮制的酿袋）中，加以搅拌，使其发酵至微带酸味且具酒香时即成。若天气炎热，发酵过度或保存不善，易变质。

【用法】每日饮马奶酒 250~500 毫升。

【功效】温补气血。适用于便秘、腹泻、肺结核、气喘、肺炎等症。

【附记】马奶酒自古有之。明代李时珍《本草纲目》曰："汉时以马乳造酒……气味甘，冷，无毒。"

三十六、便血

地榆酒

【配方】生地榆、白茅根各 50 克，赤芍 30 克，甘草 15 克，白糖 250 克，黄酒 500 毫升。

【制法】将上药共捣碎或切成薄片，置于玻璃瓶中，加入黄酒，盖紧瓶口，放入盛水锅中，隔水煮 1 小时，再加入白糖，浸泡 3 日后过滤去渣即成。

【用法】每日 2 次，每次空腹饮服 20 ~ 30 毫升。

【功效】凉血止血。适用于肠风、便血、尿血等症。

【禁忌】忌食辛辣之物。

刺五加酒

【配方】刺五加 65 克，白酒 500 毫升。

【制法】将刺五加切碎或切成薄片，置于容器中，加入白酒，密封浸泡 10 日后，过滤去渣即成。

【用法】每日 2 ~ 3 次，每次空腹服 20 毫升。

【功效】凉血活血、通络止痛。

三十七、泄泻

地榆附子浸酒方

【配方】地榆 500 克，制附子 30 克，白酒 1000 毫升。

【制法】将地榆、制附子放入玻璃容器中，在玻璃瓶中倒入酒，浸泡密封 5 日后即成。

【用法】每日 3 次，每次饮服 30 ~ 50 毫升。

【功效】适用于休息痢等症。

【禁忌】饮酒期间忌猪肉、冷水。

当归四逆加吴茱萸生姜汤

【配方】生姜 15 克，当归、白芍、细辛、桂枝各 9 克，甘草、通草各 6 克，吴茱萸 12 克，大枣 5 枚，黄酒适量。

【制法】将诸药择净，研细，放入锅中，加黄酒、清水各等量，浸泡片刻，煎沸取汁即成。

【用法】每日饮服 1 剂。

适用于肠风痔血、跌打损伤、风湿骨痛等症。

【功效】温经散寒、养血通脉。适用于泄泻、手足厥冷、脉细欲绝等症。

理中散

【配方】麦冬、干姜各 18 克，人参、白术、甘草各 15 克，制附片、茯苓各 9 克，黄酒适量。

【制法】将上药择净，研细，放入锅中，加清水适量，浸泡片刻，水煎取汁饮服，每日 1 剂。常服者可将上药择净，研细，蜜丸。

【用法】每日 3 次，每次 9 克，温黄酒适量送服。

【功效】理中健脾。适用于老年羸弱、腹中冷痛、恶心、食饮不化、心腹虚满、拘急短气、呕逆、四肢厥冷、心烦气闷、汗出等症。

治中散

【配方】人参、干姜、白术、甘

草各9克，黄酒适量。

【制法】将上药择净，研细备用。

【用法】每日3次，每次9克，温黄酒适量送服。

【功效】温中健脾。适用于泄泻、呕吐、腹胀满、食不消化、心腹疼痛等症。

高良姜丸

【配方】高良姜、藿香、白术、陈皮、吴茱萸、干姜、人参、厚朴、木香、丁香、瞿麦、肉桂、薄荷、玉竹、小茴香各等量，黄酒适量。

【制法】将诸药择净，研细，蜜丸即成。

【用法】每日3次，每次9克，

温黄酒适量送服。

【功效】温中健脾。适用于泄泻、呕吐等症。

大温脾丸

【配方】六曲、大麦芽、肉桂、吴茱萸各15克，枳实、干姜、细辛、桔梗、人参、炙甘草各9克，制附片6克，黄酒适量。

【制法】将诸药择净，研细，蜜丸备用。

【用法】每日3次，每次9克，温黄酒适量送服。

【功效】温中健脾。适用于脘腹冷痛、水谷不化、胀满、泄泻等症。

三十八、脱肛

黄芪酒

【配方】黄芪60克，党参、升麻各15克，米酒500毫升。

【制法】将黄芪、党参、升麻切碎，置于容器中，加入米酒，密封浸泡7日后，过滤去渣即成。

【用法】每日2～3次，每次饮服20～30毫升。

【功效】益气升提。适用于气虚脱肛。

苦参酒

【配方】苦参、龙胆草各30克，

黄酒 150 毫升。

【制法】将苦参、龙胆草用水 300 毫升煎至减半，入黄酒同煎至沸，过滤去渣即成。

【用法】每日 3 次，每次饮服 100 毫升。

【功效】清热利湿。适用于脱肛（湿热下注型）。

【禁忌】忌食生冷、辛辣食物。

石榴茜根酒

【配方】石榴皮 15 克，茜根 15 克，白酒 100 毫升。

【制法】将石榴皮、茜根切碎，用好酒一大盏，煎至七分，去渣即成。

【用法】每日 1 剂，分 2 次温服。

【功效】收敛，清利湿热。适用于脱肛不缩。

第二章　治疗外科疾病常见药酒

一、疖肿

冰片大黄酊

【配方】冰片、生大黄各 10 克，75%医用酒精 100 毫升。

【制法】将上药分别捣碎，置于容器中，加入酒精，浸泡 2 小时后即成。

【用法】先用肥皂液洗净患处，再用温水去净肥皂液，然后用消毒棉签蘸药液搽患处，每日搽 1~2 次。

【功效】清热解毒、散郁止痛。适用于暑疖。

【禁忌】切忌内服。

野菊花叶酒

【配方】野菊花叶 1000 克，果酒适量。

【制法】将上药洗净，捣烂绞汁，备用。

【用法】每日 2 次，每次服药汁 30 毫升，兑入 30 毫升果酒中，搅匀服

之，药渣敷患处。

【功效】清火解毒、通经活络。适用于疮疖、肿毒。

【禁忌】忌食葱、蒜等辛热发物。

刺针草酒

【配方】刺针草 100 克，白酒 500 毫升。

【制法】将刺针草洗净，切碎，装入布袋，置于容器中，加入白酒，密封浸泡 3 ~ 7 日后过滤去渣即成。

【用法】搽患处，每日搽 2~3 次。

【功效】清热解毒、祛风活血。适用于疖肿等症。

硫黄酒

【配方】硫黄、百部各 50 克，樟脑 5 克，冰片 2 克，95%酒精 500 毫升。

【制法】将上药捣为末，放入酒精中浸泡 24 小时后即成。

【用法】用时加温，涂于患处，每日涂 3 次。

【功效】解毒消肿、温经散结。适用于疖疮。

【禁忌】忌食葱、蒜等辛热发物。

藤黄酒

【配方】藤黄 15 克，75% 医用酒精 100 毫升。

【制法】将藤黄打碎后置于酒精中浸泡，1 星期后使用。

【用法】外用，每日 2～3 次。

【功效】清热解毒。适用于多发性疖病。

二、瘰疬

瘰疬药酒方

【配方】鹤虱草 250 克，忍冬藤 180 克，野蓬蒿、野菊花各 120 克，五爪龙 90 克，马鞭草 45 克，老酒 7500 毫升。

【制法】将上药材切碎，装入布袋，置于容器中，加入老酒，密封，隔水煮 3 炷香为度，取出投入水中，浸泡 10 日后收起，过滤去渣后即成。

【用法】初服近醉（微醉），出汗为度，以后随量服之，其酒一料，尽之可也。

【功效】清热化痰、活血散结。适用于年久瘰疬结核、串生满项、顽硬不穿破者，病愈不发。

【附记】引自《外科正宗》。

鳖甲浸酒方

【配方】炙鳖甲 120 克，烧酒 250 毫升。

【制法】将上药研成粉末，置于容器中，加入烧酒，密封浸泡 7 日后即成。

【用法】每日 2 次，每次饮服 15 毫升。

【功效】滋阴、软坚、散结。适用于瘰疬、瘰疮及风顽疥癣等症。

【附记】引自《普济方》。

桑葚醪

【配方】鲜桑葚 1000 克，糯米 500 克，酒曲适量。

【制法】将桑葚洗净，捣烂，以纱布绞汁，将汁与糯米按常法煮焖成干饭，待凉，加入酒曲（压碎），拌匀，发酵成酒酿即成。

【用法】不受限，每日随量佐餐服用。

【功效】滋补肝肾、舒筋活络、聪耳明目。适用于瘰疬、关节不利、消渴、耳鸣、目暗、便秘等症，兼治各种痈疽肿毒。

【附记】引自《百病中医药酒疗法》。

海藻乌蛇酒

【配方】海藻（洗去盐味药材、焙干）、乌蛇（酒浸去皮骨，炙令色黄）各 250 克，白酒 4000 毫升。

【制法】将上药捣为细末，置于容器中，加入白酒，密封浸泡 1 个月后过滤去渣后即成。

【用法】每日 2 次，每次饮服 15

毫升。

【功效】祛风解毒、软坚散结。适用于风毒所攻，颈项生瘰疬如串珠。

【附记】引自《太平圣惠方》。

首乌酒

【配方】生何首乌（或夜交藤）200 克，60 度白酒 500 毫升。

【制法】将生何首乌药材切碎，置于容器中，加入白酒，密封，隔水炖 3～5 小时后即成。

【用法】每日 3 次，每次饮服 15～30 毫升，或随时随量服之。

【功效】补血养血。适用于瘰疬结核及各种痈疽肿毒。

【附记】引自《偏方大全》。

玄参酒

【配方】玄参、磁石（烧令赤，醋淬 7 遍，研细水飞）各 150 克，白酒 1000 毫升。

【制法】将玄参切碎，与磁石一同装入布袋，置于容器中，加入白酒，密封浸泡 7 日，过滤去渣后即成。

【用法】临卧空腹温服 10 毫升。

【功效】滋阴、泻火、潜阳。适用于瘰疬寒热，先从颈腋诸处起者。

【附记】引自《圣济总录》。

老蛇盘酒

【配方】老蛇盘 60 克，白酒 500 毫升。

【制法】将老蛇盘捣碎，置于容器中，加入白酒，密封浸泡 5 ~ 7 日，过滤去渣后即成。

【用法】每日 2 次，每次饮服 15 毫升。

【功效】祛风散瘀、通络散结。适用于淋巴结结核，甲状腺肿大。

【附记】引自《陕甘宁青中草药选》。

海藻酒

【配方】海藻 500 克，黄酒 1500 毫升。

【制法】将海藻用清水漂去盐味，置于容器中，加入黄酒，密封浸泡 7 日后即成。

【用法】每日 3 次，每次饭后饮服 30 毫升。酒尽将海藻晒干，捣为

末，每用黄酒调服 3 克。以愈为度。

【功效】消痰结、散瘿瘤。适用于瘿瘤、瘰疬、疝气，如淋巴结结核、甲状腺肿大、甲状腺瘤、睾丸结核等症。

【附记】引自《本草纲目》。

内消酒

【配方】鲜仙人掌（洗净）250 克，羌活、杏仁（去皮尖）各 30 克，白酒 1000 毫升。

【制法】将上药捣碎，置于容器中，加入白酒，密封浸泡 7 日后过滤去渣即成。

【用法】每日空腹温服 10 毫升，临睡前再服 10 毫升，以消为度。

【功效】清热解毒、消肿散结。适用于风热毒气、结成瘰疬。

【附记】引自《普济方》。

秫米白杨皮酒

【配方】秫米 15 千克，圆叶白杨皮 500 克，曲末 250 克。

【制法】将上药去土黑者，慎令勿见风，细切 5000 毫升，煮取 2000

毫升，浓汁渍曲末 250 克，用秫米 3000 克，依酒法酿造，待熟后，封塞 17 日即成。

【用法】每日 2 次，空腹饮服 1

大盏，3 日即见效。

【功效】健脾、软坚。适用于疗瘿。

三、瘿瘤

复方黄药子酒

【配方】黄药子、海藻各 1200 克，浙贝母 900 克，白酒 7500 毫升。

【制法】将上药研为粗末，置于容器中，加入白酒，密封，隔水加热，不时搅拌至酒沸腾，取出，连酒带药倒入坛内，趁热封闭，静置 10 日，过滤去渣后即成。

【用法】每日 3 次，每次饮服 10 毫升。

【功效】软坚散结。适用于地方性甲状腺肿。

【附记】引自《药酒与膏滋》。

紫菜黄独酒

【配方】紫菜 100 克，黄独（即黄药子）50 克，60 度高粱酒 500 毫升。

【制法】将紫菜、黄独药材置于容

器中，加入高粱酒，密封浸泡 10 日，过滤去渣后即成。

【用法】每日 2 次，每次饮服 15~20 毫升。

【功效】散结消瘿。适用于甲状腺肿大。

【附记】引自《偏方大全》。

海藻昆布酒

【配方】昆布、海藻各 30 克，黄酒 500 毫升。

【制法】将昆布、海藻研碎，倒入酒瓶内，密封浸泡 7 日即成。

【用法】每日 3 次，根据酒量而服，以不醉为度。

【功效】软坚散结。适用于甲状腺肿大（系缺碘所致者）。

【附记】引自《外台秘要》。

穿山龙酒

【配方】穿山龙（薯蓣科植物穿龙薯蓣的根茎）500克，60度白酒5000毫升。

【制法】将穿山龙洗净，晾干，切片或研粉，置于陶瓷缸中，加入白酒，密封浸泡4周后滤去药渣即成。

【用法】每次饮服10～20毫升，每日3次。

【功效】活血通络、祛痰散结。适用于甲状腺瘤和甲状腺功能亢进。

【禁忌】个别患者服后有腹痛现象，停药后即消失。

四、冻疮

冻疮擦酒

【配方】花椒15克，生姜汁3克，甘油6克，白酒30毫升。

【制法】将花椒装入玻璃瓶，加入白酒中浸泡。密封，置于阴凉处，经常摇晃，1周后开封，滤去药渣。将生姜汁、甘油倒入药酒中，搅拌均匀即成。

【附记】引自程宝书《简易良方》。

鹿靥酒

【配方】鹿靥（为鹿科动物梅花鹿或马鹿的甲状腺体）1具，白酒500毫升。

【制法】将鹿靥洗净，切细，置于容器中，加入白酒，密封浸泡30日，取上清液即成。

【用法】每日3次，每次饮服15毫升。

【功效】软坚散结。适用于气瘿。

【附记】引自《本草纲目》。

【用法】每日数次，蘸药酒涂擦患处（不可内服）。

【功效】活血、散寒、通络。适用于治疗冻疮等症。

生姜浸酒

【配方】鲜生姜120克，白酒150毫升。

【制法】将鲜生姜用凉开水洗净，

沥去水液，置于玻璃瓶中，加入白酒，密封浸泡，每日摇晃1次，7日后即可使用。

【用法】外用：用消毒棉花蘸药酒涂擦患处，每日涂擦3～5次；口服：每日2次，每次10～15毫升。

【功效】温经通络。适用于冻疮、斑秃；可解半夏中毒。

【附记】引自刘道清等《中国民间疗法》。

辣椒酒

【配方】红辣椒（干品去子）60克，白酒200毫升。

【制法】将红辣椒用凉开水快速淘洗，沥去水液，晒干研碎，装入纱布袋内，扎紧袋口，置玻璃瓶中，用白酒浸泡，密封瓶口，每日摇晃3～5次，7日滤取药酒，瓶装备用。

【用法】用消毒棉球蘸药酒涂擦患处，每日涂擦3～5次。

【功效】温经通络。适用于治疗冻疮、斑秃等症。

【禁忌】冻疮已溃破者不宜用；脂溢性脱发（俗称秃顶头）也不适宜。

【附记】引自刘道清等《中国民间疗法》。

冻疮药酒

【配方】红花、辣椒各200克，当归、生姜各250克，樟脑10克，60%酒精5000毫升。

【制法】将上药研成粗粉，加入酒精，浸泡7日，过滤去渣后，将樟脑溶于滤液中即成。

【用法】用棉签蘸药液涂擦患处，每日3～5次，并轻揉按摩。

【功效】温经散寒、活血化瘀。适用于冻疮。

【禁忌】皮肤溃破者不宜使用。

【附记】引自冯亚英《冻疮药酒的配制方法与使用》。

红脑酒

【配方】红辣椒末10克，樟脑2克，白酒100毫升。

【制法】将红辣椒末、樟脑置于大口玻璃瓶中，加入白酒，密闭浸泡1周后即成。

【用法】用药棉蘸酒液涂擦患处，

每日 3 ～ 5 次。

【功效】活血化瘀、温经散结。适用于冻疮。

【禁忌】冻疮溃烂者不宜使用。

【附记】引自袁求真《外治未溃冻疮简方十则》。

复方樟脑酒

【配方】花椒 250 克，干辣椒 3 克，樟脑 10 克，甘油 2 毫升，95% 酒精 750 毫升。

【制法】将干辣椒切碎，与花椒同置于干净的玻璃瓶内，倒入酒精浸泡，7 日后滤出药酒，再加入樟脑、甘油即成。

【用法】用药前先用温热水浸泡患处，拭干，再用棉签蘸药酒涂擦，每日 5 ～ 7 次。

【功效】温经散寒、活血通络。适用于冻疮。

【禁忌】皮肤溃破处不宜使用。

【附记】引自童太章《复方樟脑酒治疗未溃冻疮 20 例观察》。

桂苏酒

【配方】桂枝、苏木各 30 克，细辛、艾叶、当归、生姜、花椒各 20 克，辣椒 10 克，樟脑 10 克，75% 酒精 1000 毫升。

【制法】将上药除去杂质，放入酒精中，在干净玻璃瓶内密闭浸泡 7 日后即成。

【用法】用棉球蘸取药液涂擦患处，每日涂擦 3 次。

【功效】温经散寒、活血通络。适用于冻疮。

【禁忌】皮肤已溃者慎用。

【附记】引自黄兴川《桂苏酒治疗冻疮 93 例临床疗效观察》。

桂樟酒擦剂

【配方】肉桂 15 克，白及、樟脑各 10 克，50% 酒精 150 毫升。

【制法】将上药去除杂质，粉碎，放入酒精中，在干净的玻璃瓶内密封浸泡 1 周后即成。

【用法】用棉签蘸取药液涂擦患处，每日涂擦 7 ～ 10 次。

【功效】温经散寒、活血通络。

适用于冻疮。

【禁忌】皮肤溃烂者不宜使用。

【附记】引自陈火树《肉桂在临床上外用体会》。

当归红花酒

【配方】桂枝、当归各30克，红花15克，细辛10克，白酒500毫升。

【制法】将上药粉碎，纱布袋装，扎口，置于容器中，加入白酒浸泡，7日后取出药袋，压榨取液。将榨取液与药酒混合，静置，过滤后即成。

【用法】先用棉签蘸药酒涂搽局部，再用手按摩。

【功效】活血、温经、通脉。适用于冻疮、褥疮。

红灵药酒

【配方】当归、肉桂、红花、花椒、川芎各20克，干姜、樟脑、荆芥各10克，医用酒精1000毫升。

【制法】将上药切片后纳入酒精内密闭浸1星期后即成。

【用法】先以生姜频擦患处，再用棉花球蘸红灵酒擦患处，1日数次。

【功效】温经活血、通络止痛。适用于冻伤。

【禁忌】溃后不宜。

姜椒酒

【配方】鲜生姜100克，花椒100克，95%医用酒精300毫升。

【制法】将生姜切片，与花椒同置于容器中，加入95%酒精，密封浸泡3~5日后即成。

【用法】涂搽患处，每日涂搽2~3次。

【功效】温经散寒。适用于冻疮。

复方当归红花酊

【配方】当归、肉桂各100克，红花、干姜各50克，细辛、樟脑各25克，70%医用酒精500毫升。

【制法】将上药（除红花外）研为粗末，一并置于容器中，加入70%酒精，密封，浸渍1~2周后过滤，滤液中加入樟脑，溶化拌匀，共制成2000毫升即成。

【用法】先用热水轻轻洗擦患部，再涂搽本品适量，日搽数次。

【功效】活血散寒。适用于冻疮初起结块，或略有红肿未溃者。脱痂未溃者均可用之。

桂椒樟冰酒

【配方】肉桂30克，红辣椒15克，樟脑9克，冰片3克，白酒250毫升。

【制法】将肉桂捣碎，辣椒去籽切丝，共入白酒中浸泡5日，过滤，将樟脑、冰片各研细，放滤液中混匀，装瓶即成。

【用法】用棉球蘸药涂患处，每日3~5次。

【功效】温肾、活血。适用于冻疮。

五、关节炎

风湿酒

【配方】独活、桂枝、白马骨、绣花针、大活血、钻地风、五加皮各15克，枫荷梨30克，牛膝、淫羊藿、石菖蒲、千年健、甘松、延胡索各9克，全蝎、蜈蚣各3克，50度白酒1600毫升。

【制法】将上药切碎，置于容器中，加入白酒，密封浸泡7~10日过滤去渣后即成。

【用法】每日早晚各1次，每次饮服10~15毫升或用温开水兑服。

【功效】祛风除湿、活血祛瘀、通络止痛。适用于痹证（关节炎、坐骨神经痛）。

【附记】引自《百病中医膏散疗法》。

风湿药酒一方

【配方】四块瓦、大血藤、见血飞、岩石桑根、威灵仙各30克，八爪金龙、水冬瓜根、五香血藤各40克，白筋条、牛膝、杜仲各20克，三七28克，红花10克，蜈蚣10条，55度白酒2500毫升。

【制法】将上药捣碎或切片，置于容器中，加入白酒密封浸泡7~10日后，过滤去渣即成。

【用法】每日3次，每次饮服15~20毫升。

【功效】祛风除湿、活血止痛。

适用于风湿性关节炎、手足麻木、风湿骨痛等症。

【附记】引自《中国当代中医名人志》。

蜈蛇酒

【配方】白花蛇 30 克，蜈蚣、细辛各 20 克，当归、白芍、甘草各 60 克，白酒 2000 毫升。

【制法】将上药共研细末，置于容器中，加入白酒，密封浸泡 10 日后即成。

【用法】每日早晚各 1 次，每次饮服 30~40 毫升。

【功效】温经散寒、活血祛风、祛风通络。适用于风湿、类风湿性关节炎。

【附记】引自《福建中医药》。

风湿药酒二方

【配方】全蝎、当归头、川牛膝各 50 克，红花 45 克，川芎 40 克，白芥子 30 克，麝香 1 克，白酒 2500 毫升。

【制法】将上药（除麝香外）研碎，麝香研细末，同置于容器中，加入白酒，密封浸泡 1 个月后，过滤去渣即成。

【用法】每晚临睡前饮服 30 毫升。

【功效】活血祛风、祛风通络。适用于类风湿性关节炎等关节疼痛诸症，以关节游走性疼痛为主者。

【附记】引自《国医论坛》。

天麻酒

【配方】天麻 15 克，蕲蛇 12 克，羌活、五加皮、秦艽、当归各 6 克，红花 9 克，防风 3 克，白糖 90 克，白酒 1000 毫升。

【制法】将上药捣碎，置于容器中，加入白酒，密封浸泡 7 日后，过滤，加入白糖至溶化，过滤去渣即成。

【用法】每日 2 次，每次饮服 30 ~ 60 毫升。

【功效】祛风湿、活血通络。适用于风湿、类风湿性关节炎及关节疼痛等症。

【附记】引自《药酒汇编》。

关节炎酒

【配方】川乌、草乌、党参、红花、当归各 6 克，枸杞子、杜仲、木瓜、乌梢蛇、牛膝各 9 克，60 度白酒 500 毫升。

【制法】将上药切碎，置于容器中，加入白酒，密封浸泡 1 周后过滤去渣即成。

【用法】每日 2～3 次，每次饮服 10 毫升。

【功效】活血祛风、强筋壮骨。适用于风湿性关节炎。

【附记】引自《中药制剂汇编》。

七叶莲酒

【配方】七叶莲 200 克，55 度白酒 1000 毫升。

【制法】将七叶莲加入白酒中，浸泡 1 星期后服用。服完，换第二剂药再服。

【用法】每日 2 次，每次饮服 20~25 毫升，3 个月为一疗程。

【功效】祛风除湿、活血止痛。适用于类风湿关节炎。

三蛇酒

【配方】蝮蛇、眼镜蛇、火赤链各 1000 克（均用活蛇，先饿 4～5 日，待消化道排空），当归、生地黄各 120 克，威灵仙、土茯苓各 90 克，防风、红花各 60 克，木瓜 30 克，白酒 6000 毫升。

【制法】三蛇分别以酒 1500 毫升浸泡，余药也用酒 1500 毫升浸泡，1 月后，将蛇和中药滤去，取酒液等量混合即成。

【用法】每日 3 次，每次饮服 10 毫升。

【功效】祛风通络、活血止痛。适用于类风湿性关节炎。

乌鸡桂圆酒

【配方】乌骨鸡、黄芪各 30 克，当归、玉竹、桂圆肉各 20 克，五加皮 15 克，白酒 2500 毫升。

【制法】将上药共研细末或切成薄片，置于容器中，加入白酒，密封浸泡 10 日后即成。

【用法】每日 2～3 次，每次饮服 20～30 毫升。

【功效】祛风除湿、养血活络。适用于风湿性关节炎等疾病。

玉藤风湿酒

【配方】飞龙掌血、黑骨头、玉葡萄根、四块瓦、虎杖、杜仲、大血藤、大发汗、吹风散各50克，50度白酒5000毫升。

【制法】将上药洗净切片，干燥，用白酒浸泡，淹过药面，第1周内每日搅拌1次，浸泡2个星期，滤过，合并2次滤液约得4000毫升即成。

【用法】每日早晚各1次，每次饮服10～20毫升。

【功效】舒筋活血、祛风除湿。适用于风湿性关节炎。

加味风湿酒

【配方】九层风、红鱼眼各150克，三叶青藤、大风艾各100克，土杜仲500克，两面针30克，白酒48升。

【制法】将上药捣碎或切成薄片，装入布袋，置于容器中，加入白酒，密封浸泡20日后即成。

【用法】每日3次，每次饮服

15～25毫升，也可外用擦患处。

【功效】祛风活血、通络止痛。适用于风湿性关节炎。

龟蛇酒

【配方】黄芪25克，金龟、眼镜蛇、银环蛇各10克，乌梢蛇15克，党参、杜仲、当归各20克，枸杞子30克，白酒5000毫升。

【制法】将上药切成薄片，置于容器中，加入白酒，密封浸泡1周后即成。

【用法】每日早晚各1次，每次饮服25毫升，1个月为一疗程。

【功效】补益肝肾、滋阴益气、祛风缓痉、活血通络。适用于风湿性关节炎、慢性腰腿痛。

昆明山海棠酒

【配方】昆明山海棠干根200克，白酒1000毫升。

【制法】将昆明山海棠干根切片浸泡白酒，半月即成。

【用法】每日3次，每次饮服10～20毫升。

【功效】祛风除湿、舒筋活络、

清热解毒。适用于类风湿性关节炎。

金龙酒

【配方】全蝎、蜈蚣各 9 克，乌梢蛇 30 克，白酒 500 毫升。

【制法】将上药捣碎或切片，装入布袋，置于容器中，加入白酒，密封浸泡 14 ～ 30 日后即成。

【用法】每晚饮服 20 ～ 50 毫升。

【功效】祛风湿、止痉挛、搜风通络。适用于类风湿性关节炎。

爬山虎叶药酒

【配方】鲜爬山虎叶 3500 克，活雄螃蟹 2 个，活土鳖虫 4 个，白酒 500 毫升。

【制法】将鲜爬山虎叶洗净，切碎，与螃蟹、土鳖虫一起放入白酒内浸泡 7 日即成。

【用法】每日早晚各服 1 酒杯。

【功效】活血祛湿。适用于风湿性关节炎。

【禁忌】孕妇忌服。

胡蜂酒

【配方】新鲜胡蜂 100 克，白酒 1000 毫升。

【制法】将胡蜂与白酒一起置于容器中，密封浸泡 1 个月以上即成。

【用法】每日 2 次，每次饮服 15 ～ 25 毫升。

【功效】祛风除湿。适用于急性风湿病、风湿性关节炎。

【禁忌】服后偶尔有皮肤瘙痒，次日可自行消失。

海风藤药酒

【配方】海风藤、追地风各 125 克，40 ～ 60 度白酒 1000 毫升。

【制法】将上药用浸渍法，制成 1000 毫升。

【用法】每日 2 次，早晚空腹服，每次饮服 10 毫升，服时不可加温，否则失效。

【功效】祛风利湿、通络止痛。适用于风湿性关节炎，亦可用于支气管哮喘、支气管炎。

【禁忌】心脏病及孕妇忌服；感

冒及月经期暂停服。

薏苡仁醪

【配方】生薏苡仁 100 克，糯米 500 克，酒曲适量。

【制法】将生薏苡仁加入清水适量煮成稠米粥，再以糯米烧煮成干饭，将二者拌匀，待冷，加酒曲适量，发酵成酒酿即成。

【用法】每日随量佐餐食用。

【功效】健脾胃、祛风湿、强筋骨。适用于风湿性关节炎。

【禁忌】孕妇忌服。

六、疝气

茴香酒一方

【配方】茴香 20 克，白酒 50 毫升。

【制法】将茴香置于容器中，加入白酒，密封浸泡 7 日，过滤去渣即成。

【用法】每日 2 次，每次饮服 30 ~ 50 毫升。

【功效】适用于猝肾气痛、偏坠牵引及心腹痛等症。

桂姜萸酒

【配方】肉桂 120 克，生姜 90 克，吴茱萸 60 克，白酒 1000 毫升。

【制法】将肉桂、生姜、吴茱萸均切细，置于玻璃容器中，加入白酒，密封浸泡 7 日，去渣即成。

【用法】每日 2 次，每次饮服 30 ~ 50 毫升。

【功效】适用于腹股沟疝、腹痛等症。

葫芦巴酒

【配方】葫芦巴、补骨脂各 60 克，小茴香 20 克，白酒 1000 毫升。

【制法】将上药捣碎，装入布袋，置于容器中，加入白酒，密封，每日摇动数下，浸泡 7 日后，过滤去渣即成。

【用法】每日 2 次，每次饮服 10 ~ 20 毫升。

【功效】补肾温阳。适用于寒疝、阳痿、腰腿痛、行走无力等症。

【附记】引自《药酒汇编》。

橘核药酒

【配方】橘核、荔枝核、葫芦巴、青皮、川楝子（盐炒）各9克，小茴香、牡蛎粉各15克，肉桂末6克，高粱酒500毫升。

【制法】将上药共研细末，置于容器中，加入高粱酒，密封浸泡3～4个月，过滤去渣即成。

【用法】每日2次，每次饮服5～30毫升（或随量服之）。小儿禁用。

【功效】补肾温阳、理气止痛。适用于肝肾阴寒、疝气偏坠、阴囊肿大、起消无常、痛引脐腹，因劳累或受冷即发等症。

【附记】引自《中医验方汇选》。

金橘根酒

【配方】金橘根60克，枳壳15克，小茴香30克，白酒500毫升。

【制法】将上药捣碎，装入布袋，置于容器中，加入白酒，先用大火煎沸，再用文火炖之，待酒煎至减半时，去渣即成。

【用法】每日1剂，分2次温服。

【功效】行气散结、健脾养胃、舒筋活络。适用于阴囊疝气。

【附记】引自《药酒汇编》。

茴香酒二方

【配方】灯笼草根、茴香各15克，白酒30毫升。

【制法】将灯笼草根、茴香共研细末，备用。

【用法】用白酒送服药末，1次顿服。

【功效】祛湿、行气、止痛。适用于膀胱偏坠，久不愈者。

【附记】引自《类编朱氏集验医方》。

茴香小雀酒

【配方】茴香、胡椒各3克，缩砂仁、辣桂各6克，生雀3只，白酒适量。

【制法】将茴香、胡椒、缩砂仁、辣桂共研为末，再将生雀去毛、去肠，洗净，将上药纳入雀腹中，麻绳系定，裹煨香熟，备用。

【用法】空腹嚼食，温酒送下。

【功效】温肾散寒、理气止痛。

适用于肾冷疝气，偏坠急痛。

【附记】引自《普济方》。

栗树根酒

【配方】栗树根 30 ~ 60 克，白酒 500 毫升。

【制法】将栗树根洗净，切碎，置于容器中，加入白酒，密封浸泡 10 日后，过滤去渣即成。

【用法】每日 2 次，每次饮服 15 毫升。

【功效】清热、降气。适用于疝气、血痹等症。

【附记】引自《民间百病良方》。

七、虫蛇咬伤

蛇咬伤药酒一方

【配方】入土金、三丫苦、鸡骨香各 75 克，田基黄、半边旗各 40 克，半边莲适量，米酒 500 毫升。

【制法】将上药捣碎，置于容器中，加入米酒，密封浸泡 1 个月后即成。

【用法】成人每次饮服 40 ~ 50 毫升，小儿 25 毫升，每日 2 ~ 3 次。外用：用药棉浸酒湿敷伤口及周围处，日敷数次。

【功效】清热解毒。适用于毒蛇咬伤。

【附记】引自《新医药通讯》。

蛇咬伤药酒二方

【配方】了哥王根 90 克，两面针根 120 克，虾辣眼根 60 ~ 150 克，酸藤根 60 克，30 度米酒适量。

【制法】将上药加入米酒中，以米酒浸过药面为宜，密封浸泡 7 ~ 10 每日即成。

【用法】每次饮服 10 毫升，每日 2 ~ 3 次。外用：伤口局部消毒，切开排毒后，自外向伤口四周涂擦药酒，每日涂擦 4 ~ 5 次。

【功效】清热解毒。适用于毒蛇咬伤。

【附记】引自《新医药通讯》。

复方山扁豆酒

【配方】山扁豆全草、远志全草、无患子、乌桕根、瓜子金全草各25克，卵叶娃儿藤根250克，六棱菊9克，甘草158克，白酒1500毫升。

【制法】将上药洗净，切碎，置于容器中，加入白酒，密封浸泡7～15日后，过滤去渣即成。

【用法】成人每次饮服15~20毫升（约1汤匙），每隔1小时服1次。小儿酌减。

【功效】清热解毒、消肿止痛。适用于治疗毒蛇咬伤。

【附记】引自《全国中草药汇编》。

山扁豆酒

【配方】山扁豆200克，香茶菜、瓜子金、一支箭、两面针果各100克，60度白酒1500毫升。

【制法】将上药按比例共研细末或切成薄片，置于容器中，加入白酒，密封浸泡15日后，过滤即成。

【用法】首次以微醉为度，以后每次饮服10～15毫升。至病情控制为止，改为每日3次。

【功效】清热解毒、消肿止痛。适用于各种毒蛇咬伤。

三角草药酒

【配方】三角草（全草）200克，米酒500毫升。

【制法】将三角草用40度米酒500毫升浸渍2个星期即成。

【用法】每次饮服20～40毫升。

【功效】清热凉血。适用于治疗毒蛇咬伤、跌打肿痛、痈疮脓肿。

小叶蛇总管药酒

【配方】小叶蛇总管100克，寮刁竹25克，米双酒（或米三花酒）250毫升。

【制法】将小叶蛇总管、寮刁竹切碎，与酒混合浸3个星期即可。

【用法】首次饮服量50～100毫升。以后每次饮服25～50毫升，每日3～4次，连服3~4日。

【功效】清热解毒、散瘀消肿。

适用于各种蛇毒咬伤。

【禁忌】个别病人服药后有呕吐。

八、鹤膝风

紫荆皮酒

【配方】紫荆皮9克，白酒40毫升。

【制法】将紫荆皮用白酒煎至减半，过滤去渣后即成。

【用法】分2次饮服，1日内服完。

【功效】祛风通络。适用于鹤膝风。

【附记】引自《本草纲目》。

消肥酒

【配方】肥皂角（去子）1个，芒硝、五味子、砂糖各30克，生姜汁100毫升，酒糟120毫升，白酒适量。

【制法】将肥皂角、芒硝、五味子研为细末，与砂糖、姜汁、酒糟拌匀即成。

【用法】取此药酒每日涂之，每日涂擦数次。

【功效】温经、散结、通络。适用于治疗鹤膝风。

【附记】引自《本草纲目》。

芪斛酒

【配方】生黄芪240克，牛膝15克，金钗石斛、薏苡仁各60克，肉桂16克，白酒300毫升。

【制法】将上药加入清水500毫升煎至200毫升，倒入白酒，煎数沸后，候温，过滤去渣后即成。

【用法】将上述所得药酒分3次饮服，1日内服完。服药后拥被而卧。

【功效】益气养阴、散寒通络。适用于鹤膝风。

【禁忌】药后盖被，任其汗出，切不可坐起吹风，等汗出到足底涌泉穴时，可以去被。

【附记】引自《药酒汇编》。

九、痔疮

槐枝酒

【配方】槐枝叶 3000 克，槐子仁 200 克，苍耳茎叶 1500 克，酒曲 2500 克，糯米 33 千克。

【制法】将槐枝叶、槐子仁、苍耳茎叶切碎，加入清水 1000 毫升，煎至减半，过滤去渣后，取药液备用。糯米蒸令熟，待温，倒入药汁、酒曲（压碎）拌和，装入瓷瓶内，密封酿酒，酒熟后即成。

【用法】温服，常令似醉为妙。

【功效】清热凉血、祛风止痛。适用于痔疮数年不瘥。

【附记】引自《太平圣惠方》。

竹酒

【配方】嫩竹 120 克，白酒 1000 毫升。

【制法】将嫩竹切碎，置于容器中，加入白酒，密封浸泡 12 日过滤去渣后即成。

【用法】每日 2 次，每次饮服 20

毫升。

【功效】清热利窍。适用于痔疮、便秘、原发性高血压等症。

【附记】引自《民间百病良方》。

苋根酒

【配方】苋根 30 ~ 90 克，白酒 500 毫升。

【制法】将苋根洗净，切碎，置于容器中，加入白酒，密封浸泡 10 日，过滤去渣后即成。

【用法】每日 2 次，每次饮服 10 ~ 15 毫升。

【功效】舒筋活络、活血养血。适用于跌打损伤、阴囊肿痛、痔疮、牙痛等症。

【附记】引自《民间百病良方》。

大黄地榆酒

【配方】生大黄、土茯苓各 15 克，生地榆 30 克，蒲公英 20 克，黄酒 300 毫升。

【制法】将上药用水 450 毫升煎

至 150 毫升，再加入黄酒煮沸，过滤去渣后即成。

【用法】每日 3 次，每次饮服 150 毫升。

【功效】清热凉血、解毒利湿。适用于痔疮肿痛、便血等症。

苦参酒

【配方】苦参、蒲公英、土茯苓各 30 克，黄酒 300 毫升。

【制法】将苦参、蒲公英、土茯苓用黄酒和水 300 毫升煎至减半，去渣即成。

【用法】每日 3 次，每次饮服 100 毫升。

【功效】清热解毒、利湿消肿。适用于痔疮肿痛。

白梅花酒

【配方】白梅花肉（泡洗）100 克，红花、苍术、当归各 200 克，核桃仁 500 克，白酒 5000 毫升。

【制法】将上药切片，入老酒浸 7 日即成。

【用法】每日 2 次，每次饮用 50

毫升。

【功效】祛风、利湿、活血。适用于痔漏脓血淋漓。

茄子酒方

【配方】茄子种（大者）3 枚，无灰酒 1500 毫升。

【制法】茄子种，先将一枚湿纸裹于煻火内，煨熟取出，入瓷罐子，趁热以无灰酒沃之，便以蜡纸封闭，经 3 晚。去茄子种即成。

【用法】分次空腹温服，如果再发，再制酒服用 3 次便愈。

【功效】适用于久患肠风泻血。

愈痔酒

【配方】血三七（即红三七）30 克，白酒 1000 毫升。

【制法】将血三七切碎，置于容器中，加入白酒，密封浸泡 7 日后，过滤去渣即成。

【用法】每晚临睡前饮服 15~20 毫升。

【功效】活血通络、祛瘀止痛。适用于痔疮。

十、疥疮

白花蛇酒

【配方】大白花蛇 1 条，糯米5000 克，甜酒曲 150 克。

【制法】将大白花蛇杀死，用清水冲洗干净，捣烂后，将糯米淘洗干净，加入清水做成糯米饭。待糯米饭温度降至 30℃左右时，加入甜酒曲及白花蛇，搅拌均匀，置于瓷瓶内，密封发酵 21日酒熟，压去药渣，滤取药酒即成。

【用法】每日 2 次，每次空腹温服 50 毫升，连服 15 日。儿童酌减。

【功效】祛风除湿、杀虫止痒。适用于疥癣癫疮、风寒湿痹、中风不语、半身不遂、口眼歪斜、肌肉麻痹、破伤风、小儿惊风等症。

【附记】引自《本草纲目》。

剪刀草酒

【配方】剪刀草 150 克（鲜品加倍），高粱白酒 3000 毫升。

【制法】将剪刀草去除杂质，用凉开水快速淘洗，沥干，切碎，置于

瓶中，加入白酒浸泡，密封瓶口，每日摇晃 3 ~ 5 次，10 日后即成。

【用法】早服 10 毫升，晚服 20毫升，或根据个人酒量酌情增减。

【功效】祛风止痒、灭虱杀虫。适用于疥癣、疮癞、杀灭虱虫。

【附记】引自《普济方》。

桑沥酒

【配方】桑沥（桑科植物桑树的枝条经烧灼后沥出的汁液）、白酒各500 毫升。

【制法】将桑沥、白酒混合，煮沸 1 分钟，待冷即成。

【用法】每日 3 次，每次饮服 15毫升（加糖少许）。

【功效】祛风、活血、杀虫。适用于破伤风、疥疮、眉发脱落等症。

【附记】引自《本草纲目》。

龟板酒

【配方】龟板（炙）50 克，白酒750 毫升。

【制法】将炙龟板锉末，加入白酒，密封浸泡30日，过滤去渣后即成。

【用法】每日2次，每次饮服15毫升。酒尽可再添酒浸之。

【功效】滋阴补肾、养血止血。适用于疥癣死肌、肾阴不足、骨蒸劳热、盗汗、热病伤阴、阴虚风动等症。

【附记】引自《本草纲目》。

苦参酒

【配方】苦参100克，露蜂房15克，刺猬皮（酥炙）1具，酒曲150克，糯米1500克。

【制法】将苦参、露蜂房、刺猬皮共研粗末，用清水2500毫升，煎至500毫升，去渣，取汁浸曲，糯米蒸饭，待温，入曲汁拌和，置于容器中，保温，如常法酿酒。待酒熟压去糟，收贮备用。

【用法】每日2次，每次食前温服10毫升。

【功效】清热解毒、祛湿止痒。适用于疥疮、周身瘙痒、阴痒带下、身白癞疮等症。

【附记】引自《证治准绳》。

十一、脱疽

温经散寒通络酒

【配方】红花、桃仁、皂角刺、山茱萸各15克，当归尾30克，炮姜10克，白酒1500毫升。

【制法】将上药捣碎，置于容器中，加入白酒，密封浸泡7日，过滤去渣后即成。

【用法】每日2~3次，每次饮服10~20毫升。同时取药渣外敷患处。

【功效】温经散寒、活血通络。适用于血栓闭塞性脉管炎（证属阴寒型或气滞血瘀型）。

【附记】引自《药酒汇编》。

祛寒通络药酒

【配方】制附子45克，红花、丹参各60克，细辛15克，土鳖虫、苍术、川芎各30克，大枣20枚，白酒1500毫升。

【制法】将上药捣碎，置于容器中，加入白酒，密封浸泡1周后，过滤去渣即成。

【用法】每日 2 次，每次饮服 30 毫升。

【功效】温经散寒、活血化瘀。适用于寒湿、血瘀所致的脉管炎，表现为患肢肢端疼痛，苍白或紫暗，触之发凉，受寒加剧，未发生溃疡者。

【附记】引自《张八卦外科新编》。

白花丹参酒

【配方】白花丹参、55 度白酒各适量。

【制法】将白花丹参研成粗末，置于容器中，加入白酒，密封浸泡 15 日，制成 5%～10% 的药酒即成。

【用法】每日 3 次，每次饮服 20～30 毫升。

【功效】化瘀、通络、止痛。适用于血栓闭塞性脉管炎（气滞血瘀型）。

【附记】引自《山东中医学院学报》。

红灵酒

【配方】生当归、肉桂各 60 克，杜红花、干姜、花椒各 30 克，樟脑、细辛各 15 克，95% 酒精 1000 毫升。

【制法】将上药切成薄片或捣碎，置于容器中，加入酒精，密封浸泡 7 日即成。

【用法】每日用药棉蘸药酒在患处（溃后在患处上部）揉擦 2 次，每次揉擦 10 分钟。

【功效】活血温经、消肿止痛。适用于脱疽、冻疮、压疮、跌打肿痛等症。

【附记】引自《中医外科临床手册》。

脉管炎酒

【配方】爬山猴 350 克，白酒 1000 毫升。

【制法】将爬山猴研成细粉，先用白酒润湿后，置于容器内，加入白酒，按冷浸法浸渍 7 日后即成。

【用法】每日 3 次，每次饮服 15 毫升。

【功效】通络消炎。适用于治疗脉管炎。

【禁忌】高血压患者忌用。

【附记】引自《中药制剂汇编》。爬山猴又名红孩儿、野海棠，为秋海棠科植物叶秋海棠的全草及根茎。其味涩微酸，性温无毒，有舒筋活血、消肿逐瘀之功效。民间服本酒治疗跌打损伤有瘀患者，或捶绒敷患处。

十二、肠梗阻

膝瓜酒

【配方】牛膝、木瓜各50克，白酒500毫升。

【制法】将牛膝、木瓜与白酒一起置于容器中，密封浸泡7日后便可饮用。上述药量可连续浸泡3次。

【用法】每晚临睡前饮服1次，每次饮量可根据个人酒量而定，以能耐受为度。

【功效】温利舒筋、解黏通便。适用于粘连性肠梗阻。

【附记】引自《民间秘方治百病》。屡用有效。

沉香酒

【配方】沉香（研末）6克，蜂蜜、猪油各120克，低度白酒300毫升。

【制法】将沉香、蜂蜜、猪油、白酒一并置于容器中，密封浸泡48小时后即成。

【用法】每日2次，每次饮服15～30毫升。

【功效】降气止痛、滋润补中、润肠通便。适用于老年性肠梗阻（中气不足）。

【附记】引自《百病中医集验高效良方》。本方原为水煎，今改用酒剂。验之临床，效果颇佳。

麸荚葱姜酒

【配方】麦麸500克，皂荚250克，葱白10～15根，生姜30克，白酒150毫升。

【制法】将皂荚、葱白、生姜加入麦麸中，于热锅内炒约10分钟，再将白酒徐徐兑入拌匀，使麦麸湿润，装入布袋中即成。

【用法】取上药袋热敷腹部，冷后再制一袋，轮流热敷，直至肛门排气、腹胀消失为度。

【功效】辛散温通、蠕动肠道。

适用于肠梗阻。

十三、烧烫伤

鸡蛋清外涂酒

【配方】鸡蛋清3枚，白酒10毫升。

【制法】将鸡蛋清放置于瓷杯中，加入白酒，搅匀，置温水中炖至半熟，搅如糊状，候冷，即成。

【用法】涂搽创面上，每日涂数次。

【功效】消肿止痛。适用于烧伤、烫伤轻症。

【附记】引自《民间百病良方》。

复方五加皮酊

【配方】五加皮156.3克，紫草、薄荷脑各93.8克，冰片31.3克，80%酒精8000毫升。

【制法】将五加皮、紫草研碎，置于容器中，加入80%酒精，密封浸泡24 ~ 48小时后，过滤去渣。滤液中加入冰片、薄荷脑，溶解后滤过，搅匀即成。

【附记】引自《四川中医》。

【用法】先清洁创面，再取药液喷于创面上，每次可喷数下至10余下。每日4 ~ 5次。

【功效】活血抗感染。主治一、二度烫伤或烧伤。

【附记】引自《中药制剂汇编》。

当紫芷酒

【配方】全当归22克，西紫草19克，生白芷18克，95%酒精200毫升。

【制法】将上物置于大口瓶中，加入酒精，盖住瓶口浸泡2小时即成。

【用法】用棉棒蘸药液，涂于患处，每日4 ~ 6次。

【功效】生肌活血、消炎止痛。适用于烧伤。

十四、褥疮

芎参花酒

【配方】川芎、丹参、红花各 10 克，50%酒精 500 毫升。

【制法】将川芎、丹参、红花切片，置于酒精中密闭浸泡 1 个月以上，滤出液即成。

【用法】预防褥疮：在骨骼隆起受压处，每 2 ~ 4 小时翻身涂搽药液一次，3 ~ 5 分钟后用滑石粉外敷。治疗褥疮：早期（即瘀血红润期）每日涂擦药液 4 ~ 6 次。对水疱或者局部皮肤已溃烂（即褥疮期），在其周围每日涂擦药液 6 ~ 8 次，保持疮面清洁，同时用棉圈保护疮面，防止局部再次受压。

【功效】祛瘀活血、行气通络。适用于治疗褥疮。

红当酒

【配方】红花、当归尾各 30 克，50%酒精 1000 毫升。

【制法】将红花、当归尾切片，浸入酒精，浸泡 1 个月滤取清液即成。

【用法】用红花酒少许涂于受压部位，用大小鱼际肌在受压部位由轻至重环形按摩 3 ~ 5 分钟，再用滑石粉或爽身粉，每日 4~6 次。

【功效】活血祛瘀、通络止痛、消散瘀肿。适用于治疗褥疮。

红花消结酒

【配方】干红花 30 克，70%酒精 100 毫升。

【制法】每 100 毫升 70%的酒精中，放入干红花 30 克，浸泡密封 1 星期，滤去药渣，即可使用。

【用法】用纱布或脱脂棉蘸 30%的红花消结酒，局部涂搽患部，每日 2 ~ 3 次，每次 5 分钟。

【功效】活血化瘀、消结止痛。适用于因注射而致局部硬结肿块；外伤肿痛；褥疮形成。

【附记】药酒密封浸泡时间越长效果越佳。

复方红花酒

【配方】红花 50 克，黄芪 30 克，白蔹 20 克，75% 酒精 500 毫升。

【制法】将红花、黄芪、白蔹切成薄片，浸泡酒内 7 昼夜，去渣装瓶即成。

【用法】外搽或用纱布蘸药水敷包。

【功效】益气、脱毒、生肌。适用于褥疮、扭伤血肿、皮肤灼伤等症。

十五、疗疮

五圣酒

【配方】大黄、甘草各 10 克，生姜、皂角刺、金银花各 20 克，栝蒌 1 枚，白酒 1000 毫升。

【制法】将上药用酒煎至酒去一半后，过滤去渣即成。

【用法】每日 2 ~ 4 次，每次饮服 10~20 毫升。

【功效】清热解毒、通经活络。适用于疗疮肿毒、乳痈疼痛等症。

【禁忌】外感风寒、胃脘冷痛、大便溏泄者不宜服用。

【附记】引自《赤水玄珠》。

葱矾酒

【配方】葱白 7 根，白矾 9 克，白酒适量。

【制法】将葱白、白矾去除杂质，葱白洗净，切碎，一同捣烂如泥，分作 7 份备用。

【用法】每服 1 份，用热白酒 10 ~ 15 毫升送服，服后盖棉被使出汗。另取葱白 3 根，煎汤服下催汗。待出透汗后，停 1 ~ 2 小时揭去棉被。如不发汗，再服 1 份。

【功效】通阳解毒。适用于治疗一切疗毒走黄、恶疮初起，无不神效。

【附记】引自《绛囊撮要》。

荔枝酒

【配方】荔枝肉 5 ~ 10 枚，黄酒 50 毫升。

【制法】将荔枝肉放入黄酒中浸

泡半日即成。

【用法】上述药酒，1次服完，服酒的同时食用荔枝肉。

【功效】生津益血。适用于疔肿、小儿痘疮、热毒内陷等症。

【禁忌】虚寒胃痛、脾虚泄泻者禁服。

【附记】引自《本草纲目》。

菊蒲酒

【配方】鲜白菊花 500 克，鲜蒲公英 60 克，白酒 50 毫升。

【制法】将鲜白菊花、鲜蒲公英洗去泥土，入臼捣烂，挤自然绿汁，再将白酒加热至沸腾，与之前汁液混合调匀后即成。

【用法】上述所得药酒为 1 次量，1 次服完，再服再制；外用以药渣敷于患处，盖被睡卧出汗。

【功效】清热解毒、消肿止痛。适用于疔疮痈肿。

【禁忌】服药期间忌食辛辣之物。

【附记】引自杨绍鑫《"菊蒲酒"治疗疔疮》。

银菊酒

【配方】野菊花 80 克，金银花、黄连各 30 克，连翘 20 克，赤芍 15 克，生甘草 9 克，黄酒 300 毫升。

【制法】将上药用清水煎 2 次，取药汁浓缩至 200 毫升，加入黄酒，稍煎即成。

【用法】每日 3 次，每日 1 剂。

【功效】清热解毒、消肿止痛。适用于疔疮及一切痈疽初起。

【附记】临证时若配合"复方藤黄酒"外治，效果尤佳。

藤黄酒

【配方】藤黄 300 克，白酒 1000 毫升。

【制法】将藤黄研成细末，用白酒调和成 30% 药酒即成。

【用法】取药酒涂擦患部，日涂数次。

【功效】清火解毒、消肿散结。适用于各种肿痛，特治手脚部疔疮。

十六、痈疽

皂荚乳香酒

【配方】皂荚刺（大者）1 枚，乳香（为鸡头实大）1 块，白酒 100 毫升。

【制法】将皂荚锉作 10 余片，用乳香入银器内炒令烟起，再入皂荚刺同炒，候乳香缠在刺上，加入白酒，同煎令沸，过滤去渣，即成。

【用法】1 次顿服，未破再服。

【功效】搜风、拔毒、消肿、排脓。适用于肿毒、疮毒、癣疮等症。

【附记】引自《圣济总录》。

神效酒

【配方】人参、没药（另研）、当归尾各 30 克，甘草 15 克，全栝蒌（半生半炒）1 枚，黄酒 500 毫升。

【制法】将上药用黄酒煎至 300 毫升，去渣，分作 4 份。

【用法】每日 1 份，细细饮之。

【功效】益气活血、消肿解毒。适用于正虚邪实之痈疮。

【附记】引自《景岳全书》。

蒲藤酒

【配方】金银藤 150 ~ 180 克，蒲公英 150 克，白酒 500 毫升。

【制法】将金银藤、蒲公英洗净，切碎，置于容器中，加入白酒和水 500 毫升，煎至减半，过滤去渣即成。

【用法】不拘时，随量频频温服。外以药渣敷疮上，每日换药 1 次。

【功效】清热解毒。适用于治疗发背疮，日久不愈。

【附记】引自《奇方类编》。验之临床，凡证属阳证之痈疽，用之皆有良效。凡溃后应配以外治，拔脓生肌，方可始收全功。

柳树皮酒

【配方】柳树皮 100 克，白酒 200 毫升。

【制法】将柳树皮洗净，切碎，装入布袋，置于容器中，加入白酒，隔水煮沸，密封浸泡 1 ~ 3 日后去渣即成。

【用法】用药酒热熨肿毒处，疼

痛即止。

【功效】解毒、消肿、止痛。适用于皮肤体表之无名肿毒、疮疡痈疽等。

【附记】引自《民间百病良方》。

如意酒

【配方】如意草（新鲜肥大者）50克，黄酒70毫升。

【制法】将如意草捣烂，沸酒冲入，少顷挤汁即成。

【用法】1次顿服（温服）。药渣敷肿处，外以纱布盖之，胶布固定。

【功效】清热解毒。适用于痈疽、疮毒等症。

【附记】如意草即牛蒡草。

金星酒方

【配方】金星草（和根洗净）400克，甘草20克，白酒12升。

【制法】将金星草、甘草捣细为末或切成薄片，分作4帖，每帖用酒1000毫升，煎2～3沸后，再以冷酒2000毫升相和，入瓶器中封存。

【用法】随时饮服。

【功效】清热解毒、活血消肿、生肌收敛。适用于五毒发背。

金银花酒

【配方】金银花500克，甘草100克，米酒200毫升。

【制法】将金银花、甘草加入清水2碗、煎1碗，再倒入米酒1碗略煎即成。

【用法】初起者，1昼夜内分3次服尽，病重者每日2剂，服至大小肠通利，则药力到，外以生药捣烂，酒调敷疮毒四周。

【功效】清热解毒、消肿排脓。适用于一切痈疽恶疮，不论发生在何处，或肺痈、肠痈，初起便服有奇效。

大黄栀子酒

【配方】大黄、栀子各30克，红花10克，75%酒精1000毫升。

【制法】将上药（大黄碎为豆粒大，栀子捣）加入酒精中浸泡1星期后（冬季半月），滤渣装瓶即成。

【用法】用大黄栀子酒100毫升，浸泡患指，每日不少于10小时。

【功效】清热解毒、凉血活血。适

用于甲沟炎未溃或甲下有少量脓液者。

十七、脚气

松节浸酒

【配方】松节50克，大麻仁20克，生地黄、牛膝、牛蒡根各15克，丹参、萆薢各10克，桂心5克，黄酒5000毫升。

【制法】将上药去除杂质，牛蒡根去皮，与其余药物共研为粗末，放入布袋，置于瓷坛内，加入黄酒浸泡，密封坛口，每日摇晃1次，14日后启封，滤取药酒瓶装即成。

【用法】每日3次，每次饭前空腹温服30毫升。

【功效】养阴、温阳、解毒、舒筋。适用于风毒脚气病、痿证等症。

【禁忌】方中的大麻仁，用火麻仁为宜。

【附记】引自《普济方》。

十味附子酒

【配方】附子10克，五加皮、丹参、续断、牛膝、白术、生姜、桑白

皮各15克，细辛、肉桂各4克，黄酒5000毫升。

【制法】将上药去除杂质，切碎如麻豆大，装入布袋，置于小瓷坛内，加入黄酒浸泡，密封坛口。再将酒坛放入水中，用慢火煮沸6小时，取出，再停放浸泡3～5日即成。

【用法】每日3次，每次饭前空腹温服15～20毫升。

【功效】祛风湿、补肝肾。适用于脚气病、痹证、痿证等。

【禁忌】孕妇禁服。

【附记】引自《太平圣惠方》。

大麻仁酒

【配方】大麻仁100克，黄酒1500毫升。

【制法】将大麻仁去除杂质，研成粗末，装入布袋，置于小口瓷坛中，加入黄酒浸泡，密封坛口。再将酒坛放入水中，用慢火煮沸4～6小时，取出，静置浸泡3～5日即成。

【用法】每日 3 次，每次饭前空腹温服 30 毫升。

【功效】健脾祛湿。适用于脚气肿满、小腹肌肤不仁、胸闷等症。

【附记】引自《太平圣惠方》。

生地黄酒

【配方】生地黄、牛蒡子、松节、大麻仁、牛膝、独活各 100 克，丹参、防风、地骨皮各 60 克，黄酒 2000 毫升。

【制法】将上药去除杂质，共研为粗末，装入布袋，置于小口瓷坛内，用黄酒浸泡，密封坛口，每日摇晃 1 次，14 日后滤取药酒装瓶备用。

【用法】每日 3 次，每次饭前温服 30 毫升。

【功效】祛风除湿、养阴清热。适用于脚气肿满、烦痛少力等症。

【附记】引自《普济方》。

石斛酒

【配方】丹参、五加皮、牛膝、杜仲、秦艽、薏苡仁、山茱萸、黄芪、独活、当归、钟乳石各 20 克，石斛、陈皮、白前各 10 克，附子、干姜、花椒、茵芋、川芎、桂心各 6 克，黄酒 3000 毫升。

【制法】将上药去除杂质，共研为粗末，用 3 个生绢袋（或纱布）盛好，置于小口瓷坛内，加入黄酒浸泡，密封坛口，每日摇晃 1 次，14 日启封，滤取药酒装瓶备用。

【用法】每日 3 次，每次饭前温服 15 毫升。

【功效】祛风利湿、温阳通络。适用于脚气痹挛、脾虚肿满、不能行走等症。

【禁忌】孕妇忌服。

【附记】引自《太平圣惠方》。

乌药酒

【配方】土乌药 30 克，白酒 100 毫升。

【制法】用瓷片刮上药为屑，置于瓷瓶中，加入白酒，密封浸泡 1 宿后即成。

【用法】每日 2 次，每次空腹温服 30 毫升。

【功效】理气散寒。适用于脚气。

【禁忌】孕妇忌服。

【附记】引自《世医得效方》。入生麝香少许尤妙，无麝香，可多服；有麝香，服后溏泻病去，1服即安。

石斛浸酒

【配方】石斛、丹参、五加皮、茵芋各75克，侧子（炮）、川牛膝、秦艽、山茱萸各60克，桂心、川芎、独活、白前、当归、川椒、黄芪各45克，杜仲、炮姜、陈橘皮各30克，薏苡仁50克，钟乳粉120克，白酒4500毫升。

【制法】将上药细锉，装入布袋，置于容器中，加入白酒，密封浸泡3～7日后即成。

【用法】每日3次，每次空腹温服10～15毫升。

【功效】祛风除湿、温经散寒、益气活血、化痰通络。适用于脚气痹挛、风虚肿满、不能行履等症。

【附记】引自《太平圣惠方》。

金牙酒

【配方】金牙、牛膝、石斛各90克，细辛、茵芋、炮姜、防风、蛇床子各30克，干地黄、制附子、莽草各60克，白酒3000毫升。

【制法】将上药细锉，装入布袋，置于容器中，加入白酒，密封浸泡6～7日后，过滤去渣即成。

【用法】每日3次，每次空腹温服15～30毫升，或食前随意温服之。

【功效】温经散寒、祛风除湿。适用于脚气痹弱、言语謇涩等症。

【附记】引自《圣济总录》。《普济方》中金牙酒，有独活150克，茵芋用量为60克。

连花酒

【配方】黄连（冲细）30克，花椒15克，白酒100毫升。

【制法】将黄连、花椒放入酒内，密封浸泡1星期即成。

【用法】用时先将患部用苯扎溴铵（新洁尔灭）液消毒揩净，再用纱布浸润"连花酒"敷盖；或用棉球蘸连花酒放入趾缝烂处固定，愈后最好再用好醋250毫升（热至20℃～30℃）泡洗患足。

【功效】燥湿、杀虫。适用于烂脚丫。

苦参黄柏酒

【配方】苦参、川黄柏各 50 克，白酒 500 毫升。

【制法】将苦参、川黄柏切碎，置于容器中，加入白酒，密封浸泡 10 日后，过滤去渣即成。

【用法】趁温浸洗脚肿处，每日洗 3~4 次。

【功效】清热、解毒、燥湿。适用于热毒流注腿脚、肿痛欲脱等症。

第三章 治疗骨伤科疾病常见药酒

一、骨折与脱臼

风伤药酒

【配方】蚤休、姜黄、山栀、土黄柏、驳骨丹各45克，茜叶、射干、云实根、百两金各18克，阿利藤、商陆各9克，蛇芍、四块瓦、星宿叶、毛茛各30克，紫菀90克，冰片4.5克，75%酒精适量。

【制法】将上药共研细末，置于容器中，加入75%酒精，密封浸泡2次，第1次（酒精浸过药面为度）浸泡10日后，过滤取液；第2次（药渣）再加75%酒精浸泡5日后，过滤，弃渣。两次浸液合并，混匀，装瓶即成。

【用法】每日3次，外搽患处，连用1周。

【功效】祛风湿、健骨。适用于促进骨折的愈合及功效的恢复。

【附记】引自《中药制剂汇编》。

二香红花酒

【配方】茴香、丁香、红花、樟脑各15克，白酒300毫升。

【制法】将上药浸泡于白酒中，1周即成。

【用法】用棉球蘸药酒涂于伤处，经红外线治疗灯照射（距离20~30厘米），每日1次，每次20分钟，7日为1个疗程。

【功效】散寒、活血、化湿。适用于骨折后期局部肿胀。

【附记】引自《中国骨伤》。用于治疗四肢骨折愈合期肢端肿胀105例，结果全部治愈。

少林五香酒

【配方】丁香、木香、乳香、檀香、小茴香各6克，当归30克，川芎、苏木、牛膝各24克，红花15克，白酒 500 毫升。

【制法】将上药切碎，与白酒同置于容器中，密封浸泡 10 日，深埋入地下，1 个月后挖出开封。

【用法】用药酒少许涂擦患处。

【功效】活血祛瘀、通络止痛。适用于外伤红肿、骨折脱位、闪腰岔气等症。

【禁忌】孕妇忌服。

【附记】引自《少林寺伤科秘方》。

新伤药酒

【配方】黄芩 50 克，生大黄、血竭各 40 克，三棱、莪术各 25 克，黄柏、白芷、羌活、独活、川芎、红花各 20 克，延胡索 10 克，45% 酒精适量。

【制法】将上药研成粗粉，分别装入布袋，放入酒坛中，每 50 克药粉加酒精 500 毫升，密封浸泡，每周翻动药袋 1 次，30 日后即成。

【用法】将药水浸于棉花或纱布上敷患处，每日换药数次。

【功效】散瘀退热、消肿止痛。适用于各种闭合性骨折，脱位和软组织损伤初期有肿痛瘀血者。

【禁忌】忌内服。

【附记】引自《实用伤科中药与方剂》。

三角枫酒

【配方】三角枫 60 克，白酒 250 毫升。

【制法】切碎后浸泡 7~10 日后即成。

【用法】每日 3 次，每次饮服 10 ~ 20 毫升。

【功效】活血、通经、止痛。适用于骨折、跌打损伤等症。

二、跌打损伤

红花大黄酒

【配方】红花 30 克，大黄 30 克，白酒 500 毫升。

【制法】将红花、大黄加工成粗末，用适量 50 度以上白酒浸泡 10 ~ 15 日，滤去药渣，存酒备用。

【用法】用药棉蘸药酒涂擦患伤

部，每日 3 ~ 5 次。

【功效】活血消肿。适用于各种扭挫伤、肿痛难忍等症。如为陈旧性扭挫伤，可在配方中酌加樟脑、乳香、没药。

茴香补骨脂酒

【配方】补骨脂 100 克，茴香 20 克，低度白酒 500 毫升。

【制法】将补骨脂、茴香分别拣去杂质，洗净。将补骨脂和茴香装入容器中，加入低度白酒，密封浸泡 7 ~ 10 日后即成。

【用法】每日 2 次，每次饮服 30 ~ 50 毫升。

【功效】活血理气、益肾。适用于跌打损伤等症。

【禁忌】阴虚火旺者忌服。

少林八仙酒

【配方】丁香、当归各 30 克，川芎、红花各 90 克，三七 15 克，凤仙花、紫苏木各 45 克，乌梢蛇 1 条，白酒 1700 毫升。

【制法】将上药洗净，切碎，置

于容器中，加入白酒，密封浸泡 60 日以上，经常摇动，过滤去渣后即成。

【用法】每日 2 次，每次饮服 15 毫升。

【功效】活血祛瘀、通络止痛。适用于跌打损伤、瘀血疼痛、红肿不消等症。

【附记】引自《药酒汇编》。

跌打损伤酒

【配方】当归、生地黄各 30 克，薏苡仁、骨碎补、紫荆皮、补骨脂、十大功劳各 15 克，羌活、桃仁、莪术、广木香各 9 克，杜仲、川芎各 24 克，五加皮 90 克，高粱酒 10 升。

【制法】将上药与高粱酒同置于容器中，密封，隔水煮 3 小时后取出，7 日后压榨过滤，使之成为 500 毫升，装瓶即成。

【用法】每晚睡前饮服 15 ~ 30 毫升。

【功效】活血化瘀、祛风胜湿。适用于跌打损伤后筋骨疼痛，日久不愈，不时发作。

【禁忌】孕妇忌服，体质虚弱者

亦应慎用。

【附记】引自《临床验方集》。

红花浸酒

【配方】辽宁红花、凤仙花各 50 克，白矾少许，60 度白酒 1000 毫升。

【制法】将辽宁红花、凤仙花、白矾置于容器中，加入白酒，密封浸泡 24~48 小时过滤去渣后即成。

【用法】外用：用纱布浸于药酒中，20 分钟后取出，敷于肿胀部位，若纱布浸液干时，可随时再往纱布上敷药酒以保湿，每日换药 1 次。

【功效】消肿止痛。适用于跌打损伤。

【附记】引自《辽宁中医杂志》（试刊号）。

刘寄奴酒

【配方】刘寄奴、骨碎补、延胡索各 60 克，白酒 500 毫升。

【制法】将刘寄奴、骨碎补、延胡索切碎，置于容器中，加入白酒，密封浸泡 10 日以上，过滤去渣后即成。

【用法】每日 2 次，每次饮服 10 ~ 15 毫升。

【功效】消肿定痛、止血续筋。适用于跌打损伤、瘀血肿痛。

【附记】引自《药酒汇编》。

大黄蚯蚓酒

【配方】大黄 50 克，蚯蚓 100 克，白酒 500 毫升。

【制法】将大黄、蚯蚓切片，加入白酒煮取 3 沸即成。

【用法】随量饮服。

【功效】活血、通络。适用于宿血在诸骨节及胁肋外不去者。

【附记】中医认为，虫类有搜剔功效，所以用蚯蚓能祛宿血在诸骨节及胁肋外不去者。这也体现了中医用药的一种思维方法。

小花五味子酒

【配方】小花五味子根 100 克，白酒 500 毫升。

【制法】将小花五味子根用酒密封浸泡 5 ~ 7 日即成。

【用法】每日 2 次，每次饮服 10

毫升。

【功效】祛风利湿、理气止痛。适用于跌打损伤、风湿骨痛等症。

见肿消酒

【配方】见肿消 100 克，白酒 500 毫升。

【制法】将见肿消用白酒密封浸泡 5 日即成。

【用法】每日 3 次，每次饮服 10 毫升。

【功效】活血化瘀。适用于跌打损伤、内有瘀血、风湿腰腿痛等症。

化瘀止痛酒

【配方】生地黄汁 250 毫升，丹皮、肉桂（去粗皮）、桃仁（去皮尖炒）各 30 克，白酒 500 毫升。

【制法】将桃仁、丹皮、肉桂捣为细粉或切成薄片，与生地黄汁用酒煎数十沸，取下候冷，去渣，收贮即成。

【用法】每日 3 次，每次温饮 30~50 毫升，不拘时。

【功效】温经、活血、止痛。适

用于损伤瘀血在腹。

【禁忌】孕妇禁服。

地黄桃仁酒

【配方】生地黄汁 250 毫升，桃仁（去皮尖，制研膏）24 克，酒 250 毫升。

【制法】将地黄汁并酒煎沸后，放入桃仁膏，再煎数沸即成。

【用法】每次饮服 30 ~ 50 毫升，温服，不拘时。

【功效】凉血、活血、止痛。适用于倒仆踢损筋脉。

河蟹酒

【配方】活河蟹雌雄各 1 只，陈酒 1000 毫升。

【制法】将河蟹与陈酒共煮熬半小时，然后取酒待温即成。

【用法】上酒分 3 次服完，每于服后宜盖被醉睡 2 小时。

【功效】活血消肿。适用于跌伤疼痛。

麻根汁酒

【配方】大麻根及叶（生者去皮

土）1000克，白酒300毫升。

【制法】将大麻根及叶细切，捣绞取汁，酒煎服。

【用法】每日2次，每次温服药汁与酒各20毫升。

【功效】活血、消肿、止痛。适用于打伤、跌伤等引起的多种疼痛。

菊三七药酒

【配方】菊三七100克，30%酒精（或白酒）1000毫升。

【制法】将菊三七干燥，粉碎成粗末，用30%酒精1000毫升浸渍7～10日，过滤，补充少许溶剂继续浸渍药渣3日，过滤，添加至1000毫升即成。

【用法】每日3次，每次饮服10~15毫升。

【功效】散瘀止血、解毒消肿。适用于大骨节及跌打损伤、腰腿疼痛。

舒筋活血药酒

【配方】老鹳草1250克，桂枝、牛膝各750克，红花、当归、赤芍各500克，白糖25千克，50度白酒50升。

【制法】将上药（除白糖外）研

成粗末或切成薄片，置于容器中，加入白酒，密封浸泡10～15日后过滤去渣，加入白糖即成。

【用法】每日2～3次，每次饮服10~15毫升。

【功效】舒筋活血、健筋骨、通经活络。适用于跌打损伤、风湿痹证、腰膝腿痛、风寒麻木等症。

【禁忌】孕妇忌服。

橘子酒

【配方】橘子（炒去皮）60克，白酒400毫升。

【制法】将橘子研细备用。

【用法】每次3克，酒20毫升调服。

【功效】活血、行气、止痛。适用于跌扑腰痛、恶血蓄瘀、痛不可忍。

地黄丹皮酒

【配方】生地黄汁250毫升，桃仁（去皮、尖、双仁炒）、牡丹（去心）、官桂（去粗皮）各12克，白酒1000毫升。

【制法】将桃仁、牡丹、官桂捣碎为细末或切成薄片，与生地黄汁及白酒一起煎熟去渣即成。

【用法】不拘时，每次温饮 50 毫升。

【功效】活血、通经、止痛。适用于伤损瘀血在腹。

苏木红花酒

【配方】苏木（槌碎）、红花、当归各 9 克，白酒 300 毫升。

【制法】将苏木、红花、当归切片，用酒煎取一半即成。

【用法】空腹 1 次饮尽。

【功效】散瘀血。适用于跌打损伤疼痛及妇女血气心腹痛、血滞经闭、产后瘀阻腹痛等症。

三、闪挫扭伤

闪挫止痛酒

【配方】当归 6 克，川芎 3 克，红花 1.8 克，茜草、威灵仙各 1.5 克，白酒 50 毫升。

【制法】将上药捣碎，置于容器中，加入白酒，密封浸泡 7 日过滤去渣后即成。

【用法】随时随量服之，以不醉为度。亦可取药渣外敷伤处。

【功效】祛瘀消肿。适用于闪挫伤，包括皮下组织、肌肉、肌腱、筋膜、关节囊、韧带、血管、周围神经等组织，受伤后发生肿胀疼痛、功效活动障碍等。

【禁忌】有明显出血现象者不宜服用本药酒。

【附记】引自《疑难急症简方》。

地鳖红花酒

【配方】地鳖虫、红花各 10 克，白酒 200 毫升。

【制法】将地鳖虫、红花加入白酒，用文火煎约 30 分钟，过滤去渣后即成。

【用法】将本药酒分成 3 份，每次饮服 1 份，每日 1 次。

【功效】活血通络、祛瘀止痛、续筋接骨。适用于急性腰扭伤。

【附记】引自《陕西中医》。

参胡杜仲酒

【配方】党参、延胡索、木香、肉桂、杜仲、丑牛子、小茴香各 60 克，白酒和 75% 酒精各适量。

【制法】将上药共研为细末备用。

【用法】每次取药末 1 克，用白酒适量送服，每日 3 次。外用：每次取药末 1 克，用 75% 酒精 50 毫升调匀，揉擦患处 30 分钟，每日揉擦 2 次。

【功效】益气温经、理气止痛。适用于挫扭伤筋，不能屈伸。

【附记】引自《医学文选·祖传秘方验方集》。

桂枝当归酒

【配方】桂枝 15 克，当归、川芎、红花各 10 克，透骨草 30 克，75% 酒精 300 毫升。

【制法】将上药浸入 75% 酒精中，密封浸泡 24 小时后即成。

【用法】用棉签蘸药酒搓洗患处，每日 4 ~ 6 次。

【功效】活血温经、消瘀止痛。适用于急性扭挫伤。

【附记】引自《河南中医》。

无敌药酒

【配方】黄芪、人参、菟丝子、熟地黄、杜仲、续断各 50 克，血竭、炙乳香、炙没药各 35 克，桂枝 50 克，白酒 500 毫升。

【制法】将上药置于容器中，加入白酒，密封浸泡 15 日后即成。

【用法】每日 2 ~ 3 次，每次饮服 10 ~ 20 毫升。

【功效】补气养血、强筋健骨、祛风除湿、消肿止痛。适用于急性扭挫伤、风湿性关节炎、骨质增生等症。

【附记】引自《中国民族民间医药杂志》。

红花酒煎

【配方】红花 30 克，栀子、桃仁各 20 克，芒硝 60 克，白酒 600 毫升。

【制法】将上药共研粗末或切成薄片，加入白酒浸泡 30 分钟许，微火煮 10 分钟，取其滤液即成。

【用法】将本品以纱布浸之湿敷，伤后 24 小时内冷敷，每日 4~6 次，10

日为 1 个疗程。同时施以柔顺按摩法，即采取与纤维方向平行的手法，由近端向远端或由远端向近端理顺肌纤维，之后用石膏托、纸板或胶布、绷带等外固定损伤关节，限制活动。

【功效】活血祛瘀、消肿止痛。适用于关节扭伤。

四、软组织损伤

大黄酒

【配方】生大黄、川红花、延胡索各 30 克，白酒 500 毫升。

【制法】将上药共研为粗末，置于容器中，加入白酒，密封浸泡 14 日，过滤去渣即成。

【用法】每日 2 次，每次饮服 30～50 毫升。再用药渣炒热，外敷患处，外用纱布包扎固定。

【功效】活血化瘀、理气止痛。适用于软组织损伤、扭挫伤及跌打损伤。

赤芍当归酒

【配方】赤芍 40 克，当归、生地黄、泽泻、泽兰、川芎、桃仁、刘寄奴、三棱各 25 克，莪术、红花、苏木各 20 克，土鳖虫 12 克，三七 3 克，50 度白酒 3000 毫升。

【制法】将上药置于酒坛中，加入白酒，密封浸泡 2 周后，过滤去渣，取澄清液即成。

【用法】用脱脂棉蘸药酒少许涂于按摩部位，根据病情及患者体质，循经取穴，灵活选用不同手法，反复推拿按摩，每日 1 次，5 次为 1 个疗程。

【功效】活血化瘀、消肿止痛、舒筋活络。适用于软组织损伤。

【附记】引自《按摩与导引》。

舒筋活络酒

【配方】生大黄、山栀各 100 克，生半夏 60 克，当归 90 克，川芎、白芷、红花、姜黄各 50 克，三七 30～60 克，陈皮、樟脑各 30 克，白酒 1500 毫升。

【制法】将上药置于容器中，加入白酒，密封浸泡1个月后即成。

【用法】用时以药棉蘸药酒涂搽患处，每日涂3次，8日为1个疗程。

【功效】消肿止痛。适用于急性软组织损伤。

【附记】引自《广西中医药》。屡用效佳，总有效率为96%以上。

肿痛灵药酒

【配方】透骨草30克，乳香、没药、泽兰、艾叶各15克，60度白酒500毫升。

【制法】将上药浸于白酒中，浸泡2~3日，贮药液备用。

【用法】用时取大小适宜的敷料浸透药液，贴敷于患处，外用绷带包扎，并用热水袋热敷受伤局部，每日更换1次，7日为1个疗程。

【功效】行血消肿、温经通络。适用于软组织损伤。

【附记】引自《新中医》。皮肤破损者待伤口愈合后再行此法治疗。

土鳖虫酒

【配方】土鳖虫7个，白酒30毫升。

【制法】先将土鳖虫焙干，白酒浸泡1昼夜后，去土鳖虫渣即成。

【用法】将本酒分作3份内服，每日3次。

【功效】活血化瘀、消肿止痛。适用于闪腰挫伤。

【禁忌】孕妇忌服。

【附记】土鳖虫始载于《本经》，具有破坚逐瘀、疗伤止痛的功效，故入酒能治闪挫。

建曲酒

【配方】建曲100克，黄酒、白酒各200毫升。

【制法】将建曲与黄酒、白酒共合一处，泡2小时即成。

【用法】每日1次，每次饮服50毫升，也可依患者酒量饮用。

【功效】消肿定痛。适用于急性腰扭伤。

【附记】建曲常用于消化不良症，

用治腰痛者甚少,《本草纲目》中有"闪挫腰痛者,煅过淬酒温服有效"的记载。

神曲酒

【配方】神曲 500 克,白酒 500毫升。

【制法】将陈久神曲一大块,烧通红,淬老酒,去神曲即成。

【用法】服后仰卧片刻,见效再服。

【功效】活血、消肿、止痛。适用于挫闪腰痛,不能转侧。

五、外伤出血

白背三七酒

【配方】白背三七 30 克,白酒500 毫升。

【制法】将白背三七药材洗净,切碎,经九蒸十晒后,置于容器中,加入白酒,密封浸泡 15 ~ 20 日,过滤去渣后即成。

【用法】每日 2 次,每次温服 10毫升。

【功效】补血止血。适用于外伤出血、骨折、肺结核、崩漏等症。

【附记】引自《民间百病良方》。

通草酒

【配方】通草、酒曲各适量。

【制法】将通草煎汁,按常法酿酒即成。

【用法】随量服用,不醉为宜。

【功效】泻肺通经,除水肿癃闭。适用于金疮及小出血,水肿癃闭。

【附记】引自《普济方》。

六、外伤性截瘫

截瘫风湿酒

【配方】鲜八棱麻 200 克,独活、熟地黄、防风、大红枣各 30 克,黄芪、党参、透骨草、仙鹤草、当归、川贝、土鳖虫各 20 克,川芎、茯苓、木瓜、红花、云木香、淫羊藿、川牛膝各15克，五味子、枸杞子、栀子、萆薢、黑故子、佛手、栝蒌、一枝蒿、钩藤、锁阳、白芍、炙甘草、天麻、桂枝、千年健、肉桂、狗脊、田七各10克，50度白酒适量。

【制法】将上药共研成粗末，置于容器中，加入白酒，密封浸泡1～2个月后，过滤取汁，加入红糖1000克，待溶化并澄清后即成。

【用法】每日3次或遵医嘱，每次饮服15～20毫升。

【功效】舒筋活血化瘀、止痛强筋壮骨、助阳扶正。适用于外伤性痉挛、弛缓截瘫、四肢麻木、腰膝乏力、抽搐瘫痪、腰椎肥大、天气变化作痛。

【附记】引自《中国当代中医名人志》。

山虎洋参酒

【配方】爬山虎60克，西洋参120克，麝香1.2克，白酒1500毫升。

【制法】将上药捣碎，置于容器中，加入白酒，密封浸泡15日后即成。服后添酒，味薄即止。

【用法】每日2次，每次饮服20毫升。

【功效】益气养阴、活血通络。适用于重型瘫痪。

【附记】此药酒为某家传秘方。

七、肩周炎

细辛生姜药酒

【配方】细辛80克，老生姜300克，60度高粱白酒100毫升。

【制法】将细辛取净品研末，生姜洗净，与细辛混合，杵成泥，在铁锅内炒热，加入白酒调匀，再微炒，将药铺于纱布上即成。

【用法】每晚1次，将制好的药纱布趁温敷于患处。一般5～14日即可痊愈。

【功效】通痹祛邪、消肿止痛。适用于肩周炎、跌打损伤等症。

【禁忌】皮肤破损部位勿用，避风寒。

【附记】引自胥福林《细辛生姜

白酒方外敷治疗肩周炎》。

水蛭酒

【配方】水蛭60克（切片），黄酒500毫升。

【制法】将水蛭泡在黄酒中，封口，1星期后即成。

【用法】每日3次，每次饮服6～7毫升。20日为1个疗程，可连用1～3个疗程。

【功效】祛风、活血、通络。适用于肩关节周围炎。

玉真散酒

【配方】制南星、天麻、防风、羌活、桑枝各30克，白附子、细辛各60克，60度白酒2000毫升。

【制法】将上药切片，用酒浸1个星期后即成。

【用法】每日行手法，同时涂搽本酒。每日行爬墙练习，同时涂搽本酒于患肩，边擦边揉。6日为1个疗程。

【功效】祛风散寒、通络镇痛。适用于肩关节周围炎。

【附记】引自《中医正骨》。

鸡蛇酒

【配方】鸡血藤、桂枝、杜仲各30克，乌梢蛇20克，红花10克，白酒2500毫升。

【制法】将上药切片浸入酒中，5月初封坛埋入50厘米深庭院土中，9月中旬起坛开封即成。

【用法】依患者酒量，每次饮服20～50毫升，午、晚餐饮用，并可用药酒外敷按摩治疗，7日为1个疗程，一般2～3个疗程。

【功效】祛风散寒、行气活血。适用于肩关节周围炎。

肩周I号酒

【配方】川牛膝、宣木瓜、炮姜、地骨皮各12克，羌活、五加皮、广陈皮、茜草、没药、肉桂各9克，川厚朴、当归各15克，白酒2500毫升。

【制法】将上药用白酒密封浸泡7日即成。

【用法】每日2~3次，每次饮服15毫升。

【功效】祛风散寒化湿。适用于

肩周炎。

臂痛药酒

【配方】生黄芪 30 克，枸杞子 15 克，海桐皮、怀牛膝各 12 克，秦艽、当归、片姜黄、威灵仙、赤芍、桑寄生、茯神、杜仲、桂枝、北沙参各 9 克，炙甘草、独活、川芎、防风各 6 克，白酒 1000 毫升。

【制法】将上药共捣为粗末或切成薄片，装入绢袋，与白酒同置于容器中，密封浸泡 10 日后即成。

【用法】每日 2 次，每次饮服 10~20 毫升。15 ~ 30 日为 1 个疗程。

【功效】祛风湿、通经络、补肝肾、壮筋骨。适用于臂痛、中老年人肩痛（肩周炎）等症。

八、颈椎病

颈椎病药酒

【配方】续断 25 克，骨碎补、鸡血藤、威灵仙各 20 克，川牛膝、鹿角霜、泽兰叶各 15 克，当归、葛根各 10 克，白酒 1000 毫升。

【制法】将上药共研为粗末，装入布袋，扎紧袋口，置于白酒中浸泡 14 日后取出药袋，压榨取液，将榨取液与药酒混合，静置，过滤后装瓶即成。

【用法】每日 2 次，每次饮服 20 毫升。

【功效】补肝肾、强筋骨、舒筋活血。适用于颈椎病。

【附记】引自《药酒汇编》。

羌活防风酒

【配方】羌活、防风各 30 克，当归 5 克、赤芍、姜黄、黄芪各 20 克，炙甘草 10 克，白酒 1000 毫升。

【制法】将上药共研为粗末，装入布袋，扎紧袋口，置于白酒中浸泡 14 日后取出药袋，压榨取液，将榨取液与药酒混合，静置过滤即成。

【用法】每日 2 ~ 3 次，每次饮服 20 毫升。

【功效】祛风胜湿、益气活血。

适用于颈椎病，以及颈项、肩臂疼痛、肢麻不适或头昏眩等。

龟甲酒

【配方】龟板、黄芪各30克，肉桂10克，当归40克，生地黄、茯神、熟地黄、党参、白术、麦门冬、五味子、山茱萸、枸杞子、川芎、防风各15克，羌活12克，45～60度白酒适量。

【制法】将上药共研为粗末，装入布袋，扎紧袋口，置于容器中，加入白酒，以浸过药袋5厘米为宜，封闭半月即成。服完可以再添酒浸泡。

【用法】每日早晚各1次，每次饮服20毫升，1个月为1个疗程。

【功效】益气健脾、补肾活血。适用于颈椎病。

【附记】引自《内蒙古中医药》。

茄皮鹿角酒

【配方】茄皮120克，鹿角霜60克，烧酒500毫升。

【制法】将上药加入烧酒中浸泡10日，过滤去渣后，加入赤砂糖适量，待溶化后即成。

【用法】每日2～3次，适量服用。

【功效】温经通络。适用于颈椎病。

【附记】引自《中国食疗学》。

白花蛇酒

【配方】小白花蛇1条（约10克），羌活、独活、威灵仙、鸡血藤各20克，当归、川芎、白芍、桂枝各10克，白酒2500毫升。

【制法】将上药置于容器内，加入白酒，密封浸泡3～5日后即成。

【用法】每日2～3次，每次饮服30～60毫升。

【功效】祛风胜湿、活血化瘀。适用于颈椎病。

【附记】引自《山东中医杂志》。

风伤酒

【配方】上骨片5克，蛤蚧（去头足）10克，蕲蛇（去头）30克，白酒500毫升。

【制法】将上药加入白酒中，浸

泡 7 日后，过滤去渣，贮瓶备用。

【用法】每日 3 次，每次饮服 10 ～ 20 毫升，15 日为 1 个疗程，间隔 7 ～ 10 日后，继服第 2 个疗程。

【功效】益肾、祛风、通络。适

用于神经根型颈椎病。

【附记】引自《浙江中医杂志》。屡用效佳，一般连服 2 ～ 3 个疗程即获痊愈。

九、大骨节病

五木皮酒

【配方】杨树皮、柳树皮、槐树皮、桑树皮、松树皮各 150 克，白酒 5000 毫升。

【制法】将上药去除粗皮后切丝，置于容器中，加入白酒，密封浸泡 5 日，过滤去渣后即成。

【用法】每日 2 ～ 3 次，每次饮服 30 ～ 50 毫升。

【功效】散风止痛。适用于大骨节病、关节炎等症。

【附记】引自《吉林医药资料》。

松酒

【配方】松节 7500 克，红花 5500 克，蘑菇 750 克，白酒 5000 毫升。

【制法】将上药捣碎，用清水 50 升煎至减半，过滤去渣后，加入白酒拌和即成。

【用法】每日 2 次，每次饮服 20 毫升。

【功效】祛风通络。适用于大骨节病。

【附记】引自《陕甘宁青中草药选》。

十、腰椎间盘突出

痹灵药酒

【配方】杜仲、乳香、没药、

三七、土鳖虫、丹参各 30 克，血竭、红花各 20 克，蜈蚣、白花蛇各 2 条，全蝎 12 克，白酒 2500 毫升。

【制法】将上药切片或切段，加入白酒中，密封浸泡 15 日即成。

【用法】每日 2 次，每次饮服 25

毫升，坚持服用 1 个月。

【功效】通络活血、壮腰消肿、舒筋止痛。适用于腰椎间盘突出症等。

十一、腰肌劳损

蕲蛇风湿酒

【配方】蕲蛇 100 克，桑枝、熟地黄、淫羊藿、侧柏叶、钩藤、马尾松根各 80 克，白芍、当归、麻口皮子药各 50 克，鸡血藤、石楠藤、桂枝各 32 克，杜仲、木瓜、牛膝、甘草、狗脊、续断各 32 克，蔗糖 425 克，白酒 8000 毫升。

【制法】先将蕲蛇加入白酒 1000 毫升浸泡 6 个月以上，滤过；桂枝提取挥发油；其余 17 味药材捣碎，置于

容器中，分 2 次加酒浸泡，第 1 次密封浸泡 30 日，第 2 次浸泡 15 日，合并浸液，滤过，加入上述滤液及挥发油混匀；蔗糖制成糖浆，待温，加入混合液中搅匀，去渣留液即成。

【用法】每日早晚各 1 次，每次饮服 15 ～ 30 毫升。

【功效】祛风除湿、通经活络。适用于风湿痹痛、骨节疼痛、四肢麻木、屈伸不利、腰膝酸软、风湿性关节炎、腰肌劳损、跌打损伤后期。

【禁忌】孕妇忌服。

【附记】引自《药酒汇编》。

十二、骨质增生

骨质增生酒

【配方】岩马桑、钩藤根、四块瓦、见血飞各 30 克，野荞麦、威灵仙根、五香血藤、鹿衔草、凤仙花根、

地龙、土鳖虫各 40 克，水冬瓜根皮、淫羊藿各 60 克，川红花、青藤香、三七各 20 克，55 度白酒 2500 毫升。

【制法】将上药洗净，切碎，置于容器中，加入白酒，密封浸泡

7 ~ 10 日即成。

【用法】每日 3 次，每次饮服 15 ~ 20 毫升。

【功效】舒筋活络、散瘀止痛。适用于增生性或肥大性关节炎。

【附记】引自《百病中医膏散疗法》。

复方当归酒

【配方】川红花、制何首乌各 55 克，当归、小血藤各 80 克，白酒 1000 毫升。

【制法】将上药饮片加入白酒，按冷浸法浸渍 10 日即成。

【用法】每日早晚各 1 次，每次饮服 10 毫升，最大剂量不能超过 20 毫升。

【功效】活血化瘀、镇痛。适用于骨质增生所致的疼痛。

【附记】引自《中药制剂汇编》。

抗骨质增生酒

【配方】骨碎补、淫羊藿、鸡血藤各 30 克，肉苁蓉、狗脊、女贞子、熟地黄、牛膝各 20 克，莱菔子 10 克，白酒 2000 毫升。

【制法】将上药共研为粗末，装入布袋，扎紧袋口，置于容器中，加入白酒，密封浸泡 14 日后取出药袋，压榨取液，将榨取液与药酒混合，静置过滤即成。

【用法】每日 2 次，每次饮服 10 ~ 20 毫升。

【功效】补肾强筋骨、活血止痛。适用于增生性脊柱炎、颈椎综合征、骨刺等骨质增生症。

【附记】引自《中成药手册》。

苁蓉骨刺酒

【配方】肉苁蓉 20 克，秦艽、淫羊藿、狗脊、骨碎补、熟地黄 15 克，桑寄生、三七、威灵仙、制附片各 10 克，白酒 1000 毫升。

【制法】将上药共研为粗粉，装入布袋，扎紧袋口，用白酒密封浸泡 14 日后取出药袋，压榨取液，将榨取液与药酒混合，静置，过滤去渣后即成。

【用法】每日 2 次，每次饮服 20 毫升。

【功效】补肝肾、强筋骨、祛风

湿。适用于骨质增生症、局部关节疼痛、转侧不利等症。

【禁忌】胃溃疡患者忌服。

【附记】引自《民间百病良方》。

螃蟹酒

【配方】螃蟹（山蟹、河蟹均可，小者为佳，先置水盆中1夜，使其吐尽泥沙）150克，优质白酒1500毫升。

【制法】将螃蟹泡白酒中，7 ~ 10日后即成。

【用法】每日3次，每次饮服10 ~ 30毫升。

【功效】活血逐瘀、清热散结。适用于骨质增生。

十三、腰腿疼痛

参茸蛇酒

【配方】乌梢蛇1条，苍术、羌活、防风各10克，红花8克，西洋参3克，鹿茸2克，白酒500毫升。

【制法】将上药洗净，沥干水分，装入布袋，置于容器中，加入白酒，密封浸泡1个月，过滤去渣后即成。

【用法】每日早晚各1次，每次饮用10 ~ 15毫升。

【功效】疏风祛湿、舒筋活血。适用于风寒湿痹、腰腿疼痛、肢体麻木等症。

【禁忌】孕妇忌用，忌同食萝卜、莱菔子、生葱、大蒜、藜芦。

【附记】引自《经典药酒保健方选粹》。

萆薢附子酒

【配方】川萆薢、制附子、牛膝各20克，桑寄生16克，狗脊、杜仲（炒）、羌活、肉桂各12克，白酒600毫升。

【制法】将上药切碎，置于容器中，加入白酒，密封浸泡7 ~ 10日，过滤去渣后即成。

【用法】每日3次，每次饭前温服10 ~ 15毫升。

【功效】温肾壮阳、祛风除湿。适用于腰膝疼痛、筋脉拘急等症。

【附记】引自《药酒汇编》。

葱子酒

【配方】淫羊藿 15 克，桂心、葱子、杜仲（炙）、石斛、制附子各 20 克，乌梢蛇（炙）30 克，川芎、川椒各 15 克，白术、五加皮、炒枣仁各 20 克，白酒 1000 毫升。

【制法】将上药捣碎，置于容器中，加入白酒，密封浸泡 7 日后，过滤去渣即成。

【用法】每日 3 次，每次饭前温服 10 ~ 15 毫升。

【功效】健脾补肾、温经止痛。适用于肾虚腰膝疼痛、延及腿足、腰脊拘急、俯仰不利等症。

【附记】引自《百病中医药酒疗法》。

山萸地膝酒

【配方】山茱萸、怀牛膝、熟地黄各 60 克，五味子 40 克，杜仲、麦门冬各 30 克，白酒 25 升。

【制法】将上药捣碎，装入布袋，置于容器中，加入白酒，密封，隔日振摇数下，浸泡 14 日后，过滤去渣即成。

【用法】每日 2 次，每次饮服 10 ~ 20 毫升。

【功效】补肝肾、壮筋骨。适用于腰痛膝软、筋骨无力、头晕等症。

【禁忌】有湿热、小便淋涩者忌服。

【附记】引自《药酒汇编》。

车前草酒

【配方】车前草（连根）7 棵，葱白（连须）7 棵，大枣 7 枚，白酒 500 毫升。

【制法】将上药洗净，切碎，晾干，置于容器中，加入白酒，密封，隔水煮至 250 毫升，过滤去渣后即成。

【用法】每日 3 次，每次饮服 25 ~ 50 毫升。

【功效】利水清热、通阳解毒。适用于湿气腰痛。

【附记】引自《本草纲目》。

徐长卿酒

【配方】徐长卿、金果榄各 30 克，杜仲 5 克，黄酒 500 毫升。

【制法】将上药切碎，置于容器中，加入黄酒，密封浸泡 15 日，过滤去渣即成。

【用法】每日 3 次，每次饮服 30 ~ 50 毫升。

【功效】祛风湿、止痹痛。适用于风湿腰痛、关节痛等症。

【附记】引自《陕甘宁青中草药选》。

核桃全蝎酒

【配方】核桃仁 9 克，全蝎 2 只，黄酒 150 毫升。

【制法】将核桃仁、全蝎焙黄并研末，加入黄酒煎沸 10 分钟，过滤去渣，待温即成。

【用法】每日 2 次，每次饮服 75 毫升。

【功效】补肾壮腰、通利水道。适用于腰部疼痛、小便淋漓不尽等症。

【附记】引自《民间百病良方》。

牛蒡酒

【配方】牛蒡子（微炒）75 克，茵芋 9 克，白茯苓 250 克，牛膝 25 克，

川椒、附子（炮裂、去皮脐）、生姜（炮）各 50 克，大豆（炒香）200 克，大麻子 100 克，白酒 2000 毫升。

【制法】将上药捣碎，装入布袋，置于瓷瓶中，加入白酒，密封浸泡 7 日，过滤去渣后即成。

【用法】每日早、中、晚各 1 次，每次饮服 10 ~ 15 毫升。

【功效】祛湿散寒、止痛除烦。适用于风寒湿气、腰间疼痛、坐卧不安等症。

【附记】引自《药酒汇编》。

腰痛酒

【配方】珍珠母 60 克，杜仲 50 克，红糖 30 克，黄酒 750 毫升。

【制法】将上药加工使碎，置于容器中，加入清水适量，以文火煮约 30 分钟，取下待冷，加入黄酒和红糖搅匀，密封浸泡，期间每日振摇数下，再过滤去渣即成。

【用法】每日 2 ~ 3 次，每次饮服 10 ~ 25 毫升。

【功效】补肾养血、舒筋壮腰。适用于腰部酸痛、体倦乏力、虚劳羸

弱等症。

千金杜仲酒

【配方】杜仲60克，石楠叶15克，羌活30克，制附子5克，白酒500毫升。

【制法】将上药捣碎或切成薄片，置于容器中，加入白酒，密封浸泡7日后过滤去渣即成。

【用法】每日2次，每次饮服20毫升。

【功效】补肾强腰、祛风寒。适用于腰膝疼痛、步履无力等症。

五加壮腰酒

【配方】五加皮125克，丹参、防风、白术、地骨皮、川芎、猪椒根各100克，干熟地黄、牛膝、枸杞子、秦艽各100克，枳壳、独活、干姜、石楠各75克，清酒20升。

【制法】将上药细锉，装入生绢，清酒渍之，密封7日即成。

【用法】每次饭前温饮1中盏。

【功效】祛风散寒、滋补肝肾。适用于风湿腰痛、痛连胫中及骨髓疼

痛等症。

牛膝枣仁酒

【配方】牛膝（去苗）、菖蒲、酸枣仁（微炒）、川芎、石斛（去根）、淫羊藿、赤箭、桂心、附子（炮裂，去皮脐）、萆薢各150克，好酒20升。

【制法】将上药细锉，以生绢袋盛，用好酒于瓷瓶中浸，密封7日即成。

【用法】每次温饮1盏，约50毫升，常令醺醺不得大醉，酒尽更添，当药味淡即换之。

【功效】补肝肾、壮筋骨、祛风湿。适用于腰脚疼痛、皮肤不仁、筋脉挛急。

【禁忌】忌生冷毒滑物。

甘露酒

【配方】熟地黄、枸杞子、桂圆肉、葡萄干、红枣肉、桃仁、当归、杜仲各60克，白酒5000毫升。

【制法】将上药洗净，切碎，装入布袋，置于容器中，密封，经常摇动，浸泡14日后，过滤去渣，即成。

【用法】每日 3 次，每次饮服 10 ~ 15 毫升。

【功效】补肝肾、养精血、安心神、活血脉。适用于腰膝酸困、精神不振、体倦乏力、面容憔悴、失眠、心悸、健忘等症。

杜威酒

【配方】制杜仲 200 克，巴戟天、怀牛膝、狗脊、桑寄生、秦艽各 100 克，熟地黄 200 克，威灵仙 140 克，米酒（酒精含量30%）20 升。

【制法】将上药加入米酒，置于缸中冷浸 50 日，滤除药渣，加冰糖（可依患者需要而定），溶解而成。

【用法】每日睡前服 50 ~ 100 毫升，或酌依酒量定。

【功效】补肝肾、益气血、除风湿。适用于肝肾亏损所致的腰膝酸痛、筋骨萎软、风湿痹痛、筋脉拘挛等症。

补益黄芪酒

【配方】黄芪（剉）、桂心、制附子、山茱萸、石楠、白茯苓各 50 克，萆薢（剉）、杜仲、防风各 75 克，肉

苁蓉（酒浸一宿刮去皱皮，炙干）、牛膝、石斛各 100 克，白酒 10 升。

【制法】将上药剉细，装入细绢袋，加入白酒，置于瓷瓶中浸，密封瓶头，3 日后即成。

【用法】每次饭前温服 10 ~ 20 毫升。

【功效】补益肝肾、益气养精。适用于虚劳膝冷。

补肾蕲蛇酒

【配方】活蕲蛇 500 克，枸杞子 300 克，熟地黄、党参各 100 克，酒白芍 20 克，当归、肉苁蓉、巴戟天、制杜仲、三七、鸡血藤胶、炒白术各 30 克，炙黄芪 50 克，白酒 10 升。

【制法】将活蛇浸酒中醉死，加药、蜂蜜或冰糖密封浸 2 个月后即成。

【用法】每日 1 ~ 2 次，每次饮服 50 ~ 100 毫升，连服 1~2 个月。

【功效】补肾活血，化瘀通络止痛。适用于腰腿痛。

鸡肝苁蓉酒

【配方】雄鸡肝、肉苁蓉各 30

克，巴戟天 20 克，白酒 1000 毫升。

【制法】将雄鸡肝、肉苁蓉、巴戟天切碎，置于容器中，加入白酒，密封，经常摇动，浸泡数日后，过滤去渣即成。

【用法】每日 2 次，每次饮服 10 ~ 20 毫升。

【功效】温阳、补肾、壮腰。适用于腰膝酸痛、精神不振、少气懒言、头昏目花等症。

【附记】肾阳虚所致者，用之多效。

骨痛酒

【配方】老鹳草、丁公藤、桑枝、豨莶草各 25 克，白酒 500 毫升。

【制法】将上药切碎，置于容器中，加入白酒，密封浸泡 14 日后过滤去渣即成。

【用法】每日 3 次，每次饮服 10 ~ 15 毫升。

【功效】祛风除湿、通络止痛。适用于风湿骨病、腰膝酸痛、四肢麻木、关节炎等。

钟乳归芪酒

【配方】钟乳 60 克，当归、黄芪、石斛各 30 克，山茱萸、薏苡仁、天冬、丹参、牛膝、制杜仲、防风各 20 克，川芎、制附子、肉桂各 15 克，秦艽、干姜各 10 克，白酒 5000 毫升。

【制法】将钟乳用甘草汤浸 3 日，取出后浸入生乳中 2 小时，再蒸约 2 小时，待乳完全倾出后，取出用温水淘洗干净，研碎备用。余药加工使碎，与钟乳同入布袋，置于容器中，加入白酒，密封，每日振摇数下，浸泡 14 日，过滤去渣，贮瓶即成。

【用法】每日 2 次，每次饮服 10~25 毫升。

【功效】补肾阳、益气血、祛风湿、通经络。适用于腰膝（腿）冷痛、四肢不温、行走无力等症。

狗脊煮酒

【配方】狗脊（去毛）、丹参、黄芪、萆薢、牛膝（去苗）、川芎、独活（去芦头）各 50 克，附子（炮裂，去皮脐）10 克，酒 2500 毫升。

【制法】将上药加工如麻豆大，用酒浸，放入瓶中密封，加汤煮3小时取出即成。

【用法】不拘时，每次温服10~15毫升。

【功效】祛风除湿、活血通络。适用于腰痛强直，不能舒展。

桂术苓甘酒

【配方】桂心150克，白术、茯苓、甘草各200克，白酒10升。

【制法】将上药捣筛为细末，每服3克，放入白酒30毫升，煮5~6沸，去渣即成。

【用法】1次服完，每日3次。

【功效】温肾健脾、祛风除湿。适用于肾着（为肾虚，腰部受寒湿引起的一种病症，主要表现为身重、腰冷似肿、如坐水中、不渴、小便正常、饮食如常等）。

【禁忌】忌生葱、桃李、雀肉、海藻、松菜等。

桃豉酒

【配方】大蒜（拍碎）100克，桃仁（炒）、豆豉（炒香）各250克，白酒2000毫升。

【制法】将上药装入布袋，置于容器中，加入白酒，密封浸泡5~7日后过滤去渣即成。

【用法】每日3~4次，每次饮服10~20毫升。或随量饮之，常饮有酒气。

【功效】祛风解毒、活血散瘀、温经散寒、除烦。适用于外感风湿初感腰腿脚无力。

健枫肉桂酒

【配方】千年健、钻地枫各10克，肉桂9克，白酒500毫升。

【制法】将千年健、钻地枫、肉桂药混合浸入54度以上的白酒中，常温下放置1个月即成。

【用法】每晚温服20~30毫升，连服15日。

【功效】祛风湿、壮筋骨、止痛消肿。适用于腰腿痛。

海桐羌活酒

【配方】海桐皮、薏苡仁各100克，牛膝、川芎、羌活、地骨皮各50克，生地黄、甘草各25克，白酒1500毫升。

【制法】将上药切成薄片，用酒密闭浸泡 7 日即成。

【用法】不拘时，每次温服 10 ~ 15 毫升，常令有酒气。

【功效】祛风除湿、补肾、祛风通络。适用于腰膝痛。

【附记】方中海桐皮、羌活祛风胜湿；薏苡仁淡渗利湿滋阴；川芎活血通络；生地黄、地骨皮滋阴凉血，甘草和中。

海桐皮酒

【配方】海桐皮、五加皮、独活、防风、全蝎（生用）、制杜仲、酸枣仁（微炒）、桂心、制附子（炮裂，去皮脐）、薏苡仁各 30 克，生地黄 90 克，白酒 15 升。

【制法】将上药细切，装入布袋，置于容器中，加入白酒，密封浸泡

7~14 日后过滤去渣即成。

【用法】不拘时，每次温服 10~15 毫升，常令有酒气。

【功效】祛风除湿、补肾壮腰、搜风通络。适用于风毒流入腰腿膝疼痛、行立不得。

寄生地归酒

【配方】桑寄生、怀牛膝、熟地黄、秦艽各 60 克，全当归、制杜仲各 30 克，白酒 2500 毫升。

【制法】将上药捣碎或切成薄片，装入布袋，置于容器中，加入白酒，密封浸泡 14 日后，过滤去渣即成。

【用法】每日 2 次，每次饮服 15~30 毫升。

【功效】补肝肾、强筋骨、祛风湿、活血通络。适用于腰膝酸痛、筋骨无力、风湿痹痛等症。

十四、坐骨神经痛

乌蛇灵仙酒

【配方】乌梢蛇、川芎各 10 克，威灵仙、独活、千年健、红花、当归、

鸡血藤、黄芪各 15 克，土鳖虫、细辛各 5 克，黄酒 1000 毫升。

【制法】将上药切片放入瓶内，加黄酒至瓶满，封闭瓶口，3 日后开

始服用（随服用随加酒）。

【用法】每日 2 次，每次饮服 10 毫升，饮 1000 毫升酒为 1 个疗程。

【功效】祛风除湿、通经活络、活血止痛。适用于坐骨神经痛。

舒心镇痛酒

【配方】秦艽、羌活、当归、伸筋草、制南星、薏苡仁各 15 克，桂枝、全蝎各 10 克，木瓜、川牛膝各 20 克，海马 2 支，蜈蚣 4 条，白酒 1500 毫升。

【制法】将上药入盆中冷水浸湿，滤干水分后置于瓦罐，加进谷酒，酒量离罐面 3.5 厘米许（约 1500 毫升），罐面口上用白纸覆盖，用细沙包压在纸上面，将药罐移至文火上煎熬，见纸边冒汗（蒸气露珠），随即端去药罐，冷却后滤去药渣，取液即成。

【用法】每日早晚各 1 次，每次饮服 20 ~ 30 毫升，15 日为 1 个疗程。

【功效】祛风通络、活血止痛。适用于神经痛。

蠲痹酒

【配方】鹿筋 150 克，鹿衔草 100 克，地龙 60 克，川牛膝、制杜仲、枸杞子各 50 克，蜂蜜适量，50 ~ 55 度白酒 1000 毫升。

【制法】将上药除蜂蜜与白酒外，共研为粗粉和匀，装入布袋扎紧，与蜂蜜、白酒（取适量蜂蜜溶于白酒中搅匀即可）共入密闭容器内封闭严紧，浸渍 20 日，取出压榨过滤，经滤液低温（1℃ ~ 10℃），静置沉淀 5 日，取清汁，分装，密封，置阴凉处储存即成。

【用法】每日 3 次，每次温服 10~20 毫升，7 日为 1 个疗程。

【功效】祛风除湿、强筋健骨、活血通络、散瘀止痛。适用于坐骨神经痛。

十五、关节疼痛

丹参石斛酒

【配方】石斛 60 克，丹参、川

芎、杜仲、茯苓、防风、白术、党参、肉桂、五味子、陈皮、黄芪、山药、当归各 30 克，干姜、牛膝各 45 克，炙甘草 15 克，白酒 2000 毫升。

【制法】将上药共研为粗末，装入布袋中，置于容器内，加入白酒，密封浸泡 7 日后过滤去渣即成。

十六、胁痛

良附酒

【配方】高良姜 50 克（寒凝者倍量），制香附 50 克（气滞者倍量），延胡索 20 克，白酒 500 毫升。

【制法】将高良姜、制香附、延胡索切碎，置于容器中，加入白酒，密封浸泡 7 日后过滤去渣即成。

【用法】每日 2 次，每次饮服 10 ~ 20 毫升。

【功效】散寒、理气、止痛。适用于胁痛及胃脘痛。

吴萸桃仁酒

【配方】吴茱萸、桃仁各 9 克，葱白 3 根，白酒 80 毫升。

【制法】将吴茱萸炒焦，桃仁去皮尖，共研细末，葱白煨热，白酒煎 5 ~ 10 分钟，去渣即成。

【用法】每日 2 次，每次饭前温饮 20 毫升。

【功效】补虚祛邪、活血止痛。适用于脚气痹弱、筋骨疼痛等症。

【用法】每日 1 剂，分 2 次温服。

【功效】温通血脉。适用于肝脾不和、胁肋疼痛难忍等症。

香附归芍酒

【配方】制香附 30 克，当归 15 克，赤芍、川红花各 9 克，川芎、炙甘草、柴胡各 6 克，低度白酒 250 毫升或黄酒 500 毫升。

【制法】将上药切碎，置于容器中，加入白酒，密封浸泡 7 日后过滤去渣即成。或隔水煮沸后，静置 1 宿后即成。

【用法】每日 2 次，每次饮服 15 ~ 30 毫升（黄酒倍量）。

【功效】活血化瘀、理气止痛。适用于胁痛及胸胁痛。

【附记】胸胁痛加枳壳 9 克。

十七、筋骨疼痛

定风酒

【配方】天冬 150 克，麦冬、生地黄、熟地黄、川芎、牛膝、秦艽、五加皮、川桂枝各 25 克，白蜂蜜、红糖各 500 克，陈米醋 500 毫升，白酒 10 升。

【制法】将前 9 味药捣碎，装入布袋备用。先把白蜂蜜、红糖和陈米醋放入白酒内，搅匀，然后装入药袋，用豆腐皮封口，密封，隔水蒸煮 3 小时后，取出待温，埋入土中 7 日后，取出即成。

【用法】每日早晚各 1 次，每次饮服 20~30 毫升。

【功效】滋补肝肾、祛风除湿、温经通络。适用于肝、肾阴虚所致的肢体麻木、筋骨疼痛、上重下轻、下肢软弱无力等症。

【附记】引自《随息居饮食谱》。

归花酒

【配方】当归、红花各 50 克，白酒 500 毫升。

【制法】将当归切成薄片与红花置于容器中，加入白酒，密封浸泡 7 ~ 10 日过滤去渣后即成。

【用法】每日 2~3 次，每次饮服 15 ~ 30 毫升。

【功效】和血脉、坚筋骨、止诸痛、调经水。适用于筋骨疼痛、痛经、产后瘀血作痛、恶露不绝。凡血带引起者用之皆效。

海桐皮酒

【配方】海桐皮、川牛膝、枳壳、杜仲、川断、防风、伸筋草、独活、五加皮各 30 克，生地黄 35 克，白术 20 克，薏苡仁 15 克，白酒 1500 毫升。

【制法】将上药研为粗末，装入布袋，置于容器中，加入白酒，密封浸泡 10 ~ 14 日后即成。

【用法】每日 3 次，每次饮服 10 ~ 15 毫升。

【功效】祛风湿、壮筋骨、通络止痛。适用于脚膝软弱，筋骨、关节疼痛等症。

养血愈风酒

【配方】独活、杜仲（炒）、怀牛

膝、玄参、天麻、川萆薢、羌活各30克，生地黄、熟地黄各45克，当归25克，肉桂15克，玉竹75克，冰糖1000克，白酒8000毫升。

【制法】将上药捣碎，装入纱布袋，扎口，与白酒共置于容器中，密封浸泡1周，过滤取液；再压榨药渣，过滤取液。将2次药液混合，加入冰糖溶解和匀即成。

【用法】每日2次，每次饮服50毫升。

【功效】养血祛风、舒筋活络。适用于腰膝酸软、筋络牵强、骨节疼痛、手足麻木等症。

【禁忌】孕妇忌服。

【附记】本药酒尤以阴液亏损较重饮用最宜。

雪莲药酒

【配方】雪莲花500克，木瓜、

桑寄生、党参、芡实各50克，独活35克，秦艽、巴戟天、补骨脂各25克，杜仲、当归、黄芪各40克，香附、黄柏各20克，五味子、鹿茸各15克，冰糖1500毫升，白酒15升。

【制法】将上药粉碎成粗末或切成薄片，置于容器内，加入白酒，密闭浸泡25～30日，然后取渣榨净弃之，取澄清酒液，加入冰糖溶化，过滤后即成。

【用法】每日2次，每次饮服15～25毫升。

【功效】祛风湿、养精血、补肾强身。适用于肾虚、气血不足、风湿侵袭所致的关节筋骨疼痛，以及腰部酸痛、倦怠无力、目暗耳鸣、月经不调等症。

【禁忌】孕妇忌服。

【附记】该酒重用雪莲花，现代药理研究证明，雪莲酒精提取物具有抗炎镇痛作用。

十八、骨质疏松症

当归枸杞酒

【配方】当归、鸡血藤、枸杞子

各90克，熟地黄70克，白术60克，川芎45克，白酒1000毫升。

【制法】将上药洗净，切碎，装

入布袋，扎紧袋口，置于白酒中，密封浸泡30日后过滤去渣即成。

【用法】每日1次，每次饮服10～30毫升。

【功效】滋阴养血、调补肝肾。适用于老年人阴血不足、肝肾两虚、皮肤干燥、毛发脆折、指甲无华、肢体麻木、腰腿酸软、肌肉萎缩、步履困难、头晕眼花、记忆力减退、骨质疏松等症。

【附记】引自《上海针灸杂志》。

补肾壮骨酒

【配方】人参40克，当归、熟地黄、枸杞子、桑葚、女贞子、黄精、杜仲、续断各60克，制何首乌、桑寄生、丹参各80克，鸡血藤、野猪骨各100克，蛤蚧、乌梢蛇、白花蛇、海马各10克，红花、山茱萸、龟板胶、鹿角胶、仙茅、补骨脂、金狗脊、五加皮、独活、怀牛膝各50克，冰糖1500克，50度白酒15升。

【制法】将上药切成薄片，加入白酒，密闭浸泡15日即成。

【用法】每日2次，每次饮服30～50毫升。2个月为1个疗程，久服更佳。

【功效】补肾壮阳、祛风除湿、活血行气。适用于骨质疏松症。

十九、肢体麻木

补血壮骨酒

【配方】淫羊藿、巴戟天各25克，鸡血藤50克，白酒500毫升。

【制法】将淫羊藿、巴戟天、鸡血藤药材切碎，置于容器中，加入白酒，密封浸泡20日，过滤去渣后即成。

【用法】每日2次，每次饮服10～15毫升。

【功效】补肾强筋、活血通络。适用于治疗肢体麻木、瘫痪、风湿痹痛及跌打损伤等症。

【附记】引自《药酒汇编》。

舒筋活络酒

【配方】木瓜、当归、红花各45

克，桑寄生 75 克，续断、独活、甘草、羌活各 30 克，川牛膝、白术各 90 克，川芎、防风、蚕沙各 60 克，玉竹 240 克，红曲 180 克，红糖 550 克，白酒 11.1 升。

【制法】将前 15 味药（除红曲外）研成粗粉，将红糖溶解于白酒中，用红糖酒浸渍药末 48 小时后，按渗滤法以每分钟 1～3 毫升的速度缓缓渗滤，收集滤液，并压榨出液，混匀后静置，过滤去渣即成。

【用法】每日 2 次，每次饮服 20~30 毫升。

【功效】祛风除湿、舒筋活络。适用于风寒湿痹、筋骨疼痛、四肢麻木等症。

【附记】引自《药酒汇编》。

芍瓜酒

【配方】白芍、炙甘草各 10 克，桂枝、木瓜、秦艽各 15 克，白酒 500 毫升。

【制法】将上药切成片，置于容器中，加入白酒，密封浸泡 14 日后过滤去渣即成。

【用法】每日 3 次，每次饮服 15～30 毫升。

【功效】除湿散寒、缓急止痛。适用于四肢麻木、疼痛、痉挛等症。

血竭酊

【配方】当归、红花各 30 克，血竭 25 克，白酒 1000 毫升。

【制法】将当归、红花、血竭捣碎，置于容器中，加入酒精，密封浸泡 1 周后过滤去渣，用 20 毫升玻璃瓶分装即成。

【用法】以棉球蘸药酒涂擦患处。

【功效】活血舒筋止痛。适用于手足麻木、肢节酸痛、局部经络劳损等症。

防风白术酒

【配方】防风、肉桂、麻黄、紫巴戟（去心）各 12 克，白术、山萸肉、制附子、细辛（炒）、独活、秦艽、茵陈、山药、杏仁（炒）各 9 克，磁石 50 克，炮姜 30 克，薏苡仁 18 克，生地黄 15 克，白酒 1000 毫升。

【制法】将上药捣为粗末或切成薄片，装入布袋，置于容器中，加入白酒，密封浸泡 7 日后，过滤去渣即成。

【用法】每日 2 次，每次空腹随量温服。

【功效】调和气血、搜风祛邪、温经通络。适用于关节疼痛、肌肉麻木等症。

夜合枝酒

【配方】夜合枝、桑枝、槐枝、柏枝、石榴枝各 500 克，防风 180 克，羌活 70 克，黑豆、糯米各 2500 克，细曲 3500 克。

【制法】将前 5 味药加入清水 25 升煎至减半，过滤去渣，取汁入糯米、黑豆，浸泡 2 日，蒸熟，入细曲，与防风、羌活（共研细末）拌和酿酒，21 日后去糟渣即成。

【用法】每日 2 次，每次随量温服，勿醉为度。

【功效】祛风胜湿、通经活络。

适用于手足不遂、挛缩屈伸不利、四肢麻木、行走艰难等症。

祛风越痹酒

【配方】白术、当归各 150 克，杜仲、牛膝、防风各 90 克，苍术、川芎、羌活、红花各 60 克，威灵仙 30 克，白酒 10 升。

【制法】将上药切片，装入绢袋盛好，置于酒坛中封固，用白酒 10 升浸 5 ~ 7 日，再隔水加热煮透。

【用法】每次饮服 30 ~ 50 毫升，每日早晚各 1 次。

【功效】补肾、健脾、祛风。适用于风湿关节疼痛、活动不便及肢体麻木、腰膝酸软无力者。

【附记】本方所用祛风湿、通经络之药，皆避免大毒刚猛之品，配方安全和缓，又助以养血活血、补益肝肾的药物，扶正祛邪兼顾，看似平淡，深合医旨。

第四章　治疗皮肤科疾病常用药酒

一、湿疹

甘草酒

【配方】甘草50克，甘油100毫升，70%～75%酒精100毫升。

【制法】将甘草洗净研为粗末，置于玻璃瓶中，加入酒精，密封浸泡36小时，过滤去渣后，加入甘油，充分混合，装瓶即成。

【用法】用棉球蘸药液涂擦患处，每日涂3次，7～10日为1个疗程。

【功效】调和气血、滋润皮肤。适用于慢性湿疹、接触性皮炎、手足癣、掌跖角化病、经闭期角化病、皮脂缺乏、鱼鳞病等引起的手足脱皮、皲裂。

【禁忌】治疗期间忌食辛辣刺激食物及腥荤食物。

【附记】引自曾桂芳《甘草酒治疗手足脱皮皲裂》。

蛇床苦参酒

【配方】蛇床子、苦参各62克，明矾、防风、白鲜皮各31克，白酒1000毫升。

【制法】将上药研为粗粉，置于容器中，加入白酒，密封，每日搅拌1次，7日后每周搅拌1次，浸泡30日以上，取上清液，再压榨残渣，静置澄清，混合过滤，贮瓶备用。

【用法】取药酒涂搽患部，每日涂搽2～3次。

【功效】祛风、除湿、止痒。适用于慢性湿疹、神经性皮炎、皮肤瘙痒、扁平疣、汗疱疹等症。

【附记】引自《药酒汇编》。

茅蒿菜酒

【配方】茅蒿菜粉100克，白酒500毫升。

【制法】将茅蒿菜粉置于容器中，加入白酒，密封浸泡7日后即成。

【用法】取药酒涂搽患处，每日涂搽1～2次。

【功效】祛风活络、活血止痛。适用于湿疹、神经性皮炎等症。

【附记】引自《民间百病良方》。

苦参百部酒

【配方】苦参50克，百部、白鲜皮各30克，雄黄5～10克，白酒500毫升。

【制法】将上药研为粗末，置于容器中，加入白酒，密封浸泡7～10日后即成。

【用法】取此药酒涂搽患处，每日涂搽3次。

【功效】清热燥湿、祛风杀虫止痒。适用于各类湿疹。

【附记】引自《药酒汇编》。

黄柏地肤酒

【配方】川黄柏30克，地肤子50克，蛇床子20克，白酒500毫升。

【制法】将川黄柏、地肤子、蛇床子研为粗末，置于容器中，加入白酒，密封浸泡7～10日后即成。

【用法】取药酒涂搽患处，每日涂搽3次。

【功效】清热燥湿、祛风止痒。适用于皮肤湿疹，兼治阴囊湿疹。

二、白癜风

消斑酊

【配方】乌梅60克，补骨脂30克，骨碎补10克，80%～85%酒精300毫升。

【制法】将上药去除杂质，放入酒精中密封浸泡1周，过滤去渣后即成。

【用法】每日涂擦3～4次，用棉签蘸药液涂擦患处。

【功效】活血祛瘀、收涩祛斑。适用于白癜风。

【禁忌】服药期间，忌食辛辣之物。

【附记】引自吴松《中医药治疗白癜风》。

乌梅酊

【配方】乌梅 10 克，75％酒精 100 毫升。

【制法】将乌梅去除杂质，放入酒精中，密封浸泡 10 日，取上清液即成。

【用法】每日 3 次，用棉签蘸药液涂擦患处，涂药后在阳光下照晒局部 5 ~ 10 分钟。

【功效】活血祛瘀、收涩消斑。适用于白癜风。

【禁忌】服药期间忌食辛辣之物。

【附记】引自吴松《中医药治疗白癜风》。

补骨脂酊

【配方】补骨脂 100 克，95％酒精 500 毫升。

【制法】将补骨脂去除杂质，捣为粗末，放入酒精中，密封浸泡 7 日，过滤去渣后即成。

【用法】用棉签蘸药液涂擦患处，每日 3 次，涂药后在阳光下照射 20 ~ 30 分钟。外涂药时可配合内服中药。

【功效】活血祛风、散瘀消斑。

适用于白癜风。

【附记】引自王在中《白癜风治验》。

白癜酊

【配方】毛姜 50 克，旱莲草 30 克，75％酒精 200 毫升。

【制法】先将毛姜、旱莲草洗净，切碎，置于干净玻璃瓶中，加入酒精，密封浸泡 7 日，过滤取汁装瓶即成。

【用法】每日 3 次，用棉签蘸药酊涂抹患处。

【功效】凉血活血。适用于白癜风。

【禁忌】本病宜内外合治。

【附记】引自麦小苔《新乡民间秘验单方荟萃》。

易色酊

【配方】骨碎补、补骨脂各 100 克，白鲜皮 50 克，菟丝子、白蒺藜、旱莲草各 30 克，紫草、苦参、丹参各 15 克，65％酒精 1000 毫升。

【制法】将上药去除杂质，研碎，置于容器中，加入酒精，密封浸泡 7

日，过滤去渣后即成。

【用法】将患处洗净后，用棉签蘸药液涂擦，每日3次。用药期间，每日将患处在阳光下照射10分钟。

【功效】活血养血。适用于白癜风。

【禁忌】治疗期间忌食辛辣刺激性食物。

【附记】引自陈怀举《易色酊治疗白癜风57例》。

白屑风酊

【配方】蛇床子、苦参片各40克，土槿皮20克，薄荷脑10克，75%酒精1000毫升。

【制法】将前3味药共研细末或切成薄片，置于容器中，加入75%酒精，将药物渗透，放置6小时，然后加入75%酒精至1000毫升，浸泡数

日。最后加入薄荷脑，溶化，拌匀，贮瓶即成。

【用法】取此药酒涂搽患处，每日3~5次。

【功效】清热、祛风、止痒。适用于白癜风。

紫荆皮酊

【配方】紫荆皮、川花椒、补骨脂各15克，大曲酒100毫升。

【制法】将紫荆皮、川花椒、补骨脂共研细末，置于容器中，加入大曲酒，密封浸泡1周后即成。

【用法】先以脱脂棉球蘸药酒少许涂擦患处，以擦至皮肤嫩红为度，再用羊毫笔蘸药酒涂擦患处，每日早晚各涂擦1次。

【功效】活血、止痒、消斑。适用于白癜风。

三、银屑病

葡萄糯米酒

【配方】葡萄干1000克，糯米5000克，酒曲适量。

【制法】将葡萄干去除杂质，加入清水煮沸50分钟。再将糯米加入清水做成米饭，与葡萄干（连煎液）混合，待温度降至30℃左右时，加入酒

曲，调和均匀，置于瓷瓶内，加盖密封，发酵酿酒，待酒熟后启封，压去酒糟，滤取药酒即成。

【用法】每日3次，每次可随餐服用100毫升。

【功效】滋阴养血、活血通络。适用于因阴血不足，不能濡养肌肤所致的银屑病。

【附记】引自张树生等《中华养生药膳大典》。

白鲜皮酒

【配方】白鲜皮300克，苦菜500克，露蜂房75克，黍米5000克，酒曲适量。

【制法】将前3味药去除杂质，加入清水煎煮，取药液3000毫升。将黍米加入清水做成米饭，与药液混合，待温度降至30℃左右时，拌入酒曲，调和均匀，置于瓷瓶内，密封发酵酿酒，待酒熟后压去药渣，滤取药酒即成。

【用法】每日3次，每次饭后饮服80～100毫升，以愈为度。

【功效】清热燥湿、解毒止痒。

适用于遍身银屑病，搔之则痛。

【附记】引自张树生等《中华养生药膳大典》。

苦参酒

【配方】苦参2500克，露蜂房300克，刺猬皮1具，秫米（黏高粱米）15千克，酒曲适量。

【制法】将上药去除杂质，加入清水15升煎煮，煎取药液5000毫升，去渣。将秫米淘洗干净，做成秫米饭，与药液混合，待温度降至30℃左右时，拌入酒曲，搅拌均匀，置于瓷瓶内，加盖密封，发酵酿酒，待酒熟后，压去酒糟，滤取药酒，装瓶密封即成。

【用法】每日3次，每次温服50毫升。

【功效】除湿杀虫、疏风止痒。适用于银屑病。

【附记】引自《太平圣惠方》。

牛皮癣药水

【配方】川槿皮180克，大枫子150克，蛇床子、海桐皮、白鲜皮各120克，苦参90克，樟脑30克，水杨酸 15 克，白灵药 10 克，75％ 酒精 3000 毫升。

【制法】将上药捣碎，置于容器中，加入 75％ 酒精，密封浸泡 15 日后，过滤去渣即成。

四、斑秃

生发酊二方

【配方】诃子、桂枝、山柰、青皮、樟脑各等份，75％ 酒精适量。

【制法】将上药共研细末，置于容器中，加入酒精，密封浸泡 1 周后，过滤去渣即成。

【用法】外用：先用艾叶汤（艾叶、菊花、薄荷、防风、藁本、藿香、甘草、蔓荆子、荆芥穗各 9 克，煎水）熏洗患处（每日 1 剂，每日 2 次），洗后拭干，再取此药酊涂搽患部。若配合汤剂内服，效果更佳。

【功效】祛风止痒、解毒生发。适用于脱发。

【禁忌】治疗期间，忌食猪油、肥肉；忌用洗衣粉、肥皂水洗头。可用生发膏。

【用法】取此药酒涂搽患处，每日数次。

【功效】杀虫止痒、祛风除湿。适用于银屑病。

【附记】河南中医学院方。

【附记】引自《中医杂志》。

十四首乌酒

【配方】何首乌 30 克，熟地黄 24 克，枸杞子、麦冬、当归、桂圆肉、西党参各 15 克，龙胆草、白术、茯苓各 12 克，广皮、五味子、黄柏各 9 克，黑枣 30 克，白酒 1000 毫升。

【制法】将上药捣碎，置于容器中，加入白酒，密封浸泡 14 日后过滤去渣即成。

【用法】每日早晚各服 1 次，每次饮服 15 毫升。

【功效】补肝肾、益气血、清湿毒、养血生发。适用于青壮年血气衰弱、头发脱落不复生且继续脱落者。

【禁忌】忌鱼腥。

蔓荆附子酒

【配方】蔓荆子6克，附子2枚，白酒500毫升。

【制法】将蔓荆子、附子捣碎，置于容器中，加入白酒，密封浸泡14日后，过滤去渣即成。

【用法】外用：每日取此酒洗头1~2次。不效，可再制再用。

【功效】温阳祛风、通经和血。适用于头发脱落及偏、正头痛等症。

【附记】引自《药酒汇编》。

养血生发酒

【配方】制何首乌50克，当归、熟地黄、天麻各30克，川芎、木瓜各20克，白酒1000毫升。

【制法】将上药共研为粗末，用纱布袋装，扎口，白酒浸泡，密封浸泡14日后取出药袋，压榨取液，将二液合并，静置，过滤后装瓶即成。

【用法】每日2次，每次饮服20毫升。

【功效】养血补肾、祛风生发。适用于斑秃、全秃、脂溢性脱发及病后、产后脱发，属血虚证者。

【禁忌】凡属血热型者非本方所宜。

【附记】引自《临床验方集》。

黑芝麻核桃酒

【配方】黑芝麻、核桃仁各25克，白酒500毫升。

【制法】将黑芝麻、核桃仁洗净，置于瓶中，加入白酒，密封浸泡15日即成。

【用法】每日2次，每次饮服10~20毫升。

【功效】润肺止咳、补肾固精、润肠通便、强壮身体、延缓衰老。适用于肺燥咳喘、肺阴虚引起的干咳少痰、肾虚咳喘、腰膝酸软、遗精、阳痿、小便频数、大便干燥等症，肝肾不足引起的眩晕、健忘、头发早白，以及大便干结，阴血不足的产后少乳。

首乌地冬生发酒

【配方】制首乌100克，生地黄、熟地黄、天冬、麦冬各50克，枸杞子、牛膝、女贞子、当归各35克，黑豆 60 克，白酒 2500 毫升。

【制法】将上药捣碎，装入细纱袋，扎紧口，置于容器中，加入白酒，密封浸泡 2 周以上，弃去药渣过滤即成。

【用法】每日 2 次，每次饮服 10~20 毫升。

【功效】滋肾补肝、生发乌发。适用于肝肾不足所致的青年人脱发、白发等症。

冬虫夏草酒

【配方】冬虫夏草 100 克，白酒 400 毫升。

【制法】将上药置于容器中，加入白酒，密封，浸泡 7 日即可。

【用法】用牙刷蘸此酒外搽 1 ~ 3 分钟，每日早晚各 1 次。

【功效】补气血、助生发、乌须发。适用于圆形脱发、脂溢性脱发、神经性脱发、小儿头发生长迟缓。

【附记】临床证明：本药酒亦可内服。每日 10 ~ 15 毫升，有滋肺益肾、止咳化痰之功效。适用于治疗劳嗽咯血、盗汗、肺结核、年老体弱之慢性咳喘（老年慢性喘息性支气管炎）以及阳痿、病后体弱等症，用之颇验。酒尽再添酒浸泡，味薄即止。

侧柏叶酒

【配方】鲜侧柏叶 30 克，白酒 200 毫升。

【制法】将鲜侧柏叶切碎，置于容器中，加入白酒，密封浸泡 7 日后过滤去渣即成。

【用法】外用涂擦患部，每日涂 3 次。

【功效】清热凉血、祛风生发。适用于脱发、脂溢性皮炎等症。

枸杞沉香酒

【配方】熟地黄、枸杞子各 60 克，沉香 6 克，白酒 1000 毫升。

【制法】将上药共制为粉末，浸入白酒内，密封，每日摇动 1 次，10 日后去渣即成。

【用法】每日 3 次，每次饮服 10 毫升。

【功效】补肝肾、益精血。适用于肝肾精血不足所致的脱发、白发、健忘，甚至斑秃等症。

四味生发酒

【配方】骨碎补 30 克，丹参 20 克，侧柏叶、洋金花各 9 克，白酒 500 毫升。

【制法】将上药浸入白酒内，密封储存，每日摇动 1 次，7 ~ 10 日后去渣即成。

【用法】每日 3 ~ 5 次，涂搽患处。

【功效】补肾通络、和血生发。适用于斑秃、脱发等症。

【禁忌】皮肤破损部位勿用。

五、痤疮

苦百酊

【配方】苦参、百部各 30 克，75％医用酒精 300 毫升。

【制法】将苦参、百部捣碎或切成薄片，置于容器中，加入 75％医用酒精，密封浸泡 7 日后即成。

【用法】涂搽患处，每日涂 3 次，以愈为度。

【功效】清热、燥湿、杀虫。适用于痤疮。

三黄冰片酊

【配方】生大黄、冰片各 30 克，黄芩 10 克，黄连 9 克，75％酒精 500 毫升。

【制法】将前 4 味（冰片除外）切碎，置于容器中，添加酒精，每日振摇 1 ~ 2 次，密封浸泡 10 日，去渣留液，入冰片溶解即成。

【用法】每日 1 ~ 2 次，每次用消毒棉球蘸本酒外搽患处。

【功效】清热解毒。适用于痤疮。

酒搽剂

【配方】赤石脂、蒲公英、硫黄、樟脑各 10 克，冰片 3 克，75 度酒精 300 毫升。

【制法】将上药取净品，研为细末，加入酒精，搅匀，在密闭的玻璃容器内浸泡 5 日，过滤，装瓶即成。

【用法】用前先将药液充分摇匀，

未见沉淀，再用棉签蘸药液外擦患处。早晚各 1 次。10 日为 1 个疗程。

【功效】活血解毒、杀虫排脓。适用于痤疮。

【禁忌】治疗期间忌食辛辣之品。

白牵牛酒

【配方】白牵牛 100 克，白酒 500 毫升。

【制法】将白牵牛浸酒 7 日即成。

【用法】外搽，适量。

【功效】解毒、杀虫。适用于痤疮。

【禁忌】皮肤破损部位勿用。

枇杷酒

【配方】枇杷叶 30 克，白酒 500 毫升。

【制法】将枇杷叶洗净沥干，刮去茸毛，放入白酒中密封浸泡 14 日即成。

【用法】每日 3 次，每次饮服 10 ～ 20 毫升。

【功效】清肺益肤。适用于痤疮（面部粉刺）、黑斑。

栀子芦根酒

【配方】山栀、芦根各 30 克，黄连 20 克，生地黄 40 克，白酒 1000 毫升。

【制法】将上药浸入白酒中，置密闭容器内浸泡 7 日即成。

【用法】每日 2 次，每次饮服 20 ～ 30 毫升。

【功效】清胃凉血、养阴生津。适用于痤疮。

六、疣

蝉肤白花酊

【配方】蝉蜕 3 克，地肤子、白鲜皮、明矾各 6 克，红花 1 克，75% 酒精 50 毫升。

【制法】将上药捣碎，置于容器中，加入 75% 酒精，密封浸泡 3 日后过滤去渣即成。

【用法】取此酒涂搽患处，每日涂搽 5 ～ 6 次，以愈为度。

【功效】活血祛风、抑菌去疣。适用于扁平疣。

【禁忌】治疗期间不宜吃刺激性食物；禁用化妆品；药后如出现皮疹、肿胀、瘙痒等，提示治疗有效，应坚持治疗至痊愈。

消疣液

【配方】鲜土大黄500克，土槿皮360克，地肤子、海桐皮、蛇床子各120克，蛇蜕12克，高粱酒5000毫升。

【制法】将上药捣碎，置于容器中，加入高粱酒，密封浸泡1个月后即成。

【用法】取此药液涂搽疣表面5分钟，须稍用力擦之，每日涂搽3次，连续用药3~6周。

【功效】消炎、散结、去疣。适用于寻常疣。

鸦胆子酒

【配方】鸦胆子50克，蛇床子、大黄、米仁（即薏苡仁）各10克，75%酒精250毫升。

【制法】将上药研末，置于容器中，加入75%酒精浸泡7日后，即可取用。

【用法】用药液洗扁平疣，每日3~5次，连续洗7~14日。

【功效】清热解毒，腐蚀赘疣。主治扁平疣。

七、痱子

苦黄酊

【配方】苦参、生大黄各20克，黄连、黄芩、冰片各10克，白芷15克，丝瓜叶20克，75%酒精300毫升。

【制法】将上药（冰片后入）捣碎，置于容器中，加入酒精，密封浸泡2~3日后即可使用。

【用法】用药棉蘸取药酒涂擦患处，每日涂擦3次。

【功效】消炎解毒、燥湿止痒。

【禁忌】防止药入眼内。

二黄冰片酒

【配方】生大黄6克，黄连5克，冰片4克，60度白酒150毫升。

【制法】将生大黄、黄连捣碎，与冰片一同置于容器中，加入白酒，密封浸泡 5 ~ 7 日后即成。

【用法】用药棉蘸取药酒涂擦患处，每日涂擦 3 ~ 5 次。

【功效】消炎止痒。适用于痱子、疮疖等症。

【附记】引自《药酒汇编》。

地龙酊

【配方】鲜地龙 30 克，生茶叶 10 克，75% 酒精 200 毫升。

【制法】将鲜地龙、生茶叶置于容器中，加入酒精，密封浸泡 3 ~ 5 日后，过滤去渣即成。

【用法】每次取此药酊少许倒入手心，揉擦患处，每日 3 ~ 4 次。

【功效】消炎解毒、祛风通络。

适用于治疗痱子。

【附记】引自《辽宁中医杂志》。

苦参白鲜皮酒

【配方】苦参、白鲜皮、蛇床子各 75 克，薄荷脑、冰片各 10 克，水杨酸 30 克，麝香草酚 5 克。

【制法】取苦参、白鲜皮粉碎成粗粉，与蛇床子混合，以酒精为溶剂，浸渍 24 小时后进行渗滤，收集滤液，用活性炭适量脱色，滤过。其余薄荷脑等 4 味，加酒精适量使之溶解，与上述滤液混合，滤过，加酒精与水适量即得。

【用法】外用，涂抹患处，每日数次。

【功效】消炎、止痒。适用于夏季皮炎、痱子、皮肤瘙痒等症。

八、带状疱疹

南山草酒

【配方】生南星、草河车各 10 克，山蘑菇 12 克，白酒 200 毫升。

【制法】将白酒放入粗碗内，再用上药分别研磨，磨完后滤去药汁备用。

【用法】每次取药酒涂擦患处，每日涂擦 3 次。

【功效】清热解毒、燥湿消肿。

适用于带状疱疹。

雄黄酊

【配方】雄黄粉 50 克，75％酒精 1000 毫升。

【制法】将雄黄与酒精混合，置于碗中，研磨即成。

【用法】每次敷药酊涂擦患处，每日涂擦 2 次。

【功效】解毒、祛湿、杀虫。适用于带状疱疹。

【附记】引自《新医药学杂志》。

三花止痒酊

【配方】金银花、野菊花、凤仙花、蛇床子各 10 克，白鲜皮 12 克，水杨酸 5 克，苯酚 2 克，75％医用酒精 1000 毫升。

【制法】将上药（除水杨酸、苯酚外）置于容器中，加入酒精，密封浸泡 5 ~ 7 日，滤取上清液，加入水杨酸、苯酚，混合搅匀后即成。

【用法】以医用棉签蘸药酒涂擦患处，每日涂擦 3 ~ 4 次，至愈为止。

【功效】清热解毒、消炎止痒。

适用于带状疱疹。

【附记】引自《中国当代中医名人志》。

三黄二白醇

【配方】雄黄、白矾各 100 克，黄连、黄柏各 50 克，冰片 12 克，75％酒精 1000 毫升。

【制法】将黄连、黄柏研成粗粉，雄黄、白矾、冰片研成细粉，混匀，置于容器内，加入酒精，密封浸泡 7 日后取滤液即成。

【用法】用药棉蘸药液涂抹患处，每日 6 次。

【功效】清热化湿。适用于带状疱疹。

【附记】引自《甘肃中医》。一般用药 2 ~ 3 日即获痊愈。

疱疹酒

【配方】紫草 10 克，大黄 50 克，75％酒精 600 毫升。

【制法】将紫草、大黄投入 75％酒精中，密封浸泡 3 日后即成。

【用法】以棉签蘸药液涂于疱

疹表面，每日 5 ~ 6 次，5 日为 1 个疗程。

【功效】清热、凉血、解毒。适

用于带状疱疹。

【附记】引自《国医论坛》。

九、皮炎

三子活血酒

【配方】五倍子 15 克，蛇床子 30 克，韭菜子、白明矾各 9 克，白酒 120 毫升。

【制法】将上药共研粗末，置于玻璃瓶中，加入烧酒，塞紧瓶盖，浸泡 3 日后（浸泡时，每日早晚各搅动 1 次，通常振动可使药性加速渗透）即成。

【用法】每日 1 ~ 2 次，每次空腹温服 10 毫升。

【功效】消炎活血、祛风止痒。适用于皮炎。

樟冰止痒酒

【配方】樟脑 3 克，冰片 10 克，95% 酒精 100 毫升。

【制法】将樟脑、冰片置于容器中，加入酒，密封，浸泡 2 日后即成。

【用法】每次用纱布蘸药水于患处摩擦 10 ~ 20 分钟。

【功效】消炎止痛。适用于皮炎。

【附记】引自《民间百病良方》。

硫黄皮炎液

【配方】硫黄 1.5 克，轻粉、枯矾各 0.5 克，冰片 0.125 克，75% 的酒精 100 毫升。

【制法】将前 4 味药共研细末，置于容器中，加入酒精，密封，浸泡 24 小时后即成。

【用法】用棉签蘸液擦患处，每天涂擦 2 ~ 3 次。1 个月为 1 个疗程。

【功效】解毒杀虫、除湿止痒。适用于脂溢性皮炎。

土槿皮升汞酒

【配方】土槿皮、甘油各 200 克，升汞 2 克，苯甲酸 120 克，水杨酸 60

克，95%医用酒精 100 毫升。

【制法】将土槿皮碎为粗粉，置于容器中，加入酒精，浸渍 3 日，滤取浸出液，残渣用力压榨，使残液尽可能压出，合并滤液，静置过夜，滤液备用。再将苯甲酸、水杨酸、升汞分别加入上述土槿皮浸出液中溶解，加入甘油与之混合，最后添至 1000 毫升即成。

【用法】取药涂擦患处，每日 1 ~ 2 次。

【功效】抑菌消炎、解毒利湿。适用于皮炎。

【禁忌】本品有毒，切勿口服。

【附记】引自《中药制剂汇编》。

九里香药酒

【配方】九里香、一枝黄花、羊蹄草、半边莲、毛麝香、漆大姑、了哥王、三丫苦、入地金牛、蛇总管各 25 克，60 度白酒 1000 毫升。

【制法】将上药研成粉末，混匀，置于容器中，加入白酒，密封浸泡 7 日，去渣留液即成。

【用法】以瘙痒、糜烂和渗液为主者，每日 3 ~ 4 次，每次用药酒外擦患处；以肿痛为主者，每日用 1 次，每次药渣外敷患处。

【功效】消炎止痒。适用于稻田性皮炎。

【附记】引自《药酒汇编》。

十、神经性皮炎

红花酊

【配方】川红花、冰片、樟脑各 10 克，白酒（或 50 度酒精）500 毫升。

【制法】将川红花、冰片、樟脑置于容器中，加入白酒，密封浸泡 7 日后（每日振荡 1 次），过滤去渣即成。

【用法】每次取此药酊涂擦患处，每日涂擦 3 ~ 4 次。

【功效】活血、除湿、止痒。适用于神经性皮炎、皮肤瘙痒症、慢性皮炎、湿疹、结节性痒疹、酒渣鼻等症。

【禁忌】治疗期间，禁止饮酒、吸烟，生活起居要有规律；皮损破溃流水者忌用。

【附记】引自《浙江中医杂志》。

复方蛇床子酒

【配方】蛇床子、苦参各248克，明矾、防风、白鲜皮各124克，白酒4000毫升。

【制法】将上药捣为粗末，置于容器中，加入白酒，密封浸泡，每日搅拌1次，7日后改为每周1次，浸泡30日后，取上清液，再将残渣压榨，压出滤液后，过滤去渣与上清液合并，静置澄清，过滤即成。

【用法】取此酒涂擦患处，每日涂擦2～3次。

【功效】祛湿止痒。适用于神经性皮炎、皮肤瘙痒、慢性湿疹、扁平疣、汗疱疹等症。

【附记】引自《中药制剂汇编》。

苦参酊

【配方】苦参、徐长卿各30克，白降丹0.5克，麝香0.2克，95%酒精130毫升。

【制法】将苦参、徐长卿药材加入适量清水，煎2次，取2次汁液混合，再浓缩至20～25毫升，待凉后加入95%酒精中，静置48小时后，滤出药液，再加白降丹、麝香拌匀，溶化后即成。

【用法】用棉签蘸药液涂擦患处，每日涂擦2～3次。

【功效】祛风清热、解毒止痒、活血散瘀、抗菌消炎。适用于神经性皮炎。

【附记】引自《河南中医》。

皮炎灵

【配方】五虎丹3克，水杨酸12克，樟脑6克，甘油40克，25%酒精60毫升。

【制法】将上药分别投入25%酒精中，拌匀至完全溶解后即成。

【用法】取此酊涂擦患处，每日涂擦1次。

【功效】消炎、解毒、止痒。适用于神经性皮炎。

【附记】引自《湖南中医学院学报》（增刊）。

十一、荨麻疹

枳壳秦艽酒

【配方】枳壳 90 克，秦艽、独活、肉苁蓉各 120 克，丹参、蒴藋各 150 克，松叶 250 克，白酒 2000 毫升。

【制法】将上药捣碎，装入布袋，置于容器中，加入白酒，密封浸泡 7 日，过滤去渣后即成。

【用法】每日 3 次，每次饮服 10 ~ 15 毫升。

【功效】活血、祛风、止痒。适用于风毒瘾疹、奇痒难忍、痒如虫行。

【禁忌】夜间服药酒时，宜盖被使出汗，避风寒。

【附记】引自《普济方》。

风疹酒方

【配方】地肤子、蛇床子、白芷、百部各 10 克，白酒 300 毫升。

【制法】将地肤子、蛇床子、白芷、百部淘洗干净，放入瓷瓶内，加入白酒，封闭浸泡 7 日，过滤去渣后即成。

【用法】取药酒涂擦患处，每日涂擦 3 次。

【功效】活血祛风、杀虫止痒。适用于风疹、荨麻疹。

【禁忌】治疗期间忌食辛辣刺激性食物。

【附记】引自席庆福《验方集锦》。

沙蜜酒

【配方】沙蜜 1000 毫升，糯米 2500 克，干曲（研细）300 克。

【制法】将糯米淘洗干净，加入清水在锅内做成干饭，待温度降至 30℃左右时，加入沙蜜、干曲，调和均匀，置于小口瓷坛内，用粗草纸将坛口封严。发酵酿酒 21 日酒熟，压去糟粕，滤取药酒即成。

【用法】每日 3 次，每次饭前空腹温服 50 ~ 100 毫升。

【功效】祛风、健脾、和营、止痒。适用于风疹、风癣等症。

【附记】引自《本草纲目》。

复方大黄酒

【配方】大黄 1000 克，防风 500 克，白酒 1500 毫升。

【制法】将大黄、防风除去杂质，切碎，放入干净的玻璃瓶中，倒入白酒，密封浸泡 14 日，过滤去渣后即成。

【用法】每日 3 次，每次饮服 15 毫升。

【功效】活血散风。适用于荨麻疹。

【禁忌】孕妇及脾虚便溏者忌服。

【附记】引自姚海扬《中国食疗大典》。

石楠叶酒

【配方】石楠叶 90 克，白酒 750 毫升。

【制法】将石楠叶去除杂质，用凉开水快速淘洗，沥净水分，晒干研为末，装入布袋中，置于玻璃瓶内，用白酒浸泡，密封瓶口，每日摇晃 3 ～ 5 次，7 日后即成。

【用法】每日 3 次，每次饭前空腹服用 10 ～ 15 毫升。

【功效】祛风、解肌、止痒。适用于风疹、瘾疹经久不解者。

【附记】引自《圣济总录》。

石楠肤子酒

【配方】石楠叶、地肤子、当归、独活各 50 克，白酒适量。

【制法】将石楠叶、地肤子、当归、独活共研为粗末备用。

【用法】每次饮服取药末 5 ～ 6 克，加入白酒，煎数沸，空腹温服，每日 3 次。

【功效】活血祛风、解毒透疹。适用于风毒瘾疹。

【附记】引自《百病中医药酒疗法》。

养血祛风酒

【配方】当归 60 克，川芎药 10 克，石棉叶、地肤子、独活各 30 克，白酒 1500 毫升。

【制法】将上药去除杂质，用凉开水快速淘洗，沥净水分，晒干为末，用白酒煮沸后即成。

【用法】口服：饭前空腹服用，

每次取药末 9 克，白酒 20 毫升，混合均匀，加热煮沸，待温，连药末一起服下，每日 2 次。小儿酌减。

【功效】养血、祛风、止痒。适用于风毒瘾疹。

【附记】引自张树生等《中华养生药膳大典》。

松叶酒

【配方】松叶 500 克，米酒 3000 毫升。

【制法】将松叶去除杂质，用凉开水快速淘洗，沥干，切碎，与米酒同在砂锅中煮，取药酒 1500 毫升装瓶备用。

【用法】在 24 小时（1 昼夜）内服完。

【功效】祛风、除湿、止痒。适用于风瘙痒隐疹，多年久治不愈者。

【禁忌】服药后，卧于温室内，盖被令汗出即愈，汗出应注意避风。

【附记】引自《圣济总录》。

枸橘酒

【配方】枸橘 60 克，白酒 600 毫升。

【制法】将枸橘细切，装入布袋，扎紧袋口，置于小口酒坛内，加入白酒，密封坛口，浸泡 30 日，过滤去渣后即成。

【用法】每日 2 次，每次饮服 15 毫升。

【功效】疏肝和胃、理气祛风活血。适用于荨麻疹瘙痒。

【禁忌】发病初期以枸橘煎汤洗患处。

【附记】引自《本草纲目》。

黑芝麻泡黄酒

【配方】黑芝麻 300 克，黄酒 3000 毫升。

【制法】将芝麻微炒研碎，加入黄酒中，置于容器中加盖，浸泡 2 小时即成。

【用法】每次饮服 1 汤匙，黑芝麻约 10 克，黄酒须没过黑芝麻，服前在汤匙中加白糖，置锅中蒸 10 分钟，每日早晚空腹服下，轻者每日 1 次，重者每日 2 次，15 日为 1 个疗程。

【功效】补精益血。适用于顽固性荨麻疹。

十二、手癣

当归百部酒

【配方】当归、生百部、木槿皮、川黄柏、白鲜皮各 15 克，川椒 10 克，白酒（或黑醋）1000 毫升。

【制法】将上药研为粗末，置于容器中，加入白酒，密封浸泡 2 小时后，隔水煮沸，待冷即成。

【用法】每次取此药酒涂擦患处，每日涂擦数次。甲癣可浸泡入药酒中 4 ~ 5 分钟，每日 2 ~ 3 次。

【功效】清热解毒、杀虫止痒。适用于手癣、甲癣等症。

【禁忌】忌下冷水。

【附记】引自《药酒汇编》。

复方土槿皮酊

【配方】土槿皮酊 40 毫升，苯甲酸 12 克，水杨酸 6 克，75% 酒精适量。

【制法】将上药置于容器中，加入 75% 酒精至 100 毫升（先将苯甲酸、水杨酸加酒精适量溶解，再加入土槿皮酊混匀，最后将酒精加至足量）。

【用法】每次取此药酊涂擦患处，每日涂擦 3 ~ 4 次。

【功效】杀虫止痒。适用于手癣、脚气等症。

【禁忌】手足部糜烂者禁用。

【附记】引自《中医外科临床手册》。

羊蹄根酒

【配方】羊蹄根 300 克，75% 酒精 600 毫升。

【制法】将羊蹄根切碎，置于容器中，加入酒精，密封浸泡 7 日后，过滤去渣即成。

【用法】用棉签或毛刷蘸药液涂擦患处，每日涂擦 2 ~ 3 次。

【功效】杀虫止痒。适用于手癣（鹅掌风）、甲癣（鹅爪风）、落屑性脚癣（脚蚓症）、体癣（钱癣）、神经性皮炎（干癣）。

【禁忌】切勿入口。

【附记】引自《赵炳南临床经验集》。

十三、臭汗症（狐臭）

狐臭酊

【配方】枯矾 20 克，密陀僧、滑石各 15 克，樟脑 10 克，轻粉、冰片各 5 克，95％酒精 250 毫升。

【制法】将上药共研为细末，置于容器中，加入 95％酒精，密封浸泡 1 周后，过滤取汁即成。

【用法】先用温开水洗净患处，再用棉球蘸药液涂擦患部，每日涂擦 3 ～ 5 次，以愈为度。

【功效】解毒敛汗、杀虫止痒。适用于臭汗症。

【附记】引自《百病中医熏洗熨擦疗法》。

藁本苦酒方

【配方】藁本、川芎、细辛、杜衡、辛夷各 3 克，白酒 200 毫升。

【制法】将上药共研为细末，置于容器中，加入白酒，密封浸渍 1 宿，再煎 10 分钟，储存即成。

【用法】涂擦患处，每日涂擦数次。

【功效】芳香辟浊。适用于臭汗症。

【附记】引自《外台秘要》。

十四、麻风

商陆酒

【配方】商陆根（削去皮，剉）12.5 千克，酒曲 7.5 千克，黍米 100 千克。

【制法】将上药用水 150 千克，煮取 80 千克，去渣浸细曲 7.5 千克，炊黍米 100 千克，酝如常法，酒熟即可。

【用法】每次饮服温服 3~5 合，每日 2 次，夜 1 次。

【功效】用于治癫大风、眉须坠落、筋脉拘急、肢节缓弱、手足痹及风水水肿、瘰癣、酒癣。

【禁忌】忌大肉。宜食鹿肉羹。

白癜酒

【配方】苦参 2500 克，白酒 5000 毫升。

【制法】将苦参切碎，置于容器

中，加入白酒，密封浸泡 5 ～ 7 日过滤去渣即成。

【用法】徐徐饮之，常令酒气相续。

【功效】清热利湿、杀虫止痒。适用于白癜。

【附记】引自《肘后备急方》。药渣添酒再浸，或晒干研细末，每服 5 克，随酒送服。

露蜂房酒

【配方】露蜂房 250 克，黍米、苦参各 2000 克，酒曲 2250 克。

【制法】将露蜂房、酒曲剉细，用水三斗，煮取一斗五升，去渣浸曲四斤半，炊黍米二斗，如常酿酒。

【用法】饭后服，每次 30 毫升，每日 3 次，逐渐加至 100 毫升，以微醺为度。

【功效】解毒、燥湿。适用于乌癞。

【附记】乌癞：病名，表现为皮肤黑，类似瘾疹，有蚁走感，重时手足顽麻，刺之不痛，为麻风病的一种类型，相当于瘤型麻风。

十五、皮肤瘙痒

百部酊

【配方】百部草 180 克，75 度酒精 360 毫升。

【制法】将百部草置于容器中，加入 75% 酒精，密封浸泡 1 周，过滤去渣后即成。

【用法】涂擦患部，每日涂擦 3 次。

【功效】杀虫止痒。适用于皮肤瘙痒症、虱病、阴痒等症。

【附记】引自《北京中医学院东直门医院协定配方》。

雄黄百片酒

【配方】雄黄 6 克，敌百虫 25 片，冰片 4 克，白酒 500 毫升。

【制法】将上药共研细末，混合后备用。同时，将药粉投入白酒中浸泡 4 小时后即成。

【用法】每日涂搽 2 次，早晚各 1 次。

【功效】解毒、杀虫、止痒。适用于皮肤瘙痒症。

【附记】引自《中医外治杂志》。

地龙藤酒

【配方】地龙藤 50 克，白酒 250 毫升。

【制法】将地龙藤酒浸 7 日后即成。

【用法】每日 1～2 次，每次饮服 20 毫升。

【功效】凉血、止痒。适用于风邪袭击、血虚生风、腹内及腰脚寒冷、食欲不振、肌肤瘙痒等症。

活血止痒酒

【配方】何首乌、丹参各 30 克，

蝉蜕 15 克，防风 10 克，黄酒 300 毫升。

【制法】将上药切片，用黄酒煎至减半，去渣即成。

【用法】每日 1 剂，分 2 次服之。

【功效】养血、祛风、止痒。适用于皮肤瘙痒症（血虚型）。

破石珠酒剂

【配方】鲜破石珠 1000 克，花酒 2500 毫升。

【制法】将鲜破石珠与酒共浸 15 日后即成。

【用法】用时取消毒棉签或棉球蘸药液在皮肤瘙痒处涂搽，至皮肤微热为度，数分钟后再重复 1 次。瘙痒顽固者连用 3～5 日。

【功效】清热祛湿、解毒消肿。适用于治疗皮肤瘙痒症。

十六、鸡眼

补骨脂酊

【配方】补骨脂 300 克，75%～95%医用酒精 1000 毫升。

【制法】将补骨脂捣碎，置于容器中，加入酒精，密封浸泡（经常摇动）7 日后，滤过分装小瓶即成。

【用法】先用温水浸洗患处后，

用小刀将鸡眼上的厚皮刮掉（以不出血为度），然后用火柴棒蘸药水涂患处，待其自干。之后每日如上法用药 1 次。5 ～ 7 日后患处发黑变软，继续涂数日即自行软化或脱落。白癜风：外涂患处，每日 1 次。

【功效】补肾通阳、温通血脉、祛风止痒。适用于鸡眼、白癜风等症。

【禁忌】用前将瓶摇动数下，使之药性均匀；用后瓶要密封保存，以防挥发。

鸡眼膏酒

【配方】水杨酸 85 克，苯甲酸 10 克，磺胺结晶、普鲁卡因各 2 ～ 3 克，樟丹 0.2 克，白糖适量，高粱酒适量。

【制法】将上药研细过筛，混合，装入净瓶中，倒入高粱酒（以浸过药面为度），密封即成。

【用法】先用温水浸泡患处，揩干，取胶布 1 块（中间剪一略大于病损的小洞）贴于患处（以保护周围正常皮肤），再取鸡眼膏（用时拌和）少许填于胶布孔皮损处。病损若在足底，先用药棉搓绳，围在膏药周围，以防行走时药膏外溢，上面再贴一层胶布固定。1 周后，取胶布，可见病损组织呈灰白色，用钝器（如木棒、竹片）等行钝性剥离，坏死组织很容易剥脱，不痛，不出血。若小鸡眼可连根取出，一般 1 次可愈，若病损较大，1 次未除根，可重复用药。

【功效】蚀恶肉、化角质、消炎止痛。适用于鸡眼、胼胝（俗称"老茧"）。

【附记】引自《中药制剂汇编》。一般只需 1 次，最多 2 ～ 3 次即愈。

第五章 治疗妇科疾病常用药酒

一、经前乳胀

调经消胀酒

【配方】制香附、红花、小茴香各12克，当归、炒茜草、鸡血藤各18克，月月红、益母草各36克，米酒1500毫升。

【制法】将上药捣为粗末，置于容器中，加入米酒，密封浸泡10日后，过滤去渣即成。

【用法】每日3次，每次饮服30毫升。

【功效】活血调经、理气消胀。适用于气滞血瘀所致的经前乳胀、月经不调、痛经等症。

【附记】引自《药酒汇编》。

九味消胀酒

【配方】制香附50克，郁金、合欢皮各20克，娑罗子、路路通各30克，青橘叶、川楝子、乌药各15克，白酒1000毫升。

【制法】将上药捣碎，置于容器中，加入白酒，密封浸泡7日后即成。

【用法】每日2～3次，每次饮服15～30毫升。

【功效】舒肝开郁、疏通经络、调经止痛。适用于经前乳胀。

【附记】临床应用，可随症加味，脾虚加白术、陈皮、枳壳；血虚加当归、黄芪；冲任虚寒加肉桂、淫羊藿。

红藤酒

【配方】红藤、白头翁各12克，黄酒200毫升。

【制法】将红藤、白头翁切碎，置于容器中，加入黄酒，煎至减半，去渣，待温即成。

【用法】每日1剂，分2～3次服。

【功效】清利湿热、活血通络。

适用于经前乳胀、小腹两侧牵痛、兼止带下等症。

【附记】引自《药酒汇编》。

二、乳腺炎

蒲金酒

【配方】蒲公英、金银花各15克，黄酒100毫升。

【制法】将蒲公英、金银花置于容器中，加入黄酒，煎至剩余一半酒液，去渣，候温，分成2份饮服即可。

【用法】早、晚饭后各服1份，并以药渣敷患处。

【功效】适用于吹乳结痛（乳腺炎）等，如1剂未愈，再依法配制。

橙调酒

【配方】甜橙1个，黄酒1汤匙。

【制法】将甜橙去皮、核，洗净用纱布绞成汁，加入黄酒，搅拌，倒入适量温开水，拌匀，饮服即可。

【用法】每日2次，1次服完。

【功效】适用于乳腺炎、红肿硬结、疼痛等症。

蒲公英酒

【配方】蒲公英40～50克，50度白酒500毫升。

【制法】将蒲公英洗净，切碎，置于容器中，加入白酒，密封浸泡7日后，过滤去渣即成。

【用法】每日3次，每次饮服20～30毫升。可并用药渣敷患处。

【功效】清热解毒、消痈散结。适用于急性乳腺炎、乳房肿痛。

【附记】引自《景岳全书》。

川楝子清火酒

【配方】川楝子、红砂糖、黄酒各适量。

【制法】将川楝子连皮和仁捣碎，晒干，炒微黄，研细末备用。

【用法】每次取9克；加入红砂糖60克，用黄酒或开水100～200毫升冲服，每日1～2次，连服2～5

次可愈。

【功效】清肝火、除湿热。适用于急性乳腺炎。

【附记】引自《中国民间百病良方》。

栝蒌酒

【配方】全栝蒌30克，黄酒100毫升。

【制法】将全栝蒌加工成粗末，置于瓷杯中，加入黄酒100毫升，再将瓷杯放在蒸锅中，以小火蒸炖20分钟后，过滤，去渣取汁即成。

【用法】每日2次，每次10～20

毫升。

【功效】清热化痰、消肿止痛。适用于乳腺炎初起，红肿热痛等症。

【禁忌】脾胃虚寒、大便溏薄、痰湿内盛者不宜服用。

红砂糖酒

【配方】红砂糖50克，白酒30毫升。

【制法】将红砂糖与酒同置于瓷器中，煎煮成糊状即成。

【用法】趁热顿服。

【功效】润肤、活血止痛。适用于产后乳头皲裂生疮、疼痛难忍等症。

三、闭经

妇女调经酒

【配方】月季花30克，当归、丹参各20克，米酒1500毫升。

【制法】将月季花、当归、丹参切碎，置于容器中，加入米酒，密封浸泡10日后，过滤去渣即成。

【用法】每日2次，每次饮服30毫升。

【功效】理气活血、调经止痛。适用于月经稀少或经闭、经来小腹痛、心烦易怒、大便干燥等症。

【附记】引自《药酒汇编》。

牛膝参归酒

【配方】牛膝、党参各60克，当归、香附各30克，红花、肉桂各18克，白酒1000毫升。

【制法】将上药切碎，置于容器中，加入白酒，密封浸泡7日后过滤去渣即成。

【用法】每日早晚各1次，每次早上饮服5～10毫升，晚上饮服10～20毫升，服至月经来潮为止。如果体壮善饮，每次增服20～30毫升，有利于缩短疗程。

【功效】疏肝理气、温经活血。适用于闭经、小腹胀痛或冷痛、面色晦、腰酸痛等症。

【禁忌】凡孕妇及心脏病、支气管哮喘、白带过多患者不宜服用此酒。

【附记】引自《四川中草药通讯》。一方党参用量减半。先天性生殖器官器质性疾病，如无子宫、无卵巢、阴道闭锁等用此酒难以奏效。

益母当归酒

【配方】益母草200克，当归100克，白酒1000毫升。

【制法】将益母草、当归切碎，置于容器中，加入白酒，密封浸泡7日后，过滤去渣即成。

【用法】每日1～2次，每次饮服20毫升。

【功效】养血调经。适用于血虚闭经。

【附记】引自《药酒汇编》。

虎杖煎

【配方】虎杖根、白酒各适量。

【制法】将虎杖根择净，加入白酒适量，浸泡片刻，煎沸即成。

【用法】每日3次，每次饮服30毫升。

【功效】活血化瘀。适用于月经不通、结成症瘕等症。

牛膝胡麻酒

【配方】牛膝30克，亚麻子90克，土瓜根9克，桃仁60克，白酒适量。

【制法】将上药择净，加入白酒适量，浸泡片刻，煎沸即成。

【用法】每日3次，每次饮服30毫升。

【功效】活血化瘀。适用于月经不通等症。

桃仁二子酒

【配方】桃仁、亚麻子各30克，庵闾子15克，白酒适量。

【制法】将上药择净，加入白酒适量，浸泡片刻，煎沸即成。

【用法】每日3次，每次饮服30毫升。

【功效】疏风活血。适用于产后伤风、瘀血停结、月水闭塞等症。

虻虫桃仁丸

【配方】虻虫3克，桃仁30克，桑螵蛸2克，代赭石、水蛭、蛴螬各6克，大黄9克，黄酒适量。

【制法】将上药择净，研细，蜜丸备用。

【用法】每日2次，每次6克，温黄酒适量送服。

【功效】活血化瘀。适用于月水闭塞不通、往来寒热等症。

川芎芒柴丸

【配方】川芎17克，杏仁、葶苈子、芒硝、柴胡各15克，茯苓6克，

大黄48克，花椒、水蛭、虻虫各2克，桃仁12克，土鳖虫、牡丹皮各6克，干姜18克，黄酒适量。

【制法】将上药择净，研细，蜜丸即成。

【用法】每日2次，每次6克，温黄酒适量送服。

【功效】活血化瘀。适用于月水不通、手足烦热、腹满、默默不欲寐、心烦等症。

干漆丸

【配方】干漆、土瓜根、射干、白芍各8克，牡丹皮、牛膝、黄芩、肉桂、吴茱萸、大黄、柴胡各3克，桃仁、鳖甲各6克，全蝎、蛴螬、水蛭、虻虫各12克，亚麻子、血余炭各60克，庵闾子36克，黄酒或火麻仁酒适量。

【制法】将上药择净，研细，蜜丸即成。

【用法】每日3次，每次9克，空腹用温黄酒、火麻仁酒或水送服。

【功效】活血化瘀。适用于月经不通、百疗不瘥等症。

火麻仁酒

【配方】火麻仁90克，庵䕡子60克，桃仁30克，肉桂、伏龙肝各12克，土瓜根、射干各18克，牛膝24克，清酒适量。

【制法】将上药择净，研细，以清酒适量浸3宿即成。

【用法】每日3次，每次饮服30毫升，或送服干漆丸甚良。

【功效】活血化瘀。适用于闭经、腹痛等症。

干漆汤

【配方】干漆、玉竹、白芍、细辛、制附片、甘草各3克，当归、肉桂、芒硝、黄芩各6克，大黄9克，吴茱萸18克，黄酒适量。

【制法】将上药（除芒硝外）择净，研细，放入锅中，加黄酒浸1宿，煮取汁，纳入芒硝调匀即成。

【用法】每日1剂。

【功效】活血化瘀。适用于月水不通、小腹坚痛、拒按等症。

白鸽煮酒

【配方】白鸽（去毛，洗净，去肠）1只，血竭30克，白酒1000毫升。

【制法】将血竭纳入白鸽肚中，用针线缝住，用白酒煮沸令熟，取下待温，备用。

【用法】将鸽肉分2次食用。酒徐饮完。

【功效】养血活血。适用于干血痨。

【附记】干血痨即因血少不足（血枯）而造成的痨病，多见于妇女，表现为面目暗黑、肌肤粗糙、骨蒸潮热、盗汗颧红以及月经涩少，甚则经闭。本方白鸽调经益气，治妇女干血痨、经闭。血竭味甘咸，甘主补，咸主消，为散瘀血、生新血之要药，再加上酒的温通助阳，是食疗良方，有出奇制胜之功。

通经酒

【配方】牛膝500克，麻子仁（蒸）1500克，土瓜150克，桃仁（熬、去皮尖双仁）100克，白酒10升。

【制法】将上药切片，以酒密闭

浸渍 5 日即成。

【用法】每日 1 次，每次饮服 100 毫升，渐增至 200 毫升，多饮更佳。

【功效】通经。适用于闭经。

归仁酒

【配方】当归、桃仁各 100 克，黄酒 1000 毫升。

【制法】将当归、桃仁加工成粗末，装入纱布袋，置于容器中，加入黄酒，密封隔水蒸煮 1 个小时后，取出放置 5 日，再过滤去渣，贮瓶即成。

【用法】每日 2 次，每次饮服 15 ~ 30 毫升。

【功效】破血行瘀、润燥滑肠。适用于经闭、症瘕、瘀血作痛、血燥便秘、跌打损伤等症。

常春果枸杞酒

【配方】常春果、枸杞子各 200 克，白酒 1500 毫升。

【制法】将常春果、枸杞子捣碎，盛于瓶中，用白酒浸泡 7 日即成。

【用法】每日 3 次，每次饮服 20 ~ 40 毫升。

【功效】益精血、强腰膝。适用于治疗羸弱虚弱、腹中冷痛、妇女经闭。

【附记】引自《药酒验方选》。

桃仁麻子仁酒

【配方】桃仁 60 克，麻子仁 150 克，黄酒 1500 毫升。

【制法】将桃仁去皮、尖，与麻子仁一同捣烂和匀，装入纱布袋，扎紧袋口，置于酒坛中浸泡，将酒坛加盖，置于锅中蒸煮 1 ~ 2 小时，取出待冷，密封置阴凉处，经常摇晃，5 日后开封，过滤去渣，装瓶即成。

【用法】每日 2 次，早晚各服 50 ~ 100 毫升。

【功效】活血化瘀、通经。适用于女子闭经。

茜草根酒

【配方】茜草根 30 克，黄酒 300 毫升。

【制法】将茜草根切碎，放砂锅内，加入黄酒，用文火煮沸 2 ~ 3 分钟，过滤去渣即成。

【用法】每日 2 次，每次 50 毫升。

【功效】行血通经。适用于妇女血滞所致的闭经。

紫河车酒

【配方】紫河车 1 个，黄酒适量。

【制法】将紫河车以炭火烘干，研末备用。

【用法】每日 2 次，每次用黄酒冲服药末 3 ~ 6 克。

【功效】益气养血、补肾调经。适用于精血亏损、闭经等症。

【附记】引自《常见病验方研究参考资料》。

四、月经不调

八珍酒

【配方】当归 5 克，五加皮 12 克，白芍 4 克，甘草 2.4 克，川芎 2 克，核桃仁、大枣各 6 克，糯米酒 1000 毫升。

【制法】将上药切片，装入布袋，置于容器中，加入糯米酒，密封，隔水蒸煮 1 小时，取出待冷，埋入地下 5 日后，取出静置 21 日后，过滤去渣即成。

【用法】每日 3 次，每次温服 15 毫升。

【功效】补益气血、活血化瘀。适用于治疗月经不调、食少乏力、面黄肌瘦、劳累倦怠、头眩气短、腰膝酸软等症。

【附记】引自《药酒汇编》。

花蝴蝶酒

【配方】花蝴蝶根 30 克，白酒 500 毫升。

【制法】将花蝴蝶根洗净、切碎，置于容器中，加入白酒，密封浸泡 7 日后，过滤去渣即成。

【用法】每日 2 次，每次饮服 10 毫升。

【功效】活血调经。适用于月经不调、腰痛等症。

【附记】引自《民间百病良方》。

脉沉而迟等症。

月季花酒

【配方】月季花 12 朵，黄酒适量。

【制法】将月季花烧灰存性，备用。

【用法】上剂 1 次用黄酒送服。

【功效】活血调经、消肿解毒。适用于经来量少，紫黑有块，小腹胀痛，拒按，血瘀排出后疼痛减轻，舌边可见紫暗瘀点，脉沉涩。

【附记】引自中医研究院《常见病验方研究参考资料》。

宁杞杜仲酒

【配方】宁夏枸杞子、杜仲各 60 克，白酒 500 毫升。

【制法】将宁夏枸杞子、杜仲捣碎或切薄片，置于容器中，加入白酒，密封浸泡 5 日后过滤去渣即成。

【用法】每日 2 次，每次饮服 15 ~ 30 毫升。

【功效】补肾调经。适用于月经前后不定期、量少色淡、清稀、面色晦暗，头晕目眩，耳鸣，腰膝酸软，小腹空痛，夜尿多，大便不实，舌淡，

水杨梅酒

【配方】水杨梅、龙芽草、对月莲、泽兰各 9 克，当归 12 克，月季花 7 朵，白酒 500 毫升。

【制法】将上药切碎或切薄片，置于容器中，加入白酒，密封浸泡 7 日后，过滤去渣即成。

【用法】每日 2 次，每次饮服 10 毫升。

【功效】活血调经。适用于月经不调。

当归肉桂酒

【配方】当归 30 克，肉桂 6 克，甜酒 500 毫升。

【制法】将当归、肉桂捣碎或切成薄片，置于容器中，加入甜酒，浸泡 7 日后，过滤去渣即成。

【用法】每日 1~3 次，每次饮服 15~30 毫升。

【功效】温经活血。适用于月经后期。

红花山楂酒

【配方】红花 15 克，山楂 30 克，白酒 250 毫升。

【制法】将红花、山楂切碎，置于容器中，加入白酒，密封浸泡 7 日后，过滤去渣即成。

【用法】每日 2 次，每次饮服 15 ~ 30 毫升。或视酒量大小适量服用，以不醉为度。

【功效】活血散瘀、消胀止痛。适用于经来量少，紫黑有块，小腹胀痛，拒按，血块排出后疼痛减轻，舌边可见紫暗瘀点，脉沉涩等症。

茅莓酒

【配方】茅莓根 500 克，红泽兰、刘寄奴根各 120 克，白酒 1000 毫升。

【制法】将茅莓根、红泽兰、刘寄奴根切碎，装入布袋，置于容器中，加入白酒，密封浸泡 15 日后，过滤去渣即成。

【用法】每日 2 次，每次饮服 10 毫升。

【功效】清热解毒、活血调经。

适用于月经不调。

玫瑰酒

【配方】玫瑰花根 6 ~ 10 克，红糖 15 克，黄酒 50 毫升。

【制法】将玫瑰花根、红糖水煮后，冲入黄酒和红糖即成。

【用法】每日早晚各服 1 次。

【功效】调经止痛。适用于月经不调。

桑葚红花酒

【配方】桑葚 50 克，红花 10 克，鸡血藤 24 克，白酒 250 毫升，黄酒 400 毫升。

【制法】将鸡血藤研成粗末后，与其他药材一同装入纱布袋内，扎口，先以白酒浸泡，7 日后加入黄酒，再密闭浸泡 7 日。取出药袋后，压榨取液与药酒合并，过滤后装瓶即成。

【用法】每日 2 次，每次饮服 20~25 毫升。

【功效】养血活血、调经通络、祛风除痹。适用于妇女月经不调、痛经、闭经；老人血不养筋、风湿痹痛、手足萎弱等症。

黄屈花酒

【配方】黄屈花 3 ~ 6 克，白酒 500 毫升。

【制法】将黄屈花置于容器中，加入白酒，密封，浸泡 10 日后，过滤去渣即成。

【用法】每日 2 次，每次饮服 10 ~ 15 毫升。

【功效】活血调经。适用于月经不调。

茴香桂枝酒

【配方】小茴香 30 克，桂枝 15 克，白酒 250 毫升。

【制法】将小茴香、桂枝捣碎，置于容器中，加入白酒，密封浸泡 5 ~ 7 日后，过滤去渣即成。

【用法】每日 3 次，每次饮服 15 ~ 25 毫升。

【功效】温经散寒。适用于经期延后、色暗红、量少、小腹冷痛、得热稍减、恶寒、面色青白、苔薄白、脉沉迟而紧等症。

【附记】引自《百病饮食自疗》。

白芍地黄酒

【配方】白芍、黄芪、生地黄各 100 克，炒艾叶 30 克，黄酒 1000 毫升。

【制法】将上药捣碎如麻豆大，装入纱布袋中，置于净器中，加入白酒密封浸泡 3 日后去掉药袋，过滤去渣即成。

【用法】每日 3 次，每次饮服 10 ~ 20 毫升，将酒温热，饮前服用。

【功效】养血益气、调经止带。适用于妇女月经过多，兼赤白带下等症。

红花酒

【配方】藏红花 100 克，白酒 250 毫升。

【制法】将藏红花放入白酒内，密封浸泡 10 日即成。

【用法】每日 2 次，每次饮服 1 小杯。或视酒量大小，微醉为度。

【功效】活血化瘀、散郁开结。适用于经量少、紫黑有块、小腹胀痛、拒按、血块排出后疼痛减轻等症。

五、痛经

山楂酒

【配方】干山楂片 500 克，60 度白酒 300 毫升。

【制法】将干山楂片洗净、去核，置于细口瓶中，加入白酒，浸泡，密封。每日振摇 1 次，7 日后，取出即成。

【用法】每日 2 次，每次饮服 10 ~ 20 毫升，边用边添加白酒（约 200 毫升）。

【功效】活血、舒筋。适用于劳动过度之身痛疲倦和妇女痛经等症。

【禁忌】胃酸过多者及孕妇禁用。

凤仙酒

【配方】白凤仙花 120 克，黑豆 60 克，白酒 500 毫升。

【制法】将黑豆炒香，与凤仙花一同置于容器中，加入白酒，密封浸泡 7 日后，过滤去渣即成。

【用法】于月经来潮前 7 日开始服。每次饮服 20 毫升，每日早晚各服 1 次。

【功效】和血调经。适用于痛经、月经不调等症。

【附记】引自《药酒汇编》。

丹参祛痛酒

【配方】丹参、延胡索各 30 克，川牛膝、红花、郁金各 15 克，白酒 500 毫升。

【制法】将上药置于容器中，加入白酒，密封浸泡 7 ~ 10 日后即成。

【用法】每日 3 次，每次饮服 15 ~ 20 毫升。

【功效】行气活血、化瘀止痛。适用于气滞血瘀型痛经。

【附记】引自《集验百病良方》。

益母草酒

【配方】益母草 100 克，丹参 30 克，延胡索、小茴香各 50 克，白酒 700 毫升。

【制法】将前 4 味药研为粗末，置于容器中，加入白酒，密封浸泡 7 ~ 14 日后，过滤去渣即成。

【用法】于月经来潮前 5 日开始服。每次饮服 15 ~ 30 毫升，或兑白开水等量服，或加红糖适量矫味服之，每日 2 次。

【功效】活血化瘀、行气止痛。适用于各型痛经。

【附记】寒凝痛经加小茴香，气血虚损加丹参、黄芪 30 ~ 50 克。

元胡酒

【配方】元胡 50 克（炒香为末），清酒 1000 毫升。

【制法】将炒香元胡淬入清酒中，密封浸泡 7 日后即成。

【用法】每日 3 次，每次饮服 30 ~ 50 毫升。

【功效】行气活血止痛。适用于妇人气血攻窜疼痛连于胁膈者，亦可用于痛经。

【附记】《本草纲目》曰："元胡能行血中气滞，气中血滞，故专治一身上下诸痛，用之中的，妙不可言。"

红归酒

【配方】红花、当归各 10 克，益母草 60 克，川芎 5 克，黑胡椒 7 粒，白酒 500 毫升。

【制法】将上药切片，用白酒密封浸泡 2 日即成。

【用法】每日早晚各 1 次，每次饮服 20 毫升，连服 1 个月经周期为 1 个疗程。

【功效】活血祛瘀、通经止痛。适用于痛经。

胡桃酒

【配方】胡桃壳 500 克，红糖 250 克，黄酒 1000 毫升。

【制法】将胡桃壳敲碎，置于容器内，加入黄酒，加盖密封 20~30 日后，滤取酒浆，复加红糖，煮沸溶化，装瓶即成。

【用法】每日 2 次，每次饮服 10 毫升。

【功效】温经止痛。适用于痛经、小肠气、腰腿疼痛等症。

【禁忌】痛经者，行经前 5 日开始服。

胡椒酒

【配方】白胡椒 1 克，白酒 60 毫升

【制法】白胡椒研末备用。

【用法】烫热，白酒冲服。

【功效】温中止痛。适用于痛经、脾胃虚寒所致的腹痛、吐清水等症。

【禁忌】阴虚火旺者忌用。

香附根酒

【配方】香附根 60 克，白酒 250 毫升

【制法】将香附根洗净切碎，用水、白酒各 250 毫升浸泡 3~5 日，去渣即成。

【用法】不拘时，频频饮之。

【功效】理气解郁、调经止痛。适用于痛经。

温经汤

【配方】薏苡仁、茯苓各 18 克，土瓜根、白芍各 9 克，黄酒适量。

【制法】将诸药择净，研细，以黄酒 3 份渍 1 宿，再加入清水 7 份，煎沸即成。

【用法】每日饮服 1 剂。

【功效】温经止痛。适用于妇人经行时小腹疼痛。

六、崩漏

丹参酒

【配方】丹参、生地黄、忍冬藤、生地榆、艾叶各 100 克，糯米 7500 克，酒曲适量。

【制法】将前 5 味药捣碎，以水渍 3 日，煎 2 次，共取汁 3000 毫升，一半浸糯米，沥干，蒸饭，待冷，入药汁、酒曲（压细）拌匀，如常法酿酒。酒熟即成。

【用法】每日 2 ~ 3 次，每次饮服 40 ~ 60 毫升。

【功效】活血、凉血、清热、止血。适用于妇人崩中下血及产后余沥。

【附记】引自《千金翼方》。

蓟根酒

【配方】大蓟根、小蓟根各 200

克，白酒 600 毫升。

【制法】将大蓟根、小蓟根切碎，置于容器中，加入白酒，密封浸泡 7 日后，过滤去渣即成。

【用法】每日 2 ~ 3 次，每次饮服 15 ~ 30 毫升，或随意多少饮之，勿醉。

【功效】凉血止血。适用于妇人崩中下血不止（血热型）。

【附记】引自《千金翼方》。

白鹤藤酒

【配方】白鹤藤根 60 克，白酒 500 毫升。

【制法】将白鹤藤根洗净，切碎，装入布袋，置于容器中，加入白酒，密封浸泡 10 日后，过滤去渣即成。

【用法】每日 2 次，每次饮服 10 ~ 15 毫升。

【功效】调经止血。适用于妇女血崩、带下等症。

【附记】引自《民间百病良方》。

乌鸡参归酒

【配方】嫩乌鸡（去毛及内脏）1 只，党参、当归各 60 克，黄酒 1000 毫升。

【制法】将党参、当归切碎，纳入鸡腔内，加入黄酒和适量清水，煮至减半，取出鸡，去渣，备用。

【用法】每日 2 次，每次饮服 50 毫升，食鸡肉。

【功效】补虚养身。适用于虚劳体弱羸弱、脾肺俱虚、面色无华、精神倦怠、气短乏力、崩漏、带下等症。

【附记】引自《药酒汇编》。

二根酒

【配方】白茅根 30 克，小蓟根 50 克，黄酒适量。

【制法】将上药择净，研细，放入锅中，加黄酒适量，浸泡片刻，煎取汁即成。

【用法】每日 1 剂。

【功效】凉血止血。适用于崩漏不止等症。

桑耳散

【配方】桑耳、黄酒各适量。

【制法】将桑耳择净，研细备用。

【用法】每日 2 次，每次 9 克，温黄酒送服。

【功效】凉血止血。适用于崩漏不止、带下病等症。

龟甲牡蛎散

【配方】龟甲、牡蛎各等量，黄酒适量。

【制法】将龟甲、牡蛎择净，研细备用。

【用法】每日 3 次，每次 9 克，温黄酒送服。

【功效】收敛止血。适用于崩中漏下、赤白不止等症。

血余散

【配方】血余炭适量。

【制法】将血余炭择净，研细备用。

【用法】每日 3 次，每次 9 克，温黄酒送服。

【功效】化瘀止血。适用于崩漏不止等症。

泽兰人参散

【配方】泽兰、花椒各 7 克，藁本、柏子仁、山茱萸、厚朴、白芷、龙骨各 2 克，人参、干地黄、牡蛎各 5 克，代赭石、肉桂、防风、细辛、干姜、甘草、当归、川芎各 3 克，芜荑 1 克，黄酒适量。

【制法】将上药择净，研细备用。

【用法】每日 3 次，每次 9 克，温黄酒送服。

【功效】调中补虚、收敛止血。适用于崩中下血、羸瘦少气等症。

牛角散

【配方】牛角、黄酒各适量。

【制法】将牛角择净，烧研细末备用。

【用法】每日 3 次，每次 9 克，温黄酒送服。

【功效】凉血止血。适用于崩漏不止、带下病等症。

鹿茸散

【配方】鹿茸、阿胶各 9 克，海螵蛸、当归各 6 克，蒲黄 3 克，黄酒适量。

【制法】将上药择净，研细备用。

【用法】每日 4 次，每次 9 克，

早、中、晚及睡前温黄酒适量送服。

【功效】温阳补肾、收敛止血。适用于妇人漏下不止等症。

矾石附片丸

【配方】矾石 3 克，制附片 9 克，黄酒适量。

【制法】将上药择净，研细备用。

【用法】每日 3 次，每次 9 克，温黄酒送服。

【功效】温阳补肾、收敛止血。适用于女人产后漏下、痔病下血等症。

水蛭散

【配方】水蛭、黄酒各适量。

【制法】将水蛭择净，研细备用。

【用法】每日 2 次，每次 3 克，温黄酒送服。

【功效】化瘀止血。适用于漏下血不止等症。

槐子散

【配方】槐子、黄酒各适量。

【制法】将槐子择净，研细即成。

【用法】每日 3 次，每次 9 克，

温黄酒送服。

【功效】凉血止血。适用于漏下血不止等。

桑耳牡蛎散

【配方】桑耳、牡蛎各 9 克，龙骨 6 克，黄芩、白芍、炙甘草各 3 克，黄酒适量。

【制法】将上药择净，研细备用。

【用法】每日 3 次，每次 9 克，温黄酒送服。

【功效】清热凉血止血。适用于妇人崩中下血、腹痛不止等症。

鹿茸当归散

【配方】鹿茸、当归、冬瓜仁各 9 克，蒲黄 15 克，黄酒适量。

【制法】将上药择净，研细备用。

【用法】每日 3 次，每次 9 克，温黄酒送服。

【功效】温阳止血。适用于崩漏。

石豇豆酒

【配方】石豇豆 60 克，白酒 500 毫升。

【制法】将石豇豆捣碎，装入布袋，置于容器中，加入白酒，密封浸泡10日后，过滤去渣即成。

【用法】每日2次，每次饮服10～15毫升。

【功效】调经、镇痛、健脾、祛风湿。适用于崩漏、白带、头痛、劳伤腰痛、风湿性疼痛等症。

川芎生地酒

【配方】川芎50克，生地黄汁300毫升，酒5000毫升。

【制法】先用酒煮川芎至500毫升，去渣，放入地黄汁，再煮2～3沸即成。

【用法】分1～2次服完。不耐酒者，逐步增加剂量。

【功效】滋阴、养血活血。适用于治崩漏昼夜不止。

【附记】本方出自明代《普济方》，较《小品方》芎藭酒增加了地黄汁，说明明代对崩漏多血热病机制有了进一步认识。

葵花酒

【配方】向日葵蒂盘1个，黄酒500毫升。

【制法】将向日葵蒂盘焙成炭，研细末，备用。

【用法】每日3次，每次取药末5～6克，用黄酒50毫升送服。

【功效】止血。适用于妇女血崩、产后血晕等症。

槐花酒

【配方】槐花、生地榆各15克，黄酒250毫升。

【制法】将槐花、生地榆捣碎或切成薄片，置于容器中，加入黄酒，煮至150毫升，待温，即成。

【用法】每日3次，每次饮服50毫升。

【功效】清热凉血、止血调经。适用于崩漏下血不止（血热型）。

【附记】一方去地榆，焙焦研末，每取15克，用黄酒送服。

七、子宫肌瘤

苍术红花酒

【配方】苍术 50 克，红花、川芎、陈皮、茯苓、半夏各 30 克，莪术、厚朴、枳实各 20 克，白酒 2000 毫升。

【制法】将上药切碎，装入纱布袋，与白酒同置于容器中，密封浸泡 10 日以上即成。

【用法】每次饮服 30 ~ 50 毫升。

【功效】化痰降湿、活血消症。适用于子宫肌瘤（痰湿瘀结型）。症见带下增多，胸脘痞闷，舌体胖大，有瘀斑、瘀点，苔白厚腻等症。

【附记】引自《中华养生药酒 600 款》。

花棱酒

【配方】红花、三棱各 30 克，青皮、郁金各 25 克，小茴香 15 克，半夏 20 克，米酒 2500 毫升。

【制法】将上药切碎，装入纱布袋，与白酒同置于容器中，密封浸泡 10 日以上，即成。

【用法】每日可数次，每次饮服 15~30 毫升。

【功效】理气活血、消肿散结。适用于子宫肌瘤属气滞血瘀者，症见经血色紫黯有块、胸闷不舒、舌质紫黯等。

八、子宫脱垂

小金樱酒

【配方】小金樱 100 克，白酒 500 毫升。

【制法】将小金樱捣碎，装入布袋，置于容器中，加入白酒，密封浸泡 5 ~ 7 日后，过滤去渣即成。

【用法】每日 2 次，每次饮服 10 毫升。

【功效】散瘀活血。适用于子宫脱垂、月经不调、妇女血虚等症。

【附记】引自《民间百病良方》。

当归散

【配方】当归、黄芩各6克，刺猬皮2克，牡蛎5克，白芍4克，黄酒适量。

【制法】将上药择净，研细备用。

【用法】每日3次，每次9克，温黄酒适量送服。

【功效】补肾益气。适用于妇人阴脱等症。

归芪酒

【配方】当归10克，黄芪50克，天麻6克，白酒300毫升。

【制法】将当归、黄芪、天麻切碎，置于容器中，加入白酒，密封浸

泡7～10日后，过滤去渣即成。

【用法】每日2次，每次饮服15～30毫升。

【功效】益气活血、升提固脱。适用于子宫脱垂。

厚朴汤

【配方】厚朴、肉桂各等量，黄酒适量。

【制法】将上药择净，分别研细备用。先取厚朴加黄酒适量煎沸，去渣取汁，纳入肉桂末调匀，翌日晨起即成。

【用法】每日1剂。

【功效】温肾益气。适用于产后子宫脱垂、小便不利等症。

九、带下病

芍药浸酒方

【配方】艾叶30克，芍药、黄芪、生地黄各90克，白酒500毫升。

【制法】将芍药、黄芪、生地黄、艾叶均研碎，用绢袋装好，置于容器中，加入白酒，密封浸泡1日即成。

【用法】每食前随量温饮之。

【功效】益气养血。适用于妇人血伤兼赤白带下等症。

四叶细辛酒

【配方】四叶细辛60克，白酒500毫升。

【制法】将四叶细辛洗净，切碎，置于容器中，加入白酒，密封浸泡7日后，过滤去渣即成。

【用法】每日2次，每次饮服10～15毫升。

【功效】理气活血、祛湿散寒、祛瘀解毒。适用于带下、劳伤、腰腿痛、跌打损伤、疖肿等症。

【附记】引自《民间百病良方》。

蜈蚣七酒

【配方】蜈蚣七15克，白酒500毫升。

【制法】将蜈蚣七洗净，切碎，置于容器中，加入白酒，密封浸泡7日后，过滤去渣即成。

【用法】每日2次，每次饮服10～15毫升。

【功效】祛风除湿、活血祛瘀、利水消肿。适用于妇女带下、淋证、风湿疼痛、跌打损伤等症。

【附记】引自《民间百病良方》。

槐枝酒

【配方】槐树嫩枝60克，白酒

500毫升。

【制法】将槐树枝洗净，切碎，置于容器中，加入白酒，密封浸泡10～15日后，过滤去渣即成。

【用法】每日2次，每次饮服10～15毫升。

【功效】清热、凉血、止血。适用于崩漏、赤白带下等症。

【附记】引自《民间百病良方》。

木槿皮酒

【配方】木槿皮60克，白酒750毫升。

【制法】将木槿皮洗净，切碎，置于容器中，加入白酒，盖好，用文火煮服250毫升。或用白酒浸泡7日后，过滤去渣即成。

【用法】每日2次，每次饮服15~30毫升。

【功效】清热、利湿、止带。适用于赤白带下等症。

冬瓜子酒

【配方】冬瓜子200克，黄酒500毫升。

【制法】将冬瓜子炒黄，压碎，置于容器中，加入黄酒，密封浸泡10日后，过滤去渣即成。

【用法】每日2次，每次饮服15 ~ 30毫升。

【功效】祛湿利尿、解毒消炎、滋阴补肾。适用于白带、肾虚尿浊等症。

芍药酒

【配方】芍药、黄芪、生地黄各150克，艾叶50克，白酒5000毫升。

【制法】将上药切细，如麻豆大，用绢袋盛酒，浸1宿即成。

【用法】每日3次，每次饮服20毫升，饭前随量温饮之。

【功效】益气生精、温中止带。适用于妇人血伤兼赤白带下。

【附记】中医认为带下有虚实之分，虚者责之脾肾，实者不离于湿，方中地黄、芍药、黄芪滋阴柔肝健脾，艾叶温中除湿，所以本方为治疗以脾肾两虚为主的带下方。

芹菜籽酒

【配方】芹菜籽50克，黄酒500毫升。

【制法】将芹菜籽捣碎，置于容器中，加入黄酒，密封浸泡5~7日后，过滤去渣即成。

【用法】每日2次，每次饮服20毫升。

【功效】健脾暖胃、固肾止带。适用于带下、产后脘腹冷痛等症。

龟胶酒

【配方】龟板胶10克，黄酒50毫升。

【制法】将龟板胶同黄酒煮化即成。

【用法】早晨1次顿服。连服5 ~ 7日为1个疗程。

【功效】滋阴补血、止血止带。适用于妇女赤白带下、淋漓不止等症。

【禁忌】凡脾胃虚寒、腹胀便溏者忌服。

松萝酒

【配方】松萝120克，甜酒50 ~ 100毫升

【制法】将松萝烧灰，研末，置茶杯中；另取甜酒煮沸，冲入茶杯中，

调匀，即成。

【用法】每日1次，趁热1次顿服。

【功效】清热、调经、止带。适用于妇女带下。

莲子山药酒

【配方】莲子、山药（炒）各50克，白酒800毫升。

【制法】将莲子去皮、心，连同山药洗净，装入酒坛内，再将酒倒入酒坛中，拌匀，盖上盖，封严，每隔2日搅拌1次，浸泡15日后即成。

【用法】每日2次，每次饮服15~20毫升。

【功效】养心补脾、益肾涩精。适用于脾虚腹泻、带下等症。

十、产后血晕

人参丸

【配方】人参、炙甘草、茯苓各9克，麦冬、石菖蒲、泽泻、山药、干姜各6克，肉桂3克，大枣50枚，黄酒适量。

【制法】将上药择净，研末，蜜丸备用。

【用法】每日3次，每次9克，温黄酒适量送服。

【功效】养心益气、安定心神。适用于产后大虚、心悸、意志不安、恍惚恐畏、夜不得眠、虚烦少气等症。

参附酒

【配方】人参、龙骨、牡蛎各12克，制附子6克，生姜1.5克，红枣5枚，黄酒300毫升。

【制法】将上药捣碎或切成薄片，用黄酒煎至减半，去渣，备用。

【用法】每日3次，每次温服50毫升。

【功效】回阳固脱、滋阴潜阳。适用于产后血晕（血脱气散型）。

逐瘀调中地黄酒

【配方】生地黄100克，生姜汁

10 毫升,白酒 200 毫升。

【制法】先将生地黄取汁煎 3～5 沸,次入生姜汁并和白酒煎 1～2 沸,即成。

【用法】每次饮服先服紫汤(黑豆 30 克,炒令烟绝,以清水 300 毫升煎沸,取汁热服之),再服药酒 10 毫升,每日 3 次。

【功效】清热凉血、逐瘀调中。适用于产后血晕及辟风除血,服紫汤后,便宜服,累用有效。

十一、产后血崩

二骨酒

【配方】煅狗头骨(用炭火煅成炭,存性)1 个,煅龙骨、棉花子(炒)、百草霜各 18 克,黄酒适量。

【制法】将上药共研细末,备用。

【用法】每取药末 24 克,用黄酒 20～30 毫升送服。微见汗出。每日 1～2 次,中病即止。

【功效】活血、散瘀、止血。适用于产后出血及老年血崩等症。

地黄煮酒

【配方】生地黄 6 克,益母草 10 克,黄酒 200 毫升。

【制法】将生地黄、益母草捣碎,置于容器中,加入黄酒,密封,隔水蒸煮 20 分钟后,即成。

【用法】每日 2 次,每次饮服 50 毫升。

【功效】滋阴养血、调经化瘀。适用于主治瘀血、产后出血、心神烦乱等症。

【附记】引自《太平圣惠方》。

地榆菖蒲酒

【配方】地榆 50 克,菖蒲 20 克,当归 40 克,黄酒 500 毫升。

【制法】将地榆、菖蒲、当归切碎,置于容器中,加入黄酒同煎数百沸,去渣,即成。

【用法】每日 3 次,每次食前温服 50 毫升。

【功效】凉血、活血、止血。适

用于产后血崩。

【附记】引自《百病中医药酒疗法》。

白芷丸

【配方】白芷 15 克，干地黄 12 克，续断、干姜、当归、阿胶各 9 克，制附片 3 克，黄酒适量。

【制法】将上药择净，研细，蜜丸即成。

【用法】每日 2 ~ 3 次，每次 9 克，温黄酒适量送服。

【功效】理血气、补虚劳。适用

十二、产后血滞

吴茱萸酒

【配方】吴茱萸（汤浸 7 遍，焙干微炒）5 克，白酒 20 毫升。

【制法】将吴茱萸加入酒煎至 12 毫升，去渣，即成。

【用法】每日 1 剂，分 2 次温服。

【功效】温中散寒、祛瘀止痛。适用于产后恶血疼痛极甚，兼治产后虚羸、盗汗、腹痛等症。

于产后所下过多，及崩中伤损、虚竭少气、面目脱色、腹中疼痛等症。

当归地黄酒

【配方】生地黄、当归尾各 50 克，黄酒 500 毫升。

【制法】将生地黄、当归尾捣碎，置于容器中，加入黄酒同煎数百沸，去渣，即成。

【用法】每日 3 次，每次温服 20 毫升。

【功效】凉血、活血、止血。适用于产后血崩、腹痛。

【附记】引自《普济方》。

地黄元胡酒

【配方】生地黄 50 克，赤芍、延胡索各 10 克，黄酒 300 毫升。

【制法】将生地黄、赤芍、延胡索捣碎，用黄酒煎至减半，去渣，即成。

【用法】每日 1 剂，分 2 次服。

【功效】清热凉血、理气散瘀、止痛。适用于产后恶露不绝（血热型）。

【附记】引自《药酒汇编》。

祛风药酒

【配方】当归、川芎、川续断、防风各40克，陈皮38克，独活、羌活各30克，虎杖100克，葡萄干20克，木香、甘草各30克，50度白酒10升。

【制法】将上药捣碎或切成薄片，置于容器中，分2次加入白酒，密封加热，浸泡，保持70℃~75℃。合并2次提取液，加蔗糖适量，搅拌，澄清后滤过，滤液静置半个月以上，取清液，即成。

【用法】每日1~2次，每次饮服30~50毫升。

【功效】舒筋活络、祛瘀生新。适用于筋骨疼痛、寒结肚痛、产后瘀血不净等症。

十三、产后缺乳

猪前蹄通草酒

【配方】猪前蹄2个，通草30克，米酒250毫升。

【制法】先将猪前蹄洗净，置高压锅中，加入水至锅容积的3／5即可，用高压锅蒸煮30分钟离火，候冷，开启锅盖，除去浮油，取白色猪蹄汁约250毫升置砂锅中，放入通草30克、米酒250毫升，煎煮（小沸后）15~20分钟，去渣，取汁500~600毫升，候温备用。

【用法】每日1剂，慢慢饮服。不愈再饮。

【功效】催乳。适用于乳汁全无。

通草酒

【配方】石钟乳（研碎）60克，通草（切碎）30克，米酒400毫升。

【制法】将石钟乳研碎，通草切碎，置于瓶中，加入米酒，密封浸泡7日后即成。

【用法】不拘时，频频饮之。

【功效】适用于乳汁不下等症。

【禁忌】气阴两虚、内无湿热者及孕妇慎用。

虾米酒

【配方】虾米 500 克，黄酒 500 毫升。

【制法】将虾米捣烂成膏状，将 2 勺虾米膏与 1 杯黄酒置于容器中，搅匀，饮服即成。

【用法】每日 3 次，每次温服 30 ~ 50 毫升。

【功效】适用于妇女缺乳。

栝蒌催乳酒

【配方】全栝蒌（黄大者）1 枚，白酒 500 毫升。

【制法】将全栝蒌捣烂，加入白酒，煎至减半，去渣，候温，即成。

【用法】不拘时，随量温服。

【功效】催乳。适用于产后乳汁不下或过少。

天花粉酒

【配方】天花粉 30 克，黄酒适量。

【制法】将天花粉择净，加黄酒适量，浸泡片刻，煮沸即成。

【用法】每日 1 剂。

【功效】清热散结、通络下乳。适用于乳痈、产后缺乳等症。

钟乳石草芦散

【配方】钟乳石、通草各 3 克，漏芦 2 克，肉桂、甘草、天花粉各 1 克，黄酒适量。

【制法】将上药择净，研细备用。

【用法】每日 3 次，每次 9 克，温黄酒适量送服。

【功效】通络下乳。适用于产后缺乳或乳汁分泌不足等症。

川椒白酒

【配方】川椒 50 克，白酒 2500 毫升。

【制法】川椒研细末，和白酒一起装入酒壶内。

【用法】用时将酒壶煮沸后，以壶中热气熏蒸患部。

【功效】温经散寒、活血通乳。适用于治疗产后初起乳汁不通。

【附记】共治疗 8 例，全部获愈，治疗最短时间 30 ~ 50 分钟，最长为 4 小时。

通乳酒

【配方】王瓜 100 克，黄酒 500 毫升。

【制法】用黄酒煮至王瓜烂熟，备用。

【用法】饮酒细嚼王瓜，乳脉自通。

【功效】通乳。适用于乳汁不下。

十四、产后虚损

灵芝桂圆酒

【配方】灵芝、何首乌、制黄精各 100 克，桂圆肉、党参、枸杞子、炙黄芪、当归、熟地黄各 50 克，山药、茯苓、陈皮、大枣各 25 克，冰糖 700 克，白酒 7000 毫升。

【制法】将前 13 味药研为细粉，用白酒作溶剂，按渗滤法进行渗滤，收集滤液，加入冰糖，使之溶解，再加白酒至总量为 7000 毫升，静置，滤过，即成。

【用法】每日 2 次，每次饮服 15 ~ 30 毫升。

【功效】滋补强壮、温补气血、健脾益肺、保肝护肾。适用于身体虚弱、产后虚、贫血、须发早白等症。

【附记】引自《药酒汇编》。凡感冒发热、喉痛、目赤及阴虚火旺者忌服。邪实体壮者慎用。

五加皮酒方

【配方】五加皮、枸杞子各 200 克，干地黄、丹参各 60 克，杜仲 500 克，干姜 90 克，天冬 120 克，蛇床子 100 克，乳香（去油）250 克，白酒 4500 毫升。

【制法】将上药捣碎，装入布袋，置于容器中，加入白酒，密封浸泡 5 ~ 7 日后，过滤去渣即成。

【用法】每次饮服 50 毫升，渐加至 100 毫升，每日 2 次。不善饮酒者可兑冷开水冲服。

【功效】益肾壮腰、祛风除湿、舒筋活络、温经散寒。适用于主治产后癖瘦、阴冷等症。

【附记】引自《备急千金要方》。

山莲藕酒

【配方】山莲藕 60 ~ 100 克，白酒 500 ~ 1000 毫升。

【制法】将山莲藕切碎，装入布袋，置于容器中，加入白酒，密封浸泡 10 日后，过滤去渣即成。

【用法】每日 2 次，每次饮服 10 毫升。

【功效】润肺滋肾、舒筋活络。适用于妇女产后血虚及跌打损伤、腰腿痛等症。

【附记】引自《民间百病良方》。

十五、产后中风、风痉

黄芪防风酒

【配方】黄芪、防风、川椒、白术、牛膝、葛根、炙甘草各 60 克，山茱萸、秦艽、地黄、当归、制乌头、人参各 30 克，独活 10 克，肉桂 3 克，制附子 30 克，白酒 1500 毫升。

【制法】将上药共研为粗末，装入布袋，置于容器中，加入白酒，密封浸泡 5 ~ 7 日后过滤去渣即成。

【用法】不拘时，每次温服 10 毫升。

【功效】祛风止痛、活血通络。适用于产后中风、半身不遂、言语不利、腰腿疼痛等症。

【附记】引自《普济方》。

白术酒

【配方】白术 150 克，葛根 15 克，桂枝 10 克，钩藤 30 克，白酒 500 毫升。

【制法】将上药共研细末，备用。或为粗末，入白酒，煎至减半，去渣，即成。

【用法】散剂，每次用温酒调服 6 克；酒剂，每次温服 10 ~ 15 毫升。每日 3 次，未效再服。

【功效】健脾、祛风、止痉。适用于产后风痉、偏身冷直、口噤、不识人，兼治产后中风。

【附记】引自《药酒汇编》。

鸡乌酒

【配方】鸡粪（炒令黄）、乌豆（炒令声绝，勿焦）各100克，白酒350毫升。

【制法】先以白酒淋鸡粪，次淋豆取汁，备用。

【用法】每次饮服100毫升，温服取汗，病重者每日4～5次。

【功效】祛风止痉。适用于产后中风及百病。

【附记】引自《备急千金要方》。

加味四物酒

【配方】当归、熟地黄、白芍各50克，川芎20克，黄芪30克，防风、葛根各100克，白酒1000毫升。

【制法】将前7味药捣碎，置于容器中，加入白酒，密封浸泡7日后，过滤去渣即成。

【用法】每日3次，每次温服10～15毫升。

【功效】益气血、祛风通络。适用于产后中风之轻症。

石斛酒

【配方】石斛60克，制附子、牛膝、茵陈、桂心、川芎、羌活、当归、熟地黄各30克，白酒1000毫升。

【制法】将上药捣碎或切成薄片，装入布袋，置于容器中，加入白酒，密封浸泡5～7日后，过滤去渣即成。

【用法】不拘时，每次温服10毫升。

【功效】滋阴益肾、活血祛风。适用于产后中风、四肢缓弱、举体不仁等症。

独活紫汤

【配方】黑豆250克，独活（切碎）25克，白酒1000毫升。

【制法】于铁铫中炒黑豆令焦黑，候烟起，以无灰酒沃之，放瓷器中，每用酒100毫升，去豆入独活同煎，约至50毫升，去药渣温服。

【用法】温服不拘时，以瘥为度。

【功效】适用于产后中风，形如角弓反张、口噤涎潮、烦热身重、呕吐直视等症。

黄土酒

【配方】灶中黄土、干姜（炮）各60克，白酒3600毫升。

【制法】上药等份，捣碎为散备用。

【用法】每日以温酒调服3克。

【功效】温中止痉。适用于产后风痉。

十六、产后便秘

加味四物酒

【配方】当归、白芍、肉苁蓉、松仁各9克，熟地黄、黑芝麻各15克，川芎3克，黄酒150毫升。

【制法】将上药捣碎，置于砂锅内，加入黄酒和清水300毫升，煎至150毫升，去渣即成。

【用法】每日3次，每次饮服50毫升。

【功效】滋阴补血、润肠通便。适用于产后便秘。

双仁酒

【配方】火麻仁、郁李仁各250克，米酒1000毫升。

【制法】将火麻仁、郁李仁捣碎，置于容器中，加入米酒，密封浸泡7日后，过滤去渣即成。

【用法】每日2次，每次温服30毫升，任选1味浸酒，效果亦佳。

【功效】润肠通便。适用于产后津伤、血虚大便干结及老年性便秘等症。

胡桃酒

【配方】鲜胡桃（带青壳）5枚，黄酒9000毫升，红糖50克。

【制法】将鲜胡桃捣碎，置于容器中，加入黄酒，密封，浸泡30日后，去渣，再加入红糖煮沸，过滤去渣，候温凉，即成。

【用法】每日2次，每次饮服10毫升。

【功效】补益肝肾、润肠通便。适用于产后虚喘、便干及妇人崩中、带下等症。

后，过滤去渣，即成。

【用法】每日 2 ～ 3 次，每次饮服 30 毫升。

【功效】活血、润肠、通便。适用于产后血虚、肠燥便秘等症。

【附记】引自《民间百病良方》。

桃仁酒

【配方】核桃仁 600 克，米酒 1000 毫升。

【制法】将核桃仁捣烂，置于容器中，加入米酒，密封，浸泡 10 日

十七、子痫

育阴酒

【配方】钩藤、生地黄、沙参、麦冬、当归、白芍、茯神、生龙骨、阿胶、桑寄生各 9 克，生龟甲、生牡蛎、生鳖甲各 12 克，羚羊角粉（研末冲入）3 克，黄酒 300 毫升。

【制法】先将生龟甲、牡蛎、鳖甲、龙骨加入清水煎 1 小时，然后将余药和黄酒加入同煎，取汁 400 毫升，备用。

【用法】每日 1 剂，分 3 次服，各冲入羚羊角粉 1 克。

【功效】育阴潜阳、镇肝息风。适用于子痫（肝风内动型）。

【附记】引自《临床验方集》。

羌活酒

【配方】羌活 45 克，防风 30 克，黑豆（炒香）10 克，白酒 500 毫升。

【制法】将羌活、防风捣碎，与黑豆一并置于容器中，加入白酒，密封，候沸，浸泡 1 宿后过滤去渣即成。

【用法】取 30 毫升，掰开口，分 2 度灌服之。

【功效】祛风止痉。适用于妊娠中风痉，口噤，四肢强直、反张等症。

【附记】引自《太平圣惠方》。

藜芦酒

【配方】藜芦 6 克，60 度白酒 300 毫升。

【制法】将藜芦切碎，置于容器中，加入白酒，密封浸泡6日后，过滤去渣即成。

【用法】每日2～3次，每次取酒0.6毫升，兑温开水10毫升服之。

【功效】祛风痰、止痫。适用于先兆子痫。

【禁忌】本品有毒，不得过量。

白术酒

【配方】白术45克，黑豆（炒香）10克，独活30克，黄酒300毫升。

【制法】将白术、黑豆（炒香）、独活捣碎，放入砂锅内，加入黄酒，煎至减半，去渣即成。

【用法】分4次温服，得汗即愈。口噤者，掰口灌之。每日1剂。

【功效】补虚、祛风、止痉。适用于妊娠中风痉、遍身强直、口噤不开、言语不得等症。

【附记】引自《妇人大全良方》。一方无黑豆，一方有防风，余同上。

十八、产后恶露不断

黑桂酒

【配方】当归、肉桂、芍药、炮姜、生地黄、蒲黄、黑豆（炒熟去皮）各30克，炙甘草20克，白酒1500毫升。

【制法】将上药捣碎，装入布袋，置于容器中，加入白酒，密封浸泡7日后即成。

【用法】每日3次，每次饮服15～20毫升。

【功效】调血活络、温中利水、清热除烦。适用于产后气血瘀滞、身体肿胀或泻痢寒热等症。

【附记】引自《圣济总录》。

丹参元胡酒

【配方】丹参、益母草各30克，元胡60克，白酒400毫升。

【制法】将丹参、益母草、元胡捣碎或切薄片，置于容器中，加入白酒，密封浸泡7日后，过滤去渣即成。

【用法】每日2~3次，每次温服10~15毫升。

【功效】活血散瘀、理气止痛。

适用于产后恶露不尽、腹痛等症。

地黄元胡酒

【配方】生地黄汁 50 克，赤芍、元胡各 10 克，黄酒 300 毫升。

【制法】将生地黄汁、赤芍、元胡捣碎或切薄片，用黄酒煎至减半，去渣即成。

【用法】每日 1 剂，分 2 次服。

【功效】清热凉血、理气散瘀、止痛。适用于产后恶露不绝（血热型）。

延胡索酒

【配方】延胡索 60 克，黄酒 360 毫升。

【制法】将延胡索研细末，备用。

【用法】每次饮服随量取黄酒若干烫热，然后热酒冲调药末 5 克服之，

每日 2~3 次。

【功效】活血散瘀、理气止痛。适用于产后恶露不尽、腹内疼痛等症。

【附记】本方还可用于因气血阻滞引起的胃脘痛、心绞痛、宿伤痛等症，效果亦佳。

黑豆酒

【配方】黑豆 500 克，羌活 50 克，白酒 5000 毫升。

【制法】将净黑豆炒令甚熟，以无灰酒淋之，加羌活同浸即成。

【用法】每日 2 次，每次温服 10 ~ 15 毫升。

【功效】祛风邪、养阴血、去恶露、通乳脉。适用于产后恶露不净、乳少等症。

十九、难产

白蜜煎

【配方】白蜜、猪膏各 1 份，黄酒 2 份。

【制法】将白蜜、猪膏择净，切

细，同入锅中，煎沸即成。

【用法】每日 1 剂。

【功效】活血益气。适用于难产，胎不下，心悸、气短欲绝等症。

难产。

槐角蒲黄汤

【配方】槐角 14 枚，蒲黄 3 克，黄酒适量。

【制法】将槐角、蒲黄择净，放入锅中，加黄酒或水适量，浸泡片刻煎服即成。

【用法】每日 1 剂。

【功效】活血行气化瘀。适用于难产。

菟丝子散

【配方】菟丝子、黄酒各适量。

【制法】将菟丝子择净，研细备用。

【用法】每日 3 次，每次 9 克，温黄酒或米汤适量送服。

【功效】补肾行气。适用于妊娠

车前子散

【配方】车前子、黄酒各适量。

【制法】将车前子择净，研细备用。

【用法】每日 3 次，每次 9 克，以温黄酒或米汤适量送服。

【功效】行气活血。适用于妊娠难产。

半夏白蔹散

【配方】半夏、白蔹各等量，黄酒适量。

【制法】将上药择净，研细备用。

【用法】每日 3 次，每次 9 克，以温黄酒或米汤适量送服。

【功效】活血行气。适用于妊娠难产。

二十、流产

乌鸡安胎酒

【配方】乌雌鸡（治如食法）1只，茯苓、阿胶、甘草各 24 克，吴茱萸 15 克，芍药、白术、人参各 36 克，

麦门冬 20 克，生姜 12 克，白酒 150 毫升。

【制法】将上药细切，用清水 5 升，煮鸡取汁 4 升，去鸡下药煎取 3 升，放入酒内，并阿胶，烊尽，放温

即成。

【用法】每日3次，每次服250毫升。

【功效】安胎。适用于妊娠1月，举重腰痛，腹满胞急，卒有所下。

当归酒

【配方】炙当归、芍药各60克，生地黄70克，白酒140毫升。

【制法】将炙当归、芍药共研细末，备用。

【用法】每取药末9克，以白酒20毫升、生地黄10克于银器内，慢火煎至七分，去渣，温服，以恶血下为度。

【功效】清热凉血、活血止血。适用于妊娠流产后出血不止。

【附记】芍药用赤芍为宜。

安中酒

【配方】甘草（炙）10克，芍药、当归、人参、生地黄、川芎、麦门冬各15克，五味子5克，大枣（擘）12克，生姜、黄芩各6克，大麻仁8克，清酒500毫升。

【制法】将上药以清水7升、清酒煮取250毫升。

【用法】分4次服，日3次夜1次，7日后再服1剂。

【功效】养血滋阴。曾伤五月胎者预服此方。

【禁忌】忌海藻、菘菜。

黄酒煮鸡蛋

【配方】黄酒500毫升，鸡蛋黄14枚。

【制法】将上药放在铝锅中，以小火炖煮，至稠黏时即可，待冷，存瓶罐中即成。

【用法】频频适量服用。

【功效】滋阴润燥、养血安胎。适用于妊娠胎动、胎漏出血等症。

竹茹酒

【配方】青竹茹（碎断）60克，阿胶20克，黄酒400毫升。

【制法】将上药用黄酒煮至数十沸，待阿胶烊化，过滤去渣，候冷，即成。

【用法】每日1剂，分早、中、晚各服1次。

【功效】镇痛、舒经、止血、安

胎。适用于妊娠失堕、胎损腹痛、下血等症。

【附记】引自《太平圣惠方》。一方去阿胶，余同上。

二十一、先兆流产

下血等症。

乌鸡汤

【配方】雌乌鸡1只，茯苓、阿胶各6克，吴茱萸10克，麦冬15克，人参、白芍、白术各9克，炙甘草、生姜各3克，黄酒适量。

【制法】将上药择净，研细。乌鸡洗净，放入锅中，加清水适量煮至鸡肉熟后，去渣取汁（乌鸡肉取出调味佐餐服食），纳入诸药，煎沸，加等量黄酒、阿胶，煮沸即成。

【用法】分次饮服，每日1剂。

【功效】养血止血。适用于胎动不安、腰痛等症。

生地黄酒

【配方】生地黄24克，黄酒适量。

【制法】将生地黄择净，切细，加黄酒适量，浸泡片刻，煎取汁即成。

【用法】饮服，每日1剂。

【功效】养阴止血。适用于妊娠

干地黄散

【配方】干地黄、黄酒各适量。

【制法】将干地黄择净，研细即成。

【用法】每日2次，每次6克，温黄酒适量送服。

【功效】养阴止血。适用于妊娠下血等症。

芍药汤

【配方】白芍、薤白、生姜各12克，厚朴6克，炙甘草、当归、白术、人参各9克。

【制法】将上药择净，研细，加清水5份，黄酒4份，煎取3份即成。

【用法】分3次饮服，日2次夜1次，每日1剂。

【功效】益气养血。适用于胎动不安、身痛、乍寒乍热、头晕头痛、腰背苦冷而痛等症。

艾叶酒

【配方】艾叶 30 克，黄酒适量。

【制法】将上药择净，研细，加黄酒适量煎沸即成。

二十二、女性不孕症

种玉酒

【配方】当归、远志各 150 克，甜酒 1500 毫升。

【制法】先将全当归切碎，同远志和匀，装入布袋，置于容器中，加入甜酒，密封，浸泡 7 日后，过滤去渣即成。

【用法】每晚随量温服之，不可间断。用完依法再制再服之。

【功效】活血通经、调和气血。适用于妇人经血不调，或气血不足，不能受孕。

【附记】引自《民间百病良方》。

苍术半夏酒

【配方】苍术 50 克，半夏、陈皮各 20 克，茯苓 30 克，砂仁、枳壳各 15 克，米酒 1500 毫升。

【用法】每日 1 剂。

【功效】温经养血安胎。适用于妊娠胎动、昼夜叫呼、口噤唇塞、痢疾、妊娠腰痛、妊娠热病、妊娠尿血等症。

【制法】将上药共研为粗末，装入纱布袋内，置于容器中，加入米酒，密封，勿泄气，浸泡（春夏 3 日，秋冬 5 日），日满后即成。

【用法】每日 2 次，每次饮服 15 ~ 20 毫升。

【功效】燥湿化痰、行气调经。适用于女性不孕，证属痰湿内阻者，症见带下量多，色白质黏无臭，头晕心悸，胸闷泛恶等。

【附记】引自《集验中成药》。

朴硝荡胞汤

【配方】朴硝、牡丹皮、当归、大黄、桃仁各 3 克，细辛、厚朴、桔梗、赤芍、白芍、人参、茯苓、肉桂、甘草、牛膝、陈皮各 1 克，虻虫 10 枚，水蛭 10 枚，制附片 6 克，黄酒适量。

【制法】将上药择净，研细，放入锅中，加入黄酒、清水各等量，浸泡片刻，煎取汁即成。

【用法】分4次饮服，日3次，夜1次，每日1剂。

【功效】温肾暖胞、荡涤瘀血。适用于妇人寒瘀阻于胞宫、久不生育等症。

紫石英天冬丸

【配方】紫石英、天冬各9克，当归、川芎、紫葳、卷柏、肉桂、制乌头、干地黄、紫参、禹余粮、石斛、辛夷各6克，人参、桑寄生、续断、细辛、厚朴、干姜、吴茱萸、牡丹皮、牛膝各2克，柏子仁3克，山药、海螵蛸、炙甘草各5克，黄酒适量。

【制法】将上药择净，研细，蜜丸备用。

【用法】每日3次，每次饮服9克，温黄酒适量送服。

【功效】补益肝肾。适用于女性不孕症。

巴戟天地黄酒

【配方】巴戟天100克，当归、黄芪、熟地黄、鹿角、益母草各30克，白酒100毫升。

【制法】将上药捣碎，装入布袋，置于容器中，加入白酒，密封，经常振摇。浸泡7日后，过滤去渣即成。

【用法】每日2次，每次饮服20毫升。

【功效】温肾调经。适用于女性不孕症。

【附记】引自《药酒汇编》。

白芍桃仁养血酒

【配方】白芍、核桃仁各60克，熟地黄、全当归、山萸肉、远志肉、紫河车各50克，枸杞子、菟丝子各30克，五味子、香附各20克，丹参15克，酸石榴子、炙甘草、炒枣仁、炒麦芽、炒谷芽各10克，蜂蜜300毫升，白酒500毫升。

【制法】前17味药共研为细末，置于容器中，加入白酒和蜂蜜，密封浸泡15日后，过滤去渣即成。

【用法】每日1次，每次饮服10毫升。

【功效】养血滋阴、调补肝胃。

适用于女性不孕症。

二十三、围绝经期综合征（更年期综合征）

更年乐药酒

【配方】淫羊藿 15 克，制首乌、熟地黄、首乌藤、核桃仁、川续断、桑葚子、补骨脂、当归、白芍、人参、菟丝子、牛膝、车前子、黄柏、知母各 10 克，生牡蛎 20 克，鹿茸 5 克，白酒 1500 毫升。

【制法】将上药共研为粗末，用纱布袋装，扎口，置于干净容器内，加入白酒浸泡，密封容器。14 日后开封，取出药袋，压榨取液，合并榨取液与药酒后即可过滤，装瓶即成。

【用法】每日早晚各 1 次，每次饮服 10 ~ 15 毫升。

【功效】补益肝肾、宁心安神。适用于更年期肝肾亏虚、阴阳失调所致的耳鸣健忘、腰膝酸软、自汗盗汗、失眠多梦、五心烦热、情绪不稳等。

【禁忌】痰热内盛者忌服。

【附记】引自《临床验方集》。本药酒对妇女围绝经期的此类病症具有

【附记】引自《药酒汇编》。

一定的保健和辅助治疗作用。

调理冲任酒

【配方】仙茅、淫羊藿、当归、巴戟天各 15 克，知母、黄柏各 10 克，白酒 750 毫升。

【制法】将上药研成粗末，纱布袋装，扎口，白酒浸泡。密封 14 日后，取出药袋，压榨取液。将榨得的药液和药酒混合，静置，过滤，装瓶即成。

【用法】每日 2 次，每次饮服 15 ~ 20 毫升。

【功效】温肾阳、补肾精、泻肾火、调冲任。适用于妇女围绝经期综合征、月经不调、头晕耳鸣、腰膝酸软、肢体乏力。也可用于围绝经期高血压属阴阳俱虚、精血不足而虚火上炎者。

【附记】引自《妇产科学》。此为现代经验方，从"二仙汤"转化而成。临床屡用，效果良好。

第六章　治疗五官科疾病常用药酒

一、鼻病

苦葫芦子酒

【配方】苦葫芦子30克，白酒150毫升。

【制法】将苦葫芦子捣碎，置于瓶中，用酒浸泡7～10日，去渣，用酒滴鼻即成。

【用法】以药酒滴鼻，或用棉球蘸药酒塞鼻，每日2～4次。

【功效】通鼻窍。适用于鼻窦炎。

伏龙肝酒

【配方】伏龙肝30克，肉桂、川芎各6克，生地黄18克，细辛、干姜、吴茱萸各3克，白芷、白芍各90克，甘草4克，黄酒400毫升。

【制法】将上药轧碎，以清水200毫升、黄酒400毫升煎煮至300毫升，去渣即成。

【用法】每日2次，每次温饮10～20毫升。

【功效】温中止血。适用于鼻出血。

辛白羊酒

【配方】辛夷、白芷各9克，藁本、甘草、当归各18克，羊脊髓250克，黄酒3000毫升。

【制法】将羊脊髓加工粗碎，置于容器中，加入少许清水，文火煮沸，与捣碎的前5味中药同置于容器中，添加黄酒，每日振摇1～2次，密封浸泡3～5日，去渣留液即成。

【用法】每日2次，每次温饮10～20毫升。

【功效】宣肺通窍。适用于肺热鼻塞多涕。

【禁忌】孕妇忌用。

【附记】引自《圣济总录》。

苍耳子酒

【配方】苍耳子50克，细辛10克，白酒500毫升。

【制法】将苍耳子、细辛捣碎，置于容器中，添加白酒，每日振摇1～2次，密封浸泡5~7日，去渣留液。

【用法】每日2次，每次饮服50毫升。

【功效】祛风散寒、通窍止痛。主治风寒头痛，急慢性鼻炎、鼻窦炎所致的头痛、鼻塞、流清涕。

【禁忌】细辛、苍耳子小毒。本酒不宜多服、久服，孕妇忌服。

麻黄酒

【配方】生麻黄节、生麻黄根各80克，白酒1500毫升。

【制法】先将上药切碎，然后用水冲洗干净，放入干净铝壶内，加入白酒，加盖，用武火煎30分钟后，置于阴凉处3小时，用纱布过滤，装瓶即成。

【用法】每日早晚各服25毫升，10日为1个疗程。

【功效】温经、活络、消赤。适用于酒渣鼻。

【附记】引自《湖北中医杂志》。一般用药5～8日见效，20～30日即愈。

蜂蛹酒

【配方】蜂蛹40只，白酒100毫升。

【制法】将蜂蛹投入白酒中浸泡30日后即成。

【用法】每次饮服20毫升，每日3次，饭后服。20日为1个疗程。

【功效】解毒通窍。适用于慢性鼻窦炎。

【附记】引自《单方验方治百病》。屡用效佳。

黑山栀酒

【配方】黑山栀50克，三七末3克，百草霜15克，黄酒300毫升。

【制法】将上药用黄酒煎至减半，去渣即成。

【用法】每日1剂（重症2剂），分2～3次服。

【功效】消炎、活血、止血。适用于鼻衄。

【禁忌】忌食辛辣油炸食物。

二、耳病

蒲术开窍酒

【配方】菖蒲、白术各250克，50度白酒1250毫升。

【制法】将菖蒲、白术加工成粗末，装入纱布袋，置于容器中，加入白酒密封，每日振摇数次。放置14～21日后，过滤去渣，取滤汁，贮瓶即成。

【用法】每日3次，每次饮服20～40毫升。

【功效】化湿开窍、健脾养胃。适用于耳鸣、耳聋、视力减退、早衰健忘、便溏腹胀、食欲不振、心悸等症。

桑葚柠檬米酒

【配方】桑葚1000克，柠檬5个，白糖100克，米酒1800毫升。

【制法】将桑葚、柠檬置于容器中，略捣，使之粗碎裂，以纱布包，加入米酒1800毫升、白糖100克，密封，隔水加热2个小时。取出放置5日后，开封，过滤去渣，并压榨取滤汁，共装于容器中备用。

【用法】每日2次，每次饮服50～100毫升。

【功效】滋阴液、养心脉。适用于头晕、眼花、耳鸣、腰膝酸软等症。

蔓荆子酒

【配方】蔓荆子（微炒）100克，白酒200毫升。

【制法】将蔓荆子捣碎，置于容器中，加入白酒，密封浸泡7日后，过滤去渣即成。

【用法】每日2次，每次饮服10～20毫升或任性饮之。

【功效】能疏散风热、开窍通闭。适用于耳聋，虽久聋亦攘。

椒桂酒

【配方】秦椒、白芷、旋覆花各

60 克，肉桂 25 克，醇酒 2000 毫升。

【制法】将秦椒去目并闭口者微炒出汗后，将上 4 味药捣碎细，置于净器中，加入醇酒浸泡，密封经 5 日后即成。

【用法】每日早晚各 1 次，每次空腹温服 10 ~ 20 毫升。

【功效】补肾温阳、祛风和血。适用于肾虚耳鸣、咳逆喘急、头目昏痛等症。

二桃酒

【配方】核桃仁 25 克，胡桃仁 23 克，磁石、菖蒲各 20 克，黄酒 1500 毫升。

【制法】将上药捣碎，置于容器中，加入黄酒，密封浸泡 15 日后，或隔水加热至沸，浸 7 日去渣即成。

【用法】每日 2 次，每次饮服 20 毫升。

【功效】益肾补脑。适用于耳鸣、耳聋等症。

菖蒲肉桂酒

【配方】木通 4 克，肉桂、磁石各 6 克，石菖蒲 8 克，防风、羌活各 12 克，白酒 300 毫升。

【制法】将上药研成粗末，置于提取釜中，加入白酒浸泡，搅拌 5 ~ 7 日，滤去药渣，静置澄清，取上清液。低温过滤即成。

【用法】每日 1 次，每次空腹温饮 10~20 毫升。

【功效】开窍安神、祛风除湿、纳气潜阳。适用于耳聋、耳鸣等患者。

熟地黄香杞酒

【配方】沉香 5 克，枸杞子 12 克，熟地黄 25 克，白酒 300 毫升。

【制法】将沉香、枸杞子、熟地黄研成粗末，置于容器中，加入白酒浸泡，经常搅拌（冬季可适当加热），5 ~ 7 日后，滤出酒液，静置澄清，低温过滤即成。

【用法】每晚临睡前服用 1 次，每次饮服 15 ~ 20 毫升。

【功效】补肝肾、益精血。适用于肝肾阴虚或精血不足所致的头晕目眩、目暗多泪、耳鸣耳聋、失眠多梦等症。

枸杞红参酒

【配方】红参3克，茯苓4克，首乌10克，熟地黄12克，枸杞子16克，白酒300毫升。

【制法】将前5味药研成粗末，置于容器中，加入白酒浸泡5~7日，经常搅拌，冬天可适当加热。滤去药渣，静置澄清，低温过滤即成。

【用法】每日早晚各1次，每次空腹饮服20毫升。

【功效】补肝肾、益精血、补五脏、益寿延年。适用于体虚耳鸣、眼花、阳痿等症。

龟地酒

【配方】龟胶、枸杞子、生地黄各60克，石决明、甘菊花各30克，白酒2000毫升。

【制法】将上药共研为粗末，装入布袋，置于容器中，加入白酒，密封浸泡14日后，过滤去渣即成。

【用法】每日2次，每次饮服10~20毫升。

【功效】滋肾阴、平肝阳、清热明目。适用于头晕目眩、耳鸣、失眠、多梦、视物模糊、腰膝酸软、咽干、面热等症。

【附记】引自《药酒汇编》。

鹿龄集酒

【配方】肉苁蓉20克，人参、海马、鹿茸各10克，熟地黄15克，白酒1000毫升。

【制法】将前5味药（其中人参、鹿茸共研为粗末）一并置于容器中，加入白酒，密封浸泡1个月后即成。服后添酒，味薄即成。

【用法】每日2次，每次饮服10~15毫升。

【功效】益气补血、补肾壮阳。适用于肾阳虚所致的耳鸣、阳痿、不育症等症。

【禁忌】感冒发热者忌服。

【附记】引自《药酒汇编》。

磁石酒方

【配方】磁石（捣碎，绵裹）15克，木通、菖蒲各250克，白酒1500毫升。

【制法】将磁石、木通、菖蒲细

锉，装入布袋，置于容器中，加入白酒，密封浸泡 3 ~ 7 日后即成。

【用法】每日 2 次，每次饮服 15 ~ 30 毫升。

【功效】平肝潜阳、化湿开窍。适用于耳鸣，常如风水声。

【附记】引自《圣济总录》。《本草纲目》方中 3 味药各等份，袋装酒浸，日饮，治肾虚耳聋。

菖蒲桂心酒

【配方】石菖蒲（米泔浸 1 宿，捣焙）2 克，木通 1 克，桂心、磁石各 15 克，防风、羌活各 30 克，白酒 500 毫升。

【制法】将上药捣碎，装入布袋，置于容器中，加入白酒，密封浸泡 7 日后，去渣即成。

【用法】每日 2 次，每次空腹温服 10 毫升。

【功效】开窍祛风、纳气潜阳、

安神。适用于耳聋、耳鸣。

【附记】引自《圣济总录》。

黄冰酒

【配方】川黄连 9 克，冰片 0.5 克，高粱酒 100 毫升。

【制法】将川黄连拣净杂质，置于瓶内，加入高粱酒，密封浸泡 7 日过滤后，加入冰片即成。

【用法】按常规滴入少许过氧化氢清洗并擦于耳道后，用已消毒的塑料眼药瓶吸药液滴入耳道，每日滴 2 次，每次 1 ~ 2 滴。

【功效】消炎通窍。适用于化脓性中耳炎。

【附记】引自《云南中医杂志》。本法适用于单纯性中耳炎，一般连续用药 3 ~ 5 日即见效，用药后一般无不良反应，个别患儿稍有刺激感，但片刻即消失。

三、目疾

驻景酒

【配方】熟地黄、菟丝子各 60

克，枸杞子 30 克，车前子 45 克，黄酒或白酒 1500 毫升。

【制法】将上药制成粗末，装入

纱布袋，扎紧袋口，放入酒中，密封浸泡，经常摇动，半个月后开封，去药袋过滤即成。

【用法】每日2次，每次饮服15～20毫升。

【功效】补肝肾、明目。适用于肝肾阴虚所致的眼目昏花、视物不清，或眼有飞蝇感，或迎风流泪，或生障翳等症。

益精明目酒

【配方】枸杞子30克，当归、补骨脂、金蝉花、蕤仁肉各15克，米酒2000毫升。

【制法】将当归切片，与其他中药分别拣洗干净，风干水分；再用米酒将各药润透，隔水蒸30分钟，取出摊凉；放入酒器中，倒入米酒，密封浸泡2周，滤取酒液，装瓶备用。

【用法】每日3次，每次饮服15~30毫升。

【功效】养肝肾、益精血、祛风养眼。适用于身体虚弱、视力早衰、精血不足、迎风流泪，以及腰酸痛、头晕眩、精神不振等。

杞菊地冬酒

【配方】枸杞子、甘菊花各20克，生地黄、天冬各15克，冰糖30克，50度白酒1000毫升。

【制法】将前4味药加工成粗末，装入纱布包，置于容器中，加入白酒、冰糖，密封，每日振摇数次。放置14~21日后，密封，再放置24小时后，过滤去渣，取滤汁，贮瓶即成。

【用法】每日早晚各1次，每次空腹温服10～20毫升。

【功效】滋补肝肾、明目止泪。适用于肝肾阴虚、腰膝酸软、视物不清、头晕、耳鸣、迎风流泪等症。

【禁忌】忌食辛辣之物。

杞菊明目酒

【配方】菊花12克，枸杞子60克，白酒1200毫升。

【制法】将菊花、枸杞子去杂质后置于容器中，加入白酒，密封浸泡3～5日后，过滤去渣即成。

【用法】每日早晚各1次，每次饮服15～20毫升。

【功效】滋补肝肾、清热明目。适用于目眩、目昏、多泪等症。

枸杞石决明酒

【配方】石决明、枸杞根白皮各15克，白酒200毫升。

【制法】将石决明、枸杞根白皮药粉碎，捣成粗末，用白酒润湿浸透，装入渗滤器内，进行渗滤，7～10日后收集渗滤液，静置澄清，引出上清液，低温过滤即成。

【用法】不拘时，随量饮用。勿醉。

【功效】清肝明目。适用于肝肾阴虚有热所致的视物昏花等症。

【禁忌】脾胃虚寒，便溏者忌服。

桑葚银耳酒

【配方】银耳50克，桑葚500克，糯米2500克，酒曲适量。

【制法】将桑葚捣为汁，煎沸备用。洗净银耳和糯米，煮沸，加入桑葚汁、酒曲，按常法酿酒，酒熟即成。

【用法】每日早晚各1次，每次饮服1～2杯。

【功效】补肝益肾、聪耳明目。

适用于肝虚目疾者。

【禁忌】脾胃虚寒，大便稀溏者不宜服用。

补肝酒

【配方】枸杞子、白酒各适量。

【制法】先将枸杞子研碎，装入绢袋包，置于容器内，加入白酒浸泡，外用泥封口，晒干后3周即成。

【用法】每次取酒温服1~2杯。

【功效】养肝利目。适用于肝虚所致的迎风流泪等眼疾。

【附记】每1克枸杞子加入2毫升白酒浸泡。

鸡肝酒

【配方】生雄鸡肝60克，50度白酒500毫升。

【制法】将鸡肝洗净，切碎，装入纱布包，置于容器中，加入白酒，密封，每日振摇1次。放置7～10日后，过滤去渣，取滤汁，贮瓶即成。

【用法】每日2~3次，每次饮服10～15毫升。

【功效】补肝明目。适用于目暗不

明、产后血晕、贫血、体倦无力等症。

【禁忌】忌食辛辣之物。

枸杞生地黄酒

【配方】枸杞子 250 克,生地黄 300 克,白酒 1500 毫升。

【制法】将枸杞子、生地黄捣碎,置于容器中,加入白酒,密封浸泡 15 日后,过滤去渣即成。

【用法】每日 2 次,每次空腹温服 20 毫升。

【功效】补精益肾、养肝明目。适用于视物模糊、阳痿、遗精、腰膝酸软、烦热头痛等症。

【附记】引自《药酒汇编》。

枸杞骨皮酒

【配方】枸杞子 150 克,地骨皮 30 克,蜂蜜 150 毫升,白酒 1500 毫升。

【制法】将枸杞子、地骨皮捣碎,置于容器中,加入白酒和蜂蜜,密封浸泡 30 日后,过滤去渣即成。

【用法】每日 2 次,每次空腹温服 15 毫升。

【功效】滋补肝肾、清热明目。

适用于视物模糊、腰膝酸软等症。

【附记】引自《药酒汇编》。

二地黄连酒

【配方】生地黄 500 克,熟地黄、荆芥、甘菊花、防风、黄连各 950 克,甘草、香附、大枣、核桃、枸杞子各 120 克,木香 30 克,沉香 8 克,白酒 5000 毫升。

【制法】将上药细锉,置于酒坛内,加入白酒,密封浸泡 7 日后即成。

【用法】每日 2 次,每次饮服 30 毫升。

【功效】滋肾养肝、补血祛风、解毒明目。适用于肝肾阴虚或肝血亏虚所致的两目干涩、视物昏花、模糊不清及肝阳上亢之头晕目眩等症。

【附记】引自《程氏医学笔记》。本方是治疗肝肾阴血不足之两目干涩及高血压患者的理想药酒。

精地三子酒

【配方】黄精、熟地黄、枸杞子各 20 克,菟丝子、沙苑子各 15 克,白酒 500 毫升。

【制法】将上药洗净晾干，共研为粗末，装入纱布袋内，扎紧口，置于容器内，加入白酒，密封浸泡30日，每日摇动1次，30日后过滤瓶装即成。

【用法】每晚饭前1次，每次饮服25~30毫升。

【功效】补肾填精、养肝明目。适用于肝肾不足所致的视力减退、头晕眼花、顶秃发白、失眠健忘等症。

【附记】引自《集验百病良方》。

杞菊归地酒

【配方】枸杞子、甘菊花各20克，当归、熟地黄各9克，白酒1000毫升。

【制法】将前4味药洗净，晾干，切碎，装入布袋，置于容器中，加入白酒，密封浸泡7日后，过滤去渣即成。

【用法】每日2次，每次饮服10~15毫升。

【功效】滋阴活血、清肝明目。适用于阴血不足、肝脉失养所致的头晕目眩、视力减退、身倦力疲、多梦等症。

【附记】引自《药酒汇编》。

地黄年青酒

【配方】熟地黄100克，万年青150克，黑桑葚120克，黑芝麻60克，怀山药200克，南烛子30克，花椒30克，白果15克，巨胜子45克，白酒2000毫升。

【制法】将上药共捣细或切成薄片，用夏白布包贮，置于净器中，用好酒浸7日后开取，去渣即成。

【用法】每日早晚各1次，每次空腹温饮1~2杯。

【功效】补益肝肾。适用于肝肾亏损、须发早白、视力听力下降、未老先衰等症。

【禁忌】服药酒期间勿食萝卜。

四、牙痛

地黄独活酒

【配方】生地黄、独活各50克，细辛30克，白酒500毫升。

【制法】将生地黄、独活、细辛切碎，置于容器中，加入白酒，密封浸泡 7 日后，去渣即成。

【用法】外用。取药酒含漱，再吐再含。

【功效】通络止痛。适用于牙痛。

【附记】引自《药酒汇编》。

黄柏栀子酒

【配方】黄柏 90 克，黄连 15 克，栀子 30 克，50 度白酒 500 毫升。

【制法】将黄柏、黄连、栀子加工成粗末，以纱布包，置于容器中，加入白酒，隔水加热至沸，持续约 10 分钟，离火候温，密封放置 5 日后，过滤去渣，贮瓶即成。

【用法】每日 3 ～ 4 次，每次空腹温服 20 毫升。

【功效】泻火燥湿、解毒杀虫。适用于牙龈炎、牙龈出血等症。

齿肿酒

【配方】松叶 30 克，食盐 15 克，50 度白酒 500 毫升。

【制法】将松叶、食盐置于容器中，加入白酒，煎煮至 250 毫升时，离火去渣，候温即成。

【用法】每日 4~6 次，每取适量药酒含漱，冷时吐出，再漱再吐，牙龈肿消即止。

【功效】治齿肿。适用于牙龈炎。

蜂房酒

【配方】露蜂房 1 只，白酒适量。

【制法】将露蜂房煅烧存性，研末备用。

【用法】每取药末 0.5 ～ 1 克，以白酒少许调和含漱，痛未止再含漱。

【功效】祛风攻毒。适用于风热牙龈红、肿，痛连及头面，喉痹肿痛，舌质红，苔黄，脉浮数等症。

【附记】引自《民间百病良方》。

山蜂酒

【配方】山蜂窝（22 者）1 枚，麝香少许，白酒适量。

【制法】将山蜂窝烧存性，与麝香同研末，用白酒调至稀糊状，密封 7 日后即成。

【用法】取酒含漱片刻即吐，不可咽。

【功效】解毒、活血、止痛。适

用于牙痛。

【附记】引自《普济方》。

独活酒

【配方】独活、莽草、细辛各50克，制附子、防风各25克，白酒2000毫升。

【制法】将上药共研细末，置于容器中，加入白酒，煎至一半，去渣即成。

【用法】趁温含漱冷吐，反复含漱，痛止即停。

【功效】祛风散寒、通窍止痛。适用于风寒牙痛，遇热则痛减。

【附记】引自《普济方》。

松香酒

【配方】松香50克，白酒250毫升。

【制法】将松香研成粉，入白酒调匀，稍候即成。

【用法】用棉球蘸药酒咬在牙痛处。

【功效】芳香止痛。适用于牙痛不止。

【附记】引自《民间百病良方》。

郁李酒

【配方】郁李根、细辛、川椒各15克，槐白皮、柳白皮各30克，白酒适量。

【制法】将上药共研细末，备用。每取药末30克，白酒250毫升，煎至一半，去渣即成。

【用法】外用：热漱（取酒含漱）冷吐。

【功效】消肿止痛。适用于牙宣（齿龈肿痛，呼吸风冷，其痛愈甚，断槽肿赤）。

【附记】引自《普济方》。

必效牙痛酒

【配方】防风、附子、蜀椒各100克，芥草（炙）50克，清酒1200毫升。

【制法】将上药烘干，粉碎成细粉备用。

【用法】上药3克混合温清酒10毫升，含漱口，勿咽汁。

【功效】祛风、活血、止痛。适用于齿痛。

杉叶酒

【配方】杉叶、川芎、细辛各 100 克，白酒 4000 毫升。

【制法】将杉叶、川芎、细辛切细，以酒煮取 2500 毫升即成。

【用法】含酒漱口。

【功效】消炎止痛。适用于齿肿。

竹叶酒

【配方】淡竹叶 250 克，糯米 2.5 千克，酒曲 100 克。

【制法】将淡竹叶 250 克置于容器中，加入清水 3000 毫升，煎煮取 1500 毫升；再加入清水 3000 毫升，煎煮取 1500 毫升，2 次煎煮液混匀，待温备用。糯米 2.5 千克，水浸 24 小时后，沥干，用蒸锅蒸熟后，待温备用。酒曲 100 克，研成细末，置一较大容器中，加入备好的熟糯米 2.5 千克，淡竹叶煎汁 3000 毫升，拌和均匀后，密封，置于保温处（温度约 30℃）放

置 10~15 日，酒熟后，去糟，沥出药酒，贮瓶即成。

【用法】每日 2 ~ 3 次，每次饮服 30 ~ 50 毫升，或不拘时徐徐随量饮服，以愈为度。

【功效】清心利尿。适用于口舌生疮、心烦口渴等症。

半夏酒

【配方】半夏20枚，白酒1000毫升。

【制法】将半夏捣碎，加入清水 200 毫升煎煮，再在水中浸泡片刻，趁热加入白酒，密封浸泡 30 日后，过滤去渣即成。

【用法】取药液趁热含漱，冷时再吐，再含热酒，以瘥为度。本品亦可内服，每次服 10 ~ 15 毫升，每日 2 次。

【功效】燥湿、消肿、止痛。适用于口腔黏膜炎症（口腔炎）、舌下腺囊肿（舌肿）及重舌等症。

【附记】引自《药酒汇编》。

第七章　治疗男科疾病常用药酒

一、遗精

草苁蓉酒

【配方】草苁蓉 100 克，白酒 1000 毫升。

【制法】将草苁蓉置于玻璃容器中，加入白酒，密封浸泡 1 日后即成。

【用法】每日早晚各 1 次，适量饮用。

【功效】适用于肾虚腰痛、阳痿、遗精等症。

锁阳酒

【配方】锁阳 30 克，烧酒 500 毫升。

【制法】将锁阳浸泡在烧酒中，7 日后去渣过滤，装瓶即成。

【用法】每日 2 次，每次饮服 15 ~ 20 毫升。

【功效】益精壮阳、养血强筋。适用于肾虚阳痿、腰膝无力、遗精滑泄、精血不足等症。

菟丝五味酒

【配方】菟丝子、五味子各 30 克，60 度白酒 500 毫升。

【制法】将菟丝子、五味子去除杂质，装入纱布袋，置于干净瓷罐内的白酒中，密封浸泡 15~20 日后即成。

【用法】每日 3 次，每次饮服 15 ~ 20 毫升。

【功效】强腰健肾、收涩止遗。适用于遗精滑精、头昏脑胀、失眠健忘等症。

【禁忌】火热内盛及阴虚火旺者不宜服用。

【附记】引自何国兴《遗精食疗方八则》。

红枣酒

【配方】大枣 500 克，白糖适量，

低度高粱酒 750 毫升。

【制法】将大枣洗净沥干，加入上好低度高粱酒，密封浸泡 2 个月，保持适当温度，取上清液即成。

【用法】每日早晚各 1 次，每次饮服 20 ~ 30 毫升。

【功效】温阳益气、养血健脾。适用于中老年人脾胃虚弱、四肢不温、大便溏薄、小便清长、遗尿滑精等症。

【禁忌】阴虚有热、口干咽痛、大便干结者不宜服用。

【附记】引自于尔辛《自制药酒助养生》。

苦瓜酒

【配方】苦瓜子 30 克，黄酒 120 毫升。

【制法】将苦瓜子去除杂质，淘洗干净，沥去水液，晒干炒黄，研成细末，加入黄酒，共煮沸 3 分钟即成。

【用法】将上述药酒分 3 份，在 1 日内服完。再服再配，10 日为 1 个疗程。

【功效】补肾泻火、涩精止遗。

适用于治疗遗精、阳痿等症。

【附记】引自马文飞等《抗癌益寿食物与食疗妙方》。

鹿角酒

【配方】鲜鹿角 60 克，白酒 500 毫升。

【制法】将鹿角烧成红色，立即放入酒中，加盖密封，浸泡 2 日后即成。

【用法】每日 3 次，每次饮服 10 ~ 15 毫升。

【功效】补肾固涩。适用于男子遗精遗尿，腰痛等症。

【禁忌】风湿或扭挫伤等原因引起的腰痛不适宜服用此药酒。

【附记】引自《药膳正要》。

巴戟二子酒

【配方】巴戟天、菟丝子、覆盆子各 15 克，米酒 500 毫升。

【制法】将巴戟天、菟丝子、覆盆子捣碎或切成薄片，置于容器中，加入米酒，密封浸泡 7 日后，过滤去渣即成。

【用法】每日 2 次，每次饮服

10~15 毫升。

【功效】补肾涩精。适用于精液异常、滑精、小便频数、腰膝冷痛等症。

【禁忌】凡阴虚火旺者忌服。

鹿茸山药酒

【配方】山药 60 克，鹿茸 15 克，白酒 1000 毫升。

【制法】将鹿茸、山药置于玻璃容器中，加入白酒密封浸泡 7 日后即成。

【用法】每日 3 次，每次饮服 15 ~ 20 毫升。

【功效】补肾壮阳。适用于性欲减退、阳痿、遗精、早泄以及肾阳虚弱所致的遗尿、久泻、再生障碍性贫血及其他贫血等症。

二、尿频

淫羊藿酒

【配方】淫羊藿 60 克，白酒 500 毫升。

【制法】将淫羊藿洗净，装入纱布袋中，纱布袋放入玻璃瓶中，加入白酒，密封浸泡 3 日后即成。

【用法】每日 1 次，每次睡前服用 10 ~ 30 毫升。

【功效】补命门、益精气、坚筋骨、利小便、促进精液分泌。适用于阳痿、尿频、腰膝无力、四肢麻木以及老年人肾气不足诸症。

【禁忌】凡阴虚火旺者不宜饮用此酒。

鸡肠酒

【配方】鸡肠 1 具，黄酒适量。

【制法】将鸡肠洗净，切碎，入锅炒，以酒炖并加椒、葱及调料调味，如常法炒菜，备用。

【用法】每日 1 次，1 次顿食，不应再作服。

【功效】补虚固摄。适用于小便频数。

【附记】引自《老老余编》。本方当食疗方，常服效佳。

茱萸益智酒

【配方】吴茱萸 30 克，肉桂末 20克，益智仁 50 克，白酒 500 毫升。

【制法】将吴茱萸、肉桂末、益智仁切片，装入布袋，置于容器中，加入白酒，密封，浸泡 7 日后，过滤去渣即成。

【用法】每日 2 ~ 3 次，每次饮服 15 ~ 30 毫升，同时将药袋敷于脐部，并包扎固定。

【功效】温肾固摄。适用于小便频数、遗尿等症。

三、早泄

巴戟熟地酒

【配方】花椒、枸杞子各 15 克，巴戟天、甘菊花各 30 克，制附子 10克，熟地黄 20 克，白酒 750 毫升。

【制法】将上药均捣碎，置于净瓶中，加入酒，密封浸泡 5 日后去渣即成。

【用法】每日早晚各 1 次，每次空腹温饮 15 ~ 20 毫升。

【功效】适用于肾阳久虚、阳痿早泄、腰膝酸软等症。

韭籽酒

【配方】韭菜籽 60 克，益智仁 15克，白酒 500 毫升。

【制法】将韭菜籽、益智仁捣碎，置于容器中，加入白酒，密封，每日摇动数下，浸泡 7 日，过滤去渣后即成。

【用法】每日 2 次，每次饮服10 ~ 15 毫升。

【功效】补肾助阳、收敛固涩。适用于阳痿早泄、腰膝冷痛等症。

【附记】引自《民间百病良方》。

雄蚕蛾酒

【配方】活雄蚕蛾 20 只，白酒适量。

【制法】取雄蚕蛾，置热锅上焙干，研为细末备用。

【用法】每次空腹服药末 3 克，用白酒 20 毫升冲服，每日 2 次，连服15 日以上。

【功效】益阳助性、益精液、活精子。适用于治疗肾虚早泄、阳痿滑精、男子不育、精液量少、精子质量差等症。

【附记】引自《民间百病良方》。

沙苑莲须酒

【配方】沙苑子90克,莲子须、龙骨各30克,芡实20克,白酒1500毫升。

【制法】将上药捣碎,装入布袋,置于容器中,加入白酒,密封,每日振摇数下,浸泡14日,过滤去渣后即成。

【用法】每日2次,每次饮服10～20毫升。

【功效】补肾养肝、固精。适用于治疗早泄、遗精、腰膝酸痛等症。

四、前列腺炎

二山芡实酒

【配方】山萸肉、怀山药、生芡实、熟地黄各30克,菟丝子40克,莲子肉20克,低度白酒600毫升。

【制法】将上药捣碎或切成薄片,置于容器中,加入白酒,密封浸泡5～7日后过滤去渣即成。

【附记】引自《药酒汇编》。

锁阳苁蓉酒

【配方】锁阳、肉苁蓉各60克,龙骨30克,桑螵蛸40克,茯苓20克,白酒2500毫升。

【制法】将上药加工粗碎,装入布袋,置于容器中,加入白酒,密封,隔日摇动数下,浸泡5～7日后,过滤去渣即成。

【用法】每日2次,每次饮服10～20毫升。

【功效】补肾温阳、固精。适用于早泄、阳痿、腰酸、便溏等症。

【附记】引自《药酒汇编》。

【用法】每日2~3次,每次饮服20～30毫升。

【功效】补肾固摄。适用于肾虚白浊(慢性前列腺炎)。

山枝根酒

【配方】山枝根皮250克,白酒2500毫升。

【制法】将山枝根皮洗净、切碎，置于容器中，加入白酒，密封浸泡 10 日后，过滤去渣即成。

【用法】每日 2 次，每次饮服 30 毫升。

【功效】补肺肾、祛风湿、活血通络。适用于前列腺炎、肾虚遗精等症。

小茴香酒

【配方】小茴香（炒黄）30 克，黄酒 250 毫升。

【制法】将小茴香研粉末，用黄酒煎沸冲泡，停一刻，去渣即成。

【用法】每日 2～3 次，每次饮服 30～50 毫升。

【功效】温中、理气、逐寒。适用于白沙（俗名"偏白"）。

荠菜酒

【配方】荠菜 250 克，川萆薢 50 克，黄酒 50 毫升。

【制法】将荠菜、川萆薢切碎或切成薄片，置于容器中，加入黄酒，隔水煮沸后，离火，密封浸泡 1 宿，过滤去渣即成。

【用法】每日 2 次，每次饮服 50 毫升。

【功效】清利湿热、分清泌浊。适用于白浊膏淋。

萆薢酒

【配方】川萆薢 100 克，龙胆草、车前子各 50 克，芡实 30 克，黄酒 500 毫升。

【制法】将上药捣碎或切成薄片，置于容器中，加入黄酒，隔水煮沸，离火，密封浸泡 1 日后，过滤去渣即成。

【用法】每日 2～3 次，每次饮服 40～50 毫升。

【功效】清利湿热、益肾固涩。适用于急性前列腺炎。

五、胞痹

秦艽酒方

【配方】秦艽、牛膝、川芎、防风、桂心、独活、丹参、赤茯苓各 60 克，杜仲 15 克，附子（炮制，去皮脐）、石斛、干姜、麦冬、地骨皮各

45 克，五加皮 150 克，薏以仁 30 克，大麻仁（炒）50 克，白酒 3000 毫升。

【制法】将上药捣碎或切成薄片，装入布袋，置于容器中，加入白酒，密封浸泡 7 日后，过滤去渣即成。

【用法】每日 2 次，每次空腹温服 10 ~ 15 毫升。

【功效】祛风散寒、活血利水。适用于胞痹。

通胞酒

【配方】菟丝子、肉苁蓉、秦艽、车前草各 50 克，白茅根 10 克，川红花 15 克，白酒 500 毫升。

【制法】将上药切成薄片，置于容器中，加入白酒，密封浸泡 5 ~ 7 日后，过滤去渣即成。

【用法】每日 3 次，每次饮服 15 ~ 30 毫升。

【功效】补肾阳、祛风湿、清湿热、活血利水。适用于胞痹、小腹胀满、小便艰涩不利等症。

【附记】引自《中国药酒配方大全》。

六、睾丸炎

山芝麻酒

【配方】鲜山芝麻 25 克，白酒 100 毫升。

【制法】将鲜山芝麻洗净切碎，置于砂锅中，加入白酒和清水各半，煎至数百沸，去渣备用。

【用法】每日 1 剂，分 2 次服完。

【功效】解表清热、消肿解毒。适用于睾丸炎。

鸡嗉子花酒

【配方】鸡嗉子花 30 克，虎杖、小木通各 15 克，白酒 500 毫升。

【制法】将鸡嗉子花、虎杖、小木通洗净切碎，装入布袋，置于容器中，加入白酒，密封浸泡 10 日后，过滤去渣即成。

【用法】每日 2 次，每次饮服 10 毫升。

【功效】补中益气、清利湿热、

解郁和中。适用于睾丸肿大。

【附记】引自《民间百病良方》。

香楝酒

【配方】南木香、小茴香、大茴香、川楝子肉各12克，连须葱白5根，白酒100毫升。

【制法】将前4味药放入锅内一同炒至香，放入葱白，用清水1碗冲入锅内，盖上盖煎至半碗时取出去渣，加白酒搅匀，再加食盐适量，溶解后即得。

【用法】趁热空腹，1次服完或分2次服。

【功效】理气止痛、清肝泻火。适用于单侧睾丸肿大、疼痛下坠连及小腹的疝气疼痛和小腹寒痛等症。

七、淋证

车前草酒

【配方】鲜车前草30克（干品15克），黄酒100毫升。

【制法】将鲜车前草用黄酒煎服，去渣即成。

【用法】每日1剂，分2次服。

【功效】清热、利湿、消胀。适用于热淋、小腹胀满。

【附记】或加陈皮、白糖各适量。湿热毒甚加龙胆草15克。

皂角故纸酒

【配方】皂角刺、破故纸各50克，白酒500毫升。

【制法】将皂角刺、破故纸研为细末，装瓶备用。

【用法】每次饮服取药末5克，用白酒20毫升调服。

【功效】补肾、消肿、利湿。适用于治疗小便淋沥、短赤疼痛等症。

眼子菜酒

【配方】眼子菜60克，米酒20～40毫升。

【制法】将眼子菜洗净，切碎，放入砂锅内，加入清水450毫升，煎至减半，去渣，加入米酒煮沸即成。

【用法】每日 2 次，每次饮服 15 ～ 30 毫升。

【功效】清热解毒、渗湿利水。适用于热淋。

慈竹酒

【配方】慈竹心 6 ～ 9 克，白酒 80 毫升。

【制法】将慈竹心洗净捣碎，放入砂锅内，加入白酒，以文火煎至减半，去渣即成。

【用法】每日 1 剂，分 2 次服。随制随服。

【功效】清热解毒。适用于淋证初起。

腹水草酒

【配方】腹水草 10~15 克，白酒 20 ～ 30 毫升。

【制法】将腹水草洗净、切碎，置于砂锅中，加入清水 50 毫升，煎数沸后，再加入白酒，以文火煎至减半，过滤去渣即成。

【用法】每日 1 剂，分 2 次服。随制随服。

【功效】行水散瘀、解毒消肿。适用于小便淋沥、白浊等症。

磨石通淋酒

【配方】磨石 100 克，白酒 250 毫升。

【制法】用磨石烧赤热，投入酒中即成。

【用法】每日 2 次，每次饮服 20 ～ 40 毫升。

【功效】清利湿热、通淋排石。适用于石淋等。

螺蛳酒

【配方】螺蛳 250 克，白酒 300 毫升。

【制法】将螺蛳洗净，连壳放入砂锅内炒熟，以白酒淬之，然后用文火煎至 100 毫升。取食螺肉，仍以此药酒送服。

【用法】每日 1 剂，分 2 次服。

【功效】清热解毒、祛风利湿。适用于五淋、白浊等症。

【附记】引自《民间百病良方》。

猪脂汤

【配方】猪脂 10 克，黄酒适量。

【制法】将猪脂择净，加温黄酒适量调匀饮服。

【用法】每日 2 次。

【功效】健脾补肾。适用于劳淋。

当归酒

【配方】当归、黄酒适量。

【制法】将当归、黄酒同煮至沸饮服。

【用法】每日 2 次。

【功效】养血止血。适用于血淋。

荆芥叶汁饮

【配方】鲜荆芥叶、黄酒各适量。

【制法】将鲜荆芥叶择净，捣烂

取汁，加半量黄酒调匀饮服。

【用法】每日 3 次。

【功效】清热凉血。适用于血淋。

葵茎散

【配方】葵茎、黄酒各适量。

【制法】将葵茎择净，烧研细末备用。

【用法】每日 2 次，每次 6 克，温黄酒送服。

【功效】活血止血。适用于血淋。

豆豉酒

【配方】豆豉、黄酒各适量。

【制法】将豆豉、黄酒同煮至沸，饮服即成。

【用法】每日 2 次。

【功效】养血止血。适用于血淋。

八、尿潴留

明矾酒

【配方】明矾（透明者佳）8 克，白酒 1000 毫升。

【制法】将白酒放入茶杯或碗内，加入明矾研磨 5 分钟，备用。

【用法】用手指蘸矾酒，在患者脐部揉按约 15 分钟。如有酒量，也可同时口服 5 ~ 10 毫升。

【功效】利小便。适用于小便不通。

【附记】内外合用，效果尤佳。

商陆酒

【配方】商陆 24 克，黄酒 250 毫升。

【制法】将商陆切成薄片，装入纱布袋，置于容器中，加入黄酒，密封浸泡 3 ~ 5 日后去渣即成。

【用法】每日 3 次，每次饮服 20~40 毫升。

【功效】泻下利水、消肿散结。适用于水肿胀满、大便秘结、小便不利等症。

麻黄桔梗酒

【配方】麻黄（去节）20 克，桔梗 7 克，黄酒 350 毫升。

【制法】将麻黄、桔梗切碎，置于砂锅中，加入黄酒，用文火煎至 170 毫升，去渣即成。

【用法】徐徐温服，令出汗为度。

【功效】发汗、宣肺、利水。适用于小便不利、头面水肿等症。

【附记】用治风水效果亦佳。

酸浆草酒

【配方】酸浆草（鲜品）500 克，黄酒 100 毫升。

【制法】将酸浆草洗净，榨取自然汁，与等量黄酒调和即成。

【用法】每次饮服 30 ~ 50 毫升，不应再服。

【功效】清热解毒、利尿。适用于小便不通、小腹气胀满闷。

【附记】验之临床，确有奇效。

九、阳痿

人参鹿茸酒

【配方】人参（红参）20 克，鹿茸 10 克，红糖 150 克，白酒 1000 毫升。

【制法】将人参（红参）、鹿茸研为粗末，装入布袋，扎紧袋口，白酒浸泡，7 日后取出药袋，压榨取液，并将药液与药酒混合，静置，过滤去渣后即成。

【用法】每日2次，每次饮服10～15毫升。

【功效】补气助阳、益肾填精。适用于治疗肾精亏损、气血不足、阳痿，以及更年期综合征等症。

【禁忌】凡阴虚火旺及高血压患者忌服。

钟乳酒

【配方】钟乳粉（研细）9克，炮附子、当归、前胡、人参、煅牡蛎、生姜、生枳实、炙甘草各60克，五味子、怀山药各90克，石斛、桂心各30克，菟丝子120克，生地黄150克，白酒3000毫升。

【制法】将药材加工粗碎或切成薄片，装入布袋，置于容器中，加入白酒，密封浸泡3～7日，过滤去渣后即成。

【用法】每日2次，每次饮服15～30毫升，或随时随量服用，以不醉为度。

【功效】补脾肾、益精血、收敛固精。适用于阳痿不起、遗沥清精等症。

【附记】引自《奇效良方》。

鹿茸枸杞酒

【配方】鹿茸2克，枸杞子60克，红参10克，海马3克，高粱酒1500毫升。

【制法】将上药捣碎，置于容器中，加入白酒，密封浸泡28日，过滤去渣后即成。

【用法】每晚临睡前温服20毫升。

【功效】补肾阳、益精血、强筋壮骨。适用于阳痿不举、精神疲乏、腰膝酸软，以及早泄、小便频数、头晕耳聋等症。

【附记】引自《民间百病良方》。

复方栀茶酒

【配方】山栀根皮、果仁各50克，蛇床子、淫羊藿各30克，红花3克，干地龙10克，冰糖90～120克，米酒1500毫升。

【制法】将上药细锉，置于容器中，加入米酒和冰糖，密封浸泡7日，过滤去渣后即成。

【用法】每日早晚各 1 次，每次饮服 20 ~ 25 毫升。

【功效】清热祛风、补肾助阳。适用于阳痿。

【附记】引自《中医药信息》。肾阳虚明显者，加制附子、肉桂、巴戟天、鹿茸少许；阴虚明显者，加木瓜、山茱萸、桑葚子等。

二子杜仲酒

【配方】羊（或狗）肾 1 具，菟丝子、沙苑子、淫羊藿、桂圆肉、杜仲、枸杞子、薏苡仁各 30 克，仙茅 10 克，白酒 2000 毫升。

【制法】将上药置于容器中，加入白酒中，密封浸泡 10 ~ 15 日后即成。

【用法】每日 2 次，每次饮服 20 ~ 30 毫升。

【功效】温肾壮阳、健脾利湿。适用于阳痿。

【附记】引自《单方验方治百病》。

红参海马酒

【配方】红参、淫羊藿、菟丝子、肉苁蓉各 30 克，海马 15 克，鹿茸 10 克，海狗肾（炙）1 对，韭菜籽 60 克，白酒 1000 毫升。

【制法】将上药捣碎，置于容器中，加入白酒，密封浸泡 14 日，过滤去渣后即成。

【用法】于每晚临睡前饮服 30 毫升。

【功效】补肾壮阳。适用于阳痿不举、腰膝酸软、精神倦怠等症。

【附记】引自《药酒汇编》。